Jugos para una vida saludable

Cherie Calbom
Maureen Keane

D0089642

Avery
a member of
Penguin Group (USA) Inc.
New York

Traducción: Marcela De Narváez Cuervo
Asesoría editorial: Dr. Elliot Glass
Diagramación: María Inés de Arias de Celis
Título original: Juicing for Life
Diseño de cubierta por Michael and
    Whitney Pearce
Fotografía de cubierta por Michels
    Advertising Photography

AVERY

a member of
Penguin Group (USA) Inc.
375 Hudson Street
New York, NY 10014
www.penguin.com

Cataloging-in-Publication Data

Calbom, Cherie
      [Juicing for life. Spanish]
      Jugos para una vida saludable : una guía para
obtener el máximo beneficio de las frutas y los
vegetales frescos / Cherie Calbom, Maureen Keane.
      —1st ed.
      p. cm.
      Includes index.
      ISBN: 0-89529-955-0

      1. Fruit juices—Health aspects. 2. Vegetable
juices—Health aspects. I. Keane, Maureen,
1950- II. Title.

RA784.C23 1999   613.2'6
                                      QBI99-299

20 19 18 17 16 15

Contenido

TERCERA PARTE/PLANES DIETÉTICOS

Prólogo

El Informe del *Surgeon General* de 1989, la Secretaría de Salud y Servicios Humanos, las entidades *Health America 2000* y *Dietary Goals* y el *National Cancer Institute* hacen la misma afirmación: debemos comer más frutas y vegetales frescos. El problema es que la gente no sigue este consejo.

Actualmente se sabe que los vegetales de color anaranjado rojizo tienen un alto contenido de caroteno, una substancia supuestamente anticancerígena; que las frutas cítricas contienen vitamina C y bioflavonoides, importantes nutrientes que fortalecen el sistema inmunológico, y que los vegetales de hoja verde oscura son ricos en ácido fólico, una vitamina del complejo B que es necesaria para el adecuado sustento de los glóbulos rojos de la sangre y el sistema nervioso. Infortunadamente, la gente no suele consumir las cuatro o cinco porciones diarias de estas frutas y vegetales que recomiendan las agencias gubernamentales de salud pública, los médicos, los nutricionistas y los activistas comunitarios que promueven la salud. Sólo si consumimos estos importantes alimentos veremos consecuencias positivas en nuestra salud.

En *Jugos para una vida saludable*, Cherie Calbom y Maureen Keane presentan los jugos como una manera fácil, conveniente y divertida de introducirle a la dieta una gran variedad de gustosas y nutritivas bebidas, y ponen la buena nutrición al alcance incluso de quienes creen que las frutas y los vegetales no les gustan. Primero, las autoras explican el papel que desempeñan los jugos en la planeación de una dieta bien balanceada. Luego brindan información sobre los beneficios preventivos y terapéuticos de determinados jugos. Por último, incluyen docenas de recetas de jugos y demuestran las muchas maneras en que nuestra salud se puede beneficiar gracias a las diversas frutas y vegetales. A lo largo de todo el libro se pone énfasis en los productos frescos y en las dietas a base de productos sin refinar. Esto es coherente con la ciencia nutricional contemporánea, de acuerdo con la cual cuanto menos se procesen los alimentos, tanto más conservan sus nutrientes activos.

Yo encontré muy útiles las recetas y las sugerencias del libro para hacer jugos, y estoy seguro de que *Jugos para una vida saludable* contribuirá a que usted y su familia se nutran mejor.

Jeffrey Bland, Ph.D.
Bioquímico Nutricional
Autor de
Your Health Under Siege: Using Nutrition to Fight Back

Introducción

Mi pasión es escribir acerca de la nutrición y los jugos. Estoy convencida de que los cambios que hice en mi dieta — y, en particular, consumir grandes cantidades de jugos de frutas y vegetales frescos — me salvaron la vida. Ésta es la razón.

No recuerdo haberme sentido jamás realmente saludable y llena de energía. Ni siquiera cuando era niña. De hecho, recuerdo que mi abuela vivía diciéndome que me veía enfermiza y demacrada. Estoy convencida de que mis problemas comenzaron antes de nacer. Mi abuela decía que mi madre también había sido enfermiza toda su vida. Mi madre murió de cáncer cuando yo tenía seis años. Cuando era pequeña, yo pescaba todos los resfriados, sin excepción. Faltaba a menudo a la escuela y tenía que cuidarme mucho para no enfermarme. Recuerdo que cuando tenía doce años fui a una excursión con una amiga, y que a causa del desaliento sentía que me iba a desmayar.

Lo sorprendente es que ningún médico descubrió jamás la razón por la cual yo vivía tan cansada y me enfermaba tanto. Una vez un médico pensó que yo era alérgica a la leche, y cuando dejé de consumir productos lácteos me mejoré. Pero la ayuda médica sólo llegó hasta ahí. A ningún profesional de la salud se le ocurrió preguntarle a mi abuela qué comía yo. ¡Y lo que yo comía podría haber matado a un gorila fuerte y saludable! No recuerdo haber comido jamás vegetales verdes en invierno. En verano, la huerta de mi abuela producía vegetales frescos en abundancia y a mí me gustaban. Sin embargo, ésa era la única luz en el opaco túnel de mi dieta. El resto del tiempo yo existía a base de golosinas, papas fritas, galletas, panecillos dulces, pan blanco hecho en casa, pasteles y sopa de papa. Me gustaba la papa. Mi abuela no me preparaba ningún otro vegetal porque sólo me gustaba la papa. Casi nunca preparaba proteínas de origen animal, excepto huevos. Así pues, el complemento de mi dieta era *junk food* (alimentos sin ningún valor nutritivo).

Cuando tenía catorce años me fui a vivir con mis tíos y permanecí con ellos durante toda la escuela superior y el primer año de universidad. Aunque mi dieta mejoró en su hogar, junto con mi salud, mi peso aumentó. En esa época yo era verdaderamente adicta a los dulces y comía más de la cuenta, como hacía con todos los demás alimentos. Por último, cuando no soporté más verme tan gorda hice una dieta de hambre. Rechazaba las comidas y me la pasaba picando todo tipo de galletas dulces. Perdí peso, pero seis meses después me dio una pulmonía que me tuvo al borde de la muerte.

Al final de mi adolescencia descubrí las maravillas de las vitaminas y los minerales y advertí un aumento en mi nivel de energía. No obstante, seguía comiendo grandes cantidades de golosinas y rechazaba la mayoría de los vegetales. Durante todos mis veintes, me debatí entre la enfermedad y la salud. Mi dieta había mejorado un poco, al igual que mi energía. Pero seguía comiendo cantidades excesivas de galguerías y todavía me daban muchos resfriados y virus. Cuando me despertaba me sentía tan cansada que sólo con mucha dificultad lograba levantarme. A veces sentía que no lograría llegar hasta el final del día por lo fatigada que estaba.

Pero la situación empeoró cuando iba a cumplir treinta años. Había desarrollado el cuadro completo del síndrome de fatiga crónica, por lo que permanentemente sentía como si tuviera gripe. Un dolor en la parte baja de la espalda empeoraba cada vez más. Me diagnosticaron hipoglicemia y después *Candida albicans* (una infección sistémica por hongos). ¡Y parecía como si tuviera síndrome premenstrual treinta días del mes! Finalmente, visité a un médico holístico para que me practicara algunas pruebas de alergias, y salí de su consultorio con una lista de alergias alimenticias más larga que mi lista del supermercado.

Me sentía tan enferma y fatigada que decidí dejar mi trabajo. Yo sabía que tenía que hacer algo rápidamente porque necesitaba volver a trabajar. Estaba tan enferma y tan cansada de estar enferma que estaba dispuesta a probar cualquier nuevo enfoque. Así pues, empecé a hojear libros en las tiendas de alimentos naturistas y elegí varios que trataban acerca de la relación entre la dieta y la salud. Después leí el libro del Dr. Norman Walker sobre la importancia de los jugos de frutas y vegetales frescos.

Como no tenía nada que perder, excepto la mala salud, compré un exprimidor, guardé mis muebles en un depósito y me fui a vivir con mi familia durante el verano. Al principio hice el ayuno de cinco días; únicamente bebía jugos de vegetales y de algunas frutas, pero no consumía alimentos sólidos. Seguí las instrucciones de limpieza y me apliqué enemas todos los días para eliminar las toxinas.

Durante todo el verano hice la dieta de desintoxicación, junto con ayunos periódicos a base de jugos. En septiembre, mis síntomas habían desaparecido casi por completo. Ya no tenía dolor de espalda, fatiga ni síndrome premenstrual. También habían desaparecido muchas de mis alergias alimenticias. Me sentía como una persona nueva. Tuve que someterme a un programa para combatir la infección por hongos, pero eventualmente eso también desapareció. Estoy convencida de que esos cambios dietéticos me salvaron la vida.

En la actualidad se habla mucho acerca del papel que desempeña la herencia en las enfermedades. Sin embargo, en mi investigación sobre el cáncer aprendí que sólo el 2 por ciento de todos los cánceres se pueden atribuir a factores genéticos, mientras que el 35 por ciento de todos los cánceres se relacionan con la dieta, según el *National Cancer Institute*. Lo que yo había heredado de mi madre eran sus patrones dietéticos: el amor por las golosinas y la aversión por los vegetales y los granos enteros.

A menudo me pregunto dónde estaría yo hoy en día si no hubiera modificado mi dieta. Nunca lo sabré, pero creo que estaría siguiendo los pasos de mi madre. Si así fuera, en este momento tendría cáncer y sólo me quedarían seis meses de vida. En cambio, a mis cuarenta y tres años me siento mejor que nunca. Tengo más energía que cuando tenía doce años. De hecho, ahora ni siquiera se me ocurriría cansarme en una excursión. ¡Y ni siquiera me siento ahogada después de hacer ejercicio aeróbico durante hora y media! Durante los últimos dos años he tenido la energía suficiente para sacar adelante una maestría en nutrición, trabajar media jornada en un centro médico y escribir dos libros. Pero esto no es todo; ha habido más cambios. Nunca tengo que hacer dieta para bajar de peso, porque éste no suele fluctuar más de cinco libras. La gente suele pensar que estoy en mis treintas. Pero lo mejor de todo es que cada día me siento feliz de estar viva.

¿POR QUÉ SON IMPORTANTES LOS JUGOS?

Los jugos de frutas y vegetales frescos son la fuente más abundante de vitaminas, minerales y enzimas que tenemos a nuestra disposición. Por lo general, la gente no consume diariamente la cantidad necesaria de frutas y vegetales crudos para nutrir de manera adecuada su orgaismo. Aunque quizás esto siempre ha sido así, en la actualidad reviste una importancia particular porque necesitamos cantidades adicionales de nutrientes para ayudarle a nuestro organismo a eliminar las muchas toxinas ambientales a las cuales estamos expuestos. Aunque prácticamente nunca encontramos el tiempo necesario para consumir cinco libras de zanahorias, indudablemente sí podemos encontrar el tiempo necesario para beber su equivalente nutricional en un delicioso vaso de jugo. Por esta razón, los jugos son un complemento importante para quienes llevan una vida muy activa.

Los jugos hacen que el organismo asimile con facilidad los muchos y valiosos nutrientes que se encuentran en los alimentos. Las enzimas son catalizadores orgánicos que aumentan la tasa de degradación y absorción de los alimentos por parte del organismo. Las enzimas, que se encuentran en frutas y vegetales, se destruyen con la cocción. Por eso, los productos crudos y frescos deben constituir por lo menos la mitad de nuestra dieta. La digestión de estos alimentos, rápida y fácil gracias a las enzimas, le permitirá sentirse más sano y energético.

El Hombre de los Jugos, Jay Kordich, es conocido por su afirmación: "Toda la vida que hay sobre la Tierra emana de la parte verde de las plantas". Las frutas y los vegetales crudos son el mecanismo del cual se vale la naturaleza para darnos vida. El difunto Dr. Bircher-Benner, fundador de la famosa clínica europea Bircher-Benner, dijo que no existe nada más terapéutico en la Tierra que los jugos de frutas y vegetales crudos. Los jugos nos brindan una concentración muy bien proporcionada de nutrientes que nos permiten beneficiarnos del efecto sinérgico de su acción conjunta, nutriendo nuestro cuerpo y mejorando nuestra salud. En realidad, cuando usted empiece a tomar jugos con regularidad, no volverá a necesitar suplementos minerales ni vitamínicos. ¡Me gusta llamar a estas bebidas "cócteles de vitaminas y minerales"!

Jugos para una vida saludable ha sido concebido para contribuir a que usted y su familia logren la mejor salud posible. En la Primera Parte usted conocerá los nutrientes que constituyen una dieta verdaderamente sana, así como la razón por la cual los jugos se cuentan entre las mejores fuentes de esos nutrientes. La Segunda Parte examina y explica diversos desórdenes comunes, desde el acné hasta las várices; brinda sugerencias dietéticas; estudia en detalle los nutrientes más conocidos por su utilidad en cada condición, y enumera los jugos que pueden sustentarnos durante el proceso de curación. Por último, en la Tercera Parte usted encontrará algunas dietas especiales que le ayudarán a combatir el exceso de peso, a identificar alergias alimenticias, a liberar su organismo de toxinas y a tratar diversos problemas.

Enfermedad o salud: usted elige. Su estado físico de mañana comienza con lo que usted haga hoy por su organismo. ¡De usted depende! Lo animo a que se decida por una salud vigorosa. Consuma alimentos ricos en fibra, como ensaladas de frutas y vegetales, y granos enteros y legumbres, como fríjoles, lentejas o arvejas secas. Beba diariamente entre dos y cuatro vasos de jugo fresco. Reduzca su consumo de productos de origen animal. Reduzca o, mejor, elimine de su dieta el *junk food*, las golosinas y los alimentos refinados. Y no deje de alimentarse sanamente aunque no vea resultados inmediatos. Créame. ¡Usted se sentirá más saludable, tendrá más energía y será más resistente a las enfermedades cuando empiece a tomar jugos!

Cherie Calbom
"La Mujer de los Jugos"
Nutricionista

PRIMERA PARTE

Aspectos básicos

Los nutrientes

M i abuela solía dar un excelente consejo sobre nutrición: "Cómete los vegetales". Con el paso del tiempo, una gran cantidad de recomendaciones complicadas han reemplazado esa sencilla sugerencia. Mucha gente termina sintiéndose más confundida que iluminada.

Elegir una dieta sana se parece mucho a armar un rompecabezas. Al principio la confusión es total, pero a medida que las fichas van cayendo en su lugar empieza a emerger una imagen. El propósito de este libro es ayudarle a formarse su propia y exclusiva imagen de lo que es la salud. Elija una dieta en la Tercera Parte que se adapte a su condición particular. El resultado será un programa personalizado de jugos que optimizará la capacidad de su organismo de curarse a sí mismo.

Carbohidratos

La ficha más grande de nuestro rompecabezas de la nutrición les corresponde a los carbohidratos. Estos macronutrientes son los compuestos que más abundan en la Tierra, y forman el césped sobre el cual caminamos y los árboles que alegran el paisaje. Ellos deben representar la mayor parte de los alimentos que consumimos. Los carbohidratos son el resultado de la unión del dióxido de carbono y el agua en presencia de la luz solar y la clorofila (el pigmento que les da a las plantas su color verde). Los enlaces químicos del carbohidrato se producen por efectos de la energía solar. Esa energía es liberada cuando el cuerpo humano quema los alimentos provenientes de las plantas como combustible.

Hay tres clases de carbohidratos:

1. Los carbohidratos simples, o azúcares, son los carbohidratos preferidos por los norteamericanos. Si un alimento tiene sabor dulce es porque contiene azúcares simples. Estas moléculas de rápida absorción constituyen una fuente inmediata de energía para el organismo. Las frutas y algunos vegetales son buenas fuentes de carbohidratos simples. Estos alimentos contienen un equilibrio de muchas azúcares diferentes, entre ellas glucosa, fructosa, sacarosa y sorbitol. Alimentos hechos por el hombre con alto contenido de azúcar, como bombones y gaseosas, contienen un tipo de azúcar refinada. Incluso en el consumo de azúcar la variedad es aconsejable. Manténgase alejado de los alimentos que contienen azúcar refinada, y satisfaga su afición por los dulces consumiendo alimentos que contengan tanto azúcares sin refinar como otros nutrientes.

2. Los carbohidratos complejos, o almidones, son la mejor fuente de energía de nuestro organismo. A los almidones se les suele llamar polisacáridos (lo cual significa muchas azúcares) porque están compuestos por cadenas de azúcares simples. Nuestro organismo degrada lentamente esas cadenas y las transforma en azúcar. Esa descarga gradual de azúcar mantiene constantes los niveles de glucosa en la sangre, un hecho importante que deben recordar las personas diabéticas o hipoglicémicas. Los almidones son la mejor fuente de energía de nuestro organismo. Los productos a base de granos sin refinar (por ejemplo, el pan de grano entero, el arroz integral, la pasta de trigo entero) y los tubérculos (por ejemplo, la papa y la batata) son buenas fuentes de carbohidratos complejos.

3. La fibra es la celebridad del mundo de la nutrición. Su importancia para el tracto digestivo ha sido objeto de numerosos artículos en revistas populares y publicaciones especializadas. La fibra es una clase de polisacárido resistente a la digestión de las enzimas y los ácidos de nuestro organismo. La fibra soluble forma una substancia gelatinosa en el tracto digestivo que, al parecer, aglutina el colesterol para que no pueda ser reabsorbido. A la fibra insoluble a veces se le conoce como la escoba de la naturaleza, porque disminuye la duración del recorrido intestinal y mantiene limpio el intestino. La fibra se encuentra en frutas, vegetales, legumbres y granos sin refinar.

Aunque todas las clases de carbohidratos son importantes, es mejor consumir la mayoría de ellos en forma de polisacáridos. Si usted tiene problemas para metabolizar el azúcar, es decir, si tiene diabetes, hipoglicemia o candidiasis, lo mejor es que los evite por completo.

Grasas o lípidos

La siguiente ficha del rompecabezas les corresponde a las grasas o lípidos. Cuando los animales consumen más energía de la que pueden utilizar, el excedente se almacena como grasa. La grasa es una fuente de energía muy concentrada: mientras que un gramo de azúcar tiene 4 calorías, un gramo de grasa tiene 9. Es decir, más del doble que el azúcar. A las grasas se les suele considerar como las substancias "malas" del mundo de la nutrición y se les culpa de todo: desde el acné hasta las úlceras. Sin embargo, no todas las grasas son iguales. Las grasas verdaderamente "malas" son las saturadas. Una dieta alta en grasas saturadas puede aumentar el riesgo de contraer enfermedades cardiacas y cáncer. Las "buenas" son las grasas vegetales, como los aceites de oliva y de *safflower*. Estos aceites pueden reducir el riesgo de contraer enfermedades del corazón. Pero los verdaderos héroes de esta historia son los ácidos grasos Omega-3. Esta clase de aceite se encuentra en pescados grasosos de agua fría, como la caballa, el arenque y el salmón. Los ácidos grasos Omega-3 disminuyen el riesgo de ataque al corazón porque reducen la viscosidad de las plaquetas sanguíneas. Así mismo, pueden reducir la inflamación causada por las enfermedades autoinmunes, como la artritis reumatoide. No obstante, todas las grasas comparten una característica: nos hacen aumentar de peso cuando las consuminos en exceso.

Proteínas

Con la ficha de las proteínas, nuestro rompecabezas de la nutrición empieza a tomar forma. El origen de la palabra proteína es un vocablo griego que significa "tomar el primer lugar". Después del agua, las proteínas son las substancias más abundantes de nuestro organismo, y constituyen una parte integral de toda célula viva. En los alimentos, la proteína viene generalmente con la grasa, y la clase de grasa determina cuán "saludable" es la fuente proteínica. La carne roja contiene bastante grasa saturada, junto con su proteína. El pescado contiene bastantes ácidos grasos Omega-3. Los fríjoles y las legumbres son excelentes fuentes de proteína baja en grasa cuando se equilibran con nueces, semillas y granos.

Minerales

Nuestro rompecabezas nutricional no quedaría completo sin los minerales. La palabra mineral significa elemento en su forma inorgánica simple. En el organismo, los minerales se presentan especialmente en su forma iónica. Los metales forman iones positivos (cationes) y los no metales forman iones negativos (aniones). Los minerales pueden ser utilizados por los tejidos estructurales, como ocurre con los huesos, que utilizan el calcio y el magnesio, o para el equilibrio electrolítico, como en el caso del potasio, el sodio, los cloruros y el calcio. Los minerales principales son el calcio, el fósforo, los cloruros, el magnesio, el potasio, el azufre y el sodio. Los minerales que sólo se necesitan en cantidades ínfimas se llaman microminerales y entre ellos se encuentran el arsénico, el cromo, el cobalto, el cobre, el flúor, el níquel, el selenio, el manganeso, el boro y el vanadio.

Vitaminas

La ficha más pequeña de nuestro rompecabezas les corresponde a las vitaminas. Nuestro organismo necesita estas substancias para crecer de manera normal y mantener adecuadamente los tejidos. Aunque sólo se necesitan en pequeñas cantidades, la dieta debe suministrar la mayor parte de las vitaminas porque el organismo no puede producirlas. Las vitaminas se suelen dividir en dos grupos: las solubles en agua y las solubles en grasa. Entre las solubles en agua están las vitaminas del complejo B y la vitamina C. Entre las solubles en grasa están las vitaminas A, D, E y K. Mientras que el organismo puede almacenar las vitaminas solubles en grasa, es necesario abastecerlo constantemente de vitaminas solubles en agua. Las frutas y los vegetales son magníficas fuentes de una gran variedad de vitaminas.

Equilibrio

Imagínese durante un momento que su ficha del rompecabezas correspondiente a las "grasas" se le cayó entre un recipiente con agua, se infló y, por tanto, se volvió mucho más grande. O imagínese que el perro masticó la ficha de los "carbohidratos" y se encogió. Tratemos de acomodar las fichas. No caben, ¿verdad? La ficha de las grasas se apropia del espacio de las proteínas y de los minerales. La ficha de los carbohidratos, que se redujo de tamaño, hace que la ficha de las vitaminas quede demasiado holgada. Si queremos que nuestro organismo esté en buenas condiciones, las fichas de nuestros nutrientes deben encajar. El problema de la Dieta Norteamericana Estándar es que no es equilibrada. Todas las fichas tienen la misma importancia, pero sólo en la proporción correcta.

La nutrición se vuelve radical

A pesar de que los radicales libres pueden sonar como miembros de un grupo político de los años sesenta, en realidad representan uno de los descubrimientos más emocionantes en el campo de la nutrición. Los radicales libres son pequeñas moléculas que tienen un electrón adicional. Se abalanzan a gran velocidad a través de los tejidos buscando electrones para robar. Esta especie de tiroteo lesiona las membranas celulares y puede causarles daño a los códigos del ADN (DNA) que se encuentran en el núcleo de las células. Cuando un electrón es liberado, la molécula que deja se transforma en otro radical libre que ocasiona aún más lesiones celulares. Esto da por resultado una reacción en cadena. El daño que ocasionan los radicales libres se ha asociado con las enfermedades del corazón, el cáncer, el envejecimiento, los problemas inflamatorios, la enfermedad de Parkinson, la enfermedad periodontal y las cataratas. Y la lista sigue creciendo.

¿De dónde provienen los radicales libres? Algunos pueden tener su origen en la polución ambiental, en la luz ultravioleta, en el humo del tabaco, en algunos medicamentos e, incluso, en algunas de las funciones normales del organismo. Como estas "balas locas" literalmente nos rodean, ¿cómo podemos protegernos de ellas? Fácil. La Madre Naturaleza ha puesto a nuestra disposición un grupo de compuestos llamados antioxidantes. Al igual que un chaleco antibalas, los antioxidantes protegen nuestras células barriendo los radicales libres, aglutinándolos y sacándolos de nuestro organismo. Los antioxidantes pueden ser minerales, vitaminas, enzimas o compuestos "*anutrients*". Los antioxidantes mejor conocidos son las vitaminas C y E, el selenio y el betacaroteno.

La ficha que faltaba: los *anutrients*

Carbohidratos, grasas, proteínas, vitaminas y minerales: al parecer, nuestro rompecabezas de la nutrición está completo. Sin embargo, falta algo porque las fichas no encajan bien. Mueva el rompecabezas y sentirá que las fichas están flojas. ¿Qué se nos ha perdido? Los investigadores se han planteado esta pregunta durante mucho tiempo y, por fin, están dando con la respuesta. Recientemente, algunos investigadores sugirieron darles el nombre de "*anutrients*" a aquellos compuestos que protegen el organismo del medio ambiente. Esos compuestos no producen síntomas conocidos de deficiencia y raras veces producen efectos tóxicos. Los *anutrients* se encuentran en las frutas, los vegetales y los granos. Algunos son pigmentos como los carotenos (de color anaranjado rojizo), las clorofilas (de color verde), los *anthocyanins* (de color rojo azulado), los *proanthocyanidins* (incoloros) y los flavonoides (incoloros o de color amarillo). Los compuestos del azufre, que le dan a la familia del *cabbage* (col, berza) su olor distintivo, también son *anutrients*. Cada año la lista crece más. Mientras que identificar todos los compuestos nutritivos puede requerir décadas, descubrir cómo funcionan puede requerir, incluso, más tiempo. Pero no espere a que el proceso de catalogación esté completo para aprovechar los beneficios de los *anutrients*. Las fichas de su rompecabezas podrían empezar a aflojarse. Actúe hoy mismo. Siga el consejo de la abuelita: "Cómete (y tómate) tus vegetales".

Los beneficios de los jugos

De acuerdo con la *American Cancer Society*, el *National Cancer Institute* y el *National Research Council*, los norteamericanos no consumen suficientes frutas ni vegetales frescos para prevenir las enfermedades. No obstante, éstos son los alimentos que más protegen el organismo. Estos componentes protectores ya fueron explicados en la sección anterior. Ahora la pregunta que debemos responder es ésta: "¿Cuánto debemos comer?"

Cómase las frutas y los vegetales

Muchos profesionales de la salud afirman que debemos consumir siete porciones de vegetales y dos porciones de frutas al día. Otras personas dicen que necesitamos consumir incluso más: que entre el 50 y el 75 por ciento de nuestra dieta debe consistir en alimentos crudos si queremos tener mucha energía y gozar de una salud óptima. Leslie y Susannah Kenton, autores del libro *Raw Energy,* afirman que "es evidente que una dieta rica en productos crudos — una manera de alimentarse en la cual el 75 por ciento de los alimentos se consumen crudos — no sólo puede revertir la degeneración orgánica que conllevan las enfermedades largas, sino retardar el envejecimiento, aportar cantidades ilimitadas de energía e, incluso, hacernos sentir mejor emocionalmente".

Ann Wigmore, fundadora del *Hippocrates Health Institute*, es una de las personas que más promueven la dieta de alimentos crudos. Con más de ochenta años, pero llena de salud y con una

apariencia que no refleja su edad, ella le enseña a la gente a recuperarse de las enfermedades y a mantener una salud vigorosa con
"alimentos vivos". La dieta de Ann consta prácticamente toda de
alimentos crudos, y dice que fue esa dieta lo que le ayudó no sólo
a recuperarse de la enfermedad y la fatiga crónica, sino también a
retardar el envejecimiento. Dice que poco después de empezar su
dieta de alimentos crudos cuando tenía cincuenta años, sus enfermedades desaparecieron, su energía aumentó, su cabello gris se
oscureció y la piel de su cara se afirmó, como si se hubiera sometido a una cirugía estética. En la actualidad, ella les enseña a miles
de personas a rejuvenecer a través de los alimentos vivos.

El difunto médico Dr. Max Bircher-Benner, de la famosa clínica europea Bircher-Benner, creía que cocinar y procesar los alimentos destruye su energía viva. Él dijo que la energía más nutritiva proviene de las plantas. Las plantas obtienen su energía del
sol durante la fotosíntesis, y consumir plantas hace que esa energía especial pase a nuestro organismo. Las plantas también le
proporcionan al organismo las "bujías" de la vida: enzimas, vitaminas y minerales. ¿Sabe usted de dónde vienen las enzimas, las
vitaminas y los minerales? Los minerales son elementos básicos
de la corteza terrestre que las plantas "absorben" del suelo. Las
enzimas y las vitaminas se producen en los tejidos de las plantas.
Cuando consumimos alimentos vivos, bañamos los trillones de
células de nuestro organismo con esos nutrientes derivados de las
plantas.

Si usted quiere ser más saludable, recuperarse de una enfermedad, sentir más energía y retardar el proceso de envejecimiento, consuma más frutas y vegetales frescos y crudos. ¡Y olvídese
del *junk food*! Cuando se exceda en la comida, desintoxique su
organismo con una dieta de limpieza (ver Dietas de limpieza en la
página 328). Convierta la alimentación sana en una forma de vida.

¿Por qué debemos tomar jugos?

A menos que tres cuartas partes de su dieta ya consistan en alimentos crudos, le sugerimos que consuma más productos crudos.
Sabemos que si usted es como el norteamericano promedio, la
mayoría de los días no alcanza a consumir ni siquiera dos tazones
de alimentos crudos. Un estudio reciente reveló que la mayoría de

los norteamericanos sólo comen entre una y tres ensaladas a la semana. Así pues, la pregunta crucial es ésta: ¿Cómo va a hacer para que la mitad de cada comida, o tres cuartas partes, consistan en alimentos crudos? Siéntese y programe un día. Programe una semana. ¿Puede usted arreglárselas con una dieta rica en alimentos crudos todas las comidas de todos los días? Si usted es como los pacientes de Cherie Calbom, nutricionista y coautora de este libro, eso le parecerá imposible. Por tanto, le decimos lo mismo que Cherie les dice a sus pacientes: tiene que conseguir un exprimidor y deberá utilizarlo todos los días. Ésta es la única manera que conocemos en que las personas ocupadas pueden consumir todas las frutas y los vegetales frescos que necesitan para tener una salud óptima.

Pero hay una razón adicional para que convierta en jugos sus alimentos. Los jugos constituyen uno de los mejores suplementos dietéticos que tenemos a nuestra disposición hoy en día. Están colmados de nutrientes. Nosotras llamamos a nuestras bebidas "cócteles de vitaminas y minerales". Y si usted es de los que creen que no necesita suplementos, piénselo otra vez. La *American Holistic Medical Association* dice: "Aunque sigamos una dieta balanceada de frutas y vegetales frescos, granos enteros y proteínas magras, los suplementos vitamínicos y minerales pueden beneficiarnos aunque no sean 'necesarios' para la vida. La razón es que hasta la mejor dieta de los terrenos de cultivo de Estados Unidos raras veces contiene una cantidad óptima de nutrientes y, en particular, de microminerales".

Sin embargo, la mayoría de los norteamericanos no siguen una dieta balanceada. La Dieta Norteamericana Estándar consiste en grandes cantidades de productos de origen animal, como hamburguesas con queso, pollo frito, *steaks*, pizza y sándwiches rellenos de carne. Además, tenemos nuestros *snacks* favoritos, como, por ejemplo, *chocolate chip cookies*, *pretzels*, papas fritas y *corn chips* con salsas, queso con galletas y helado. No nos importa comer cualquier cosa al desayuno; por el afán en que vivimos, nos tomamos un batido dietético de leche con un polvo dulce enriquecido con proteínas. Y si al medio día tenemos algo de tiempo, tratamos de compensar eso que llamamos desayuno sirviéndonos en el bar de ensaladas algo saludable. (Pero, por supuesto, bañamos nuestra ensalada con un aderezo espeso y rico en grasa.)

El organismo tiene dificultades para digerir todo ese *junk food*, todo ese exceso de proteínas y de grasas. Por ejemplo, los colorantes y los químicos que se utilizan para preservar y darles sabor a esos alimentos sin ningún valor nutritivo requieren muchas vitaminas y minerales adicionales sólo para que el organismo los pueda metabolizar y eliminar. El *junk food* es muy deficiente en nutrientes, si es que tiene alguno. Entonces, ¿de dónde obtiene nuestro organismo los nutrientes que necesita para desintoxicarse? De los tejidos de nuestro organismo, la mayoría de los cuales cuentan con escasos pero valiosos depósitos de esos nutrientes. Los químicos que no se pueden eliminar se almacenan en el hígado, los huesos, la grasa y otros tejidos.

Además, cuanto más *junk food* uno consume, tanta más deficiencia presenta de algunos nutrientes. Por ejemplo, ¿se ha preguntado por qué tanta gente siente a veces un antojo incontrolable de comer algo dulce? El mineral cromo interviene en el metabolismo de las azúcares. Cuanta más azúcar uno consume, tanto más cromo necesita. Debido a que el cromo se encuentra principalmente en los alimentos vegetales, es probable que estemos obteniendo mucho menos del que necesitamos. Por esta razón, se pueden presentar síntomas de deficiencia de cromo. Uno de esos síntomas es sentir antojos intensos de comer cosas dulces, lo que da por resultado que cuanto más dulce consumimos, tanto más intenso es nuestro deseo, hasta que un día descubrimos que tenemos una adicción incontrolable al azúcar y, posiblemente, un alarmante déficit de cromo.

La digestión de las proteínas y las grasas también requiere mucho trabajo. Detengámonos un momento en la digestión de las grasas. En el estómago, las enzimas se combinan con la grasa para convertirla en productos más pequeños, mientras todo se mezcla con agua y ácido. Del hígado fluye bilis para emulsionar la mezcla de grasa en el intestino delgado. Del páncreas fluyen enzimas para emulsionar aún más la grasa. Por último, moléculas más pequeñas de ácidos grasos quedan listas para ser absorbidas. La digestión de la proteína es un proceso igualmente complejo. Completar estos procesos puede requerir muchas horas. Sin embargo, se calcula que los jugos de frutas y de vegetales frescos, ya separados de la fibra, se pueden asimilar en un lapso de veinte a treinta minutos porque son sumamente fáciles de digerir y de absorber.

Beneficios terapéuticos de los jugos frescos

Durante siglos, los jugos de frutas y vegetales se han utilizado por sus efectos terapéuticos. Los Kenton indican que la tradición de la curación mediante jugos crudos se remonta al siglo XIX. En esa época, hacer jugos era un proceso bastante tedioso: había que exprimir en una muselina los vegetales ya triturados o partidos en pequeños trozos. ¿Por qué habría alguien de complicarse así la vida, si se suponía que los jugos eran tan beneficiosos como los vegetales enteros? Al parecer, la gente sabía algo de lo cual nosotros sólo nos estamos enterando ahora: cuando nada más funciona, los seres humanos se mejoran gracias a los jugos. Esto es lo que encontró el médico Max Gerson cuando hizo que sus pacientes de cáncer siguieran un régimen terapéutico a base de jugos. En su libro *A Cancer Therapy: Results of Fifty Cases*, describe detalladamente su "suave" tratamiento para el cáncer. Las cincuenta personas a las cuales se refirió en su libro se recuperaron gracias a sus tratamientos naturales.

Cuando el quiropráctico Norman Walker era joven, se recuperó de una enfermedad siguiendo una dieta de alimentos crudos y jugos. Vivió más de 100 años y gozó de una extraordinaria salud practicando lo que enseñaba: después de que la fibra se retira de las frutas y los vegetales, el jugo se asimila con mucha rapidez y facilidad. Innumerables personas se mejoran poniendo en práctica su programa. El Dr. Bircher-Benner descubrió el mismo fenómeno con muchos de sus pacientes, y llegó a la conclusión de que no existe en la Tierra nada más terapéutico que los *green juices* (jugos de vegetales o de hojas verdes).

Para poder entender la terapia a base de jugos tenemos que empezar por comprender lo que es un jugo. ¿Cómo definiría usted un jugo? En su definición quizás utilizaría palabras como agua, sabores, pigmentos, enzimas, vitaminas, minerales y *anutrients*. Un jugo es la unión sinérgica de todas esas substancias para darle a nuestro organismo los materiales que propician la curación, la energía y la protección contra las enfermedades. Pero más allá de nuestra definición, queda por resolver un misterio. Es como el milagro del nacimiento. El milagro es que las plantas vivas proporcionan una energía que nada más en este planeta puede suministrar. Después de muchas investigaciones y análisis, este fenómeno todavía no se puede explicar por completo.

No estamos afirmando que los jugos son "balas mágicas". No lo son. Los jugos deben formar parte de una dieta de alta calidad, libre de *junk food* y abundante en alimentos enteros, como la Dieta básica (ver página 315). Los jugos deben formar parte, también, de un enfoque amplio de la salud y el bienestar. Pero lo que sí se sabe es que la terapia de jugos ha significado la recuperación de miles de enfermos, muchos de los cuales estaban desahuciados. Y los jugos hicieron por Cherie lo que ninguna otra cosa había podido hacer: le ayudaron a mejorarse (ver su historia en la página 1).

Sea cual sea su condición o las dolencias que lo aquejen, lo alentamos a que introduzca en su dieta los cambios necesarios para promover la salud. Consiga un exprimidor, si es que todavía no lo tiene, y utilícelo todos los días. Haga de los jugos una forma de vida. Remítase al resto del libro para obtener detalles acerca de su condición. Pero, por encima de todo, no se dé por vencido. Curarse toma tiempo. A menos que usted haga los cambios necesarios, nunca sabrá qué tan bien se puede llegar a sentir.

Hay una gran ficha del rompecabezas de la nutrición que le falta a la dieta estándar de las naciones industrializadas de Occidente. ¿No será ya hora de poner las fichas de las frutas y los vegetales en el centro de la mesa, justamente donde deben estar? Dejemos que todo lo demás sea secundario. Será un lindo cuadro desde todos los ángulos. Pero lo más importante es que le ayudará a obtener la energía que tanto anhela, la salud que nunca creyó posible y el físico que suponía ser privilegio de unos pocos afortunados.

Lo que usted debe saber acerca de los jugos

Los jugos son la mejor manera que hemos encontrado de agregarle a su dieta las frutas y los vegetales crudos que se necesitan para tener una buena salud. No obstante, para la mayoría de nuestros lectores el hecho de que los jugos sean importantes es un concepto totalmente nuevo, y es posible que tengan muchas inquietudes sobre los jugos y la nutrición, en general. A continuación encontrarán las respuestas a las preguntas que nos formulan con más frecuencia.

En los jugos no se aprovecha la fibra. ¿Acaso la fibra no es necesaria para mi dieta?

La fibra es esencial para la salud. Lo alentamos no sólo a que siga consumiendo todos los alimentos crudos que suele consumir, sino a que consuma más. La fibra es muy importante para prevenir el estreñimiento y el cáncer colorrectal. ¡La fibra no se encuentra ni en los productos de origen animal, ni en la salsa de chocolate, ni en las papas fritas! Se encuentra en las frutas, en los vegetales, en los granos enteros y en las legumbres. Además de consumir esos alimentos enteros, debemos tomar jugos para obtener nutrientes adicionales, para ayudarle a nuestro organismo a prevenir las enfermedades y para beneficiarnos de sus efectos terapéuticos. Y recuerde, muy pocas personas tienen tiempo de consumir la cantidad de frutas y vegetales crudos que necesitan para mantener una salud y una energía óptimas. Tomar jugos es una manera fácil y rápida de aumentar nuestro consumo de estos alimentos, y se recomiendan además de una dieta alta en fibra.

¿Por qué no puedo, sencillamente, comprar jugos embotellados, enlatados o congelados?

Las frutas y los vegetales son sometidos a bastante abuso antes de llegar a la lata o a la botella. Por diversas razones, a menudo les agregan productos químicos que pueden destruir los nutrientes. Al tratar de eliminar esos productos químicos, lavan las frutas y los vegetales con mucha agua, lo que también elimina los minerales. No obstante, quedan algunos residuos químicos que el organismo tendrá que procesar. Más aún, muchos jugos son calentados a altas temperaturas como parte del proceso de pasteurización, que prolonga la vida del producto en las tiendas. Este proceso destruye las enzimas, que son las "bujías" de la vida. A menudo se agregan aditivos como el benzoato de sodio, el ácido benzoico y el nitrato de sodio, o preservativos como el *BHA* y el *BHT*. Posteriormente, los jugos van a los depósitos, donde permanecen semanas o meses antes de llegar a los estantes de las tiendas. Cuando esos jugos procesados llegan a sus manos, la mayor parte de los nutrientes se han perdido. Pero cuando usted hace jugo fresco, tiene la seguridad de que obtendrá una gran proporción de los nutrientes que están presentes en las frutas y en los vegetales frescos.

¿Puedo obtener en las cápsulas de vitaminas y minerales todos los nutrientes que necesito? ¿Por qué se requiere el suplemento de los jugos frescos?

Los nutrientes de las frutas y los vegetales frescos son mucho más potentes que los que se encuentran en las cápsulas porque van acompañados de "nutrientes auxiliares". Los nutrientes se influyen entre sí porque funcionan sinérgicamente, es decir, colaboran para crear reacciones dentro del organismo. Los nutrientes funcionan mucho más eficazmente cuando se combinan de manera natural en los alimentos, que cuando se consumen individualmente en cápsulas. Pero hay, además, otra razón. Continuamente se descubren nutrientes y se les asignan nombres. Quizás usted ha oído hablar del betacaroteno. ¿Y qué decir del alfacaroteno? Recientemente se descubrieron los efectos protectores de este nutriente contra el cáncer de la vulva. Y se encuentra, fundamentalmente, en frutas y vegetales. O, ¿qué decir de los fenoles, los indoles, los *aromatic isothiocyanates* (bioflavonoides), los terpenos y los compuestos de sulfuros orgánicos? Estas substancias de nombres raros que, al igual que el alfacaroteno, hace poco demostraron que protegen contra el cáncer, forman parte de la nueva categoría de "*anutrients*". De nuevo, estos nutrientes se encuentran en las frutas, en los vegetales, en los granos y en otras plantas. Como hasta ahora esos nutrientes están siendo analizados y clasificados dentro de determinadas categorías, usted no va a encontrarlos todavía en forma de cápsula. Sin embargo, los jugos proporcionan nutrientes muy conocidos y con funciones claramente identificadas, además de nutrientes con funciones que todavía se desconocen o no se comprenden. Por último, si usted necesita un suplemento particular, asegúrese de tomarlo con los jugos que tengan el más alto contenido de ese nutriente.

Algunas personas sostienen que las frutas y los vegetales no se deben combinar; otras, que sí se pueden combinar. ¿Implica algún riesgo combinarlos?

La teoría de la combinación de los alimentos, según la cual no se deben combinar frutas y vegetales, ni almidones y proteínas, ni frutas y proteínas, carece de fundamento científico. Esta teoría ha surgido en años recientes por una razón: estas pautas benefician físicamente a algunas personas que tienen problemas digestivos, múltiples alergias alimenticias o fatiga severa. Si combinar esos alimentos no le produce síntomas adversos (como, por ejemplo, gases, dolor de estómago o hinchazón), déjese guiar por sus papilas gustativas y haga las combinaciones que más le agraden.

¿Son peligrosos los alimentos que han sido fumigados con pesticidas?

La exposición a pesticidas, herbicidas y otras substancias tóxicas puede contribuir al desarrollo de síntomas sicológicos y neurológicos como confusión mental, enfermedad mental, depresión, dolor de cabeza, hormigueo en las extremidades y reflejos anormales. Se cree que esas substancias también se relacionan con el aumento de la incidencia de hipertrofia de la próstata que se ha presenciado en las últimas décadas. La tasa de cáncer también ha aumentado entre gente expuesta de manera crónica a esa clase de químicos. Nuestra recomendación es que cada vez que usted pueda, compre productos cultivados orgánicamente, sin fumigar. Si no los encuentra en su localidad, empiece a pedir que se los consigan. Cuando mucha gente empiece a exigirlos, se generalizará la venta de productos sin fumigar. Mientras tanto, lave sus productos con un jabón biodegradable y utilice un cepillo especial para limpiar bien la superficie de los vegetales. Enjuague concienzudamente. Así eliminará la mayor parte del fumigante superficial. Pero lo que es sistémico aparecerá en el jugo, y esto es inevitable cuando se utilizan fumigantes.

¿Cuánto jugo debo tomar? ¿Es posible exagerar en el consumo de jugo?

Nosotros recomendamos varios vasos de jugo al día. Entre dos y cuatro vasos, además de las comidas, proporcionan un buen suplemento. Desde luego, durante un ayuno de jugos se debe beber más. Es importante tomar jugos de diversas frutas y vegetales para maximizar el consumo de nutrientes. En lo posible, también sugerimos tomar la misma cantidad de jugo de vegetales que de frutas, para no excederse en el consumo de azúcar proveniente de las frutas. Aunque no conocemos ningún estudio que indique que beber demasiado jugo produce efectos nocivos, es prudente guiarse por el sentido común.

¿Cuándo puedo empezar a darle jugos a mi bebé?

Durante los primeros seis meses de vida el mejor jugo para el bebé es la leche materna. La lactancia le proporciona al bebé muchos elementos nutritivos y protectores que no se encuentran en ningún otro lugar de la naturaleza. Durante la lactancia, el sistema digestivo del niño no puede manejar otros alimentos, entre ellos los jugos. Cuando se introducen alimentos muy temprano en la vida se pueden desarrollar alergias alimenticias. Pero cuando su bebé empiece a mostrar interés en los alimentos, lo cual suele ocurrir entre los seis y los nueve meses, usted puede empezar a darle jugos gradualmente, siguiendo siempre las recomendaciones de su pediatra. Recuerde que siempre debe diluir por mitad los jugos de su bebé con agua de manantial.

¿Qué partes de las frutas y los vegetales no se deben utilizar en los jugos?

La cáscara de la naranja y de la toronja contiene una substancia tóxica que no recomendamos beber en grandes cantidades. Como esas cáscaras son un poco amargas, el sabor no sería agradable. Las semillas de la manzana contienen un poco de cianuro, por lo cual recomendamos retirarlas. A causa de la toxicidad, tampoco se debe hacer jugo con las hojas de la zanahoria ni del ruibarbo. Por último, las hojas del apio suelen ser amargas, y por esta razón quizás usted prefiera retirarlas. (Para más pautas sobre recetas, ver "Secretos para hacer jugos" en la página 26.)

Secretos para hacer jugos

Es fácil hacer jugos frescos. Lo único que usted necesita son productos frescos y un buen exprimidor. Sin embargo, para obtener los mejores resultados es importante que usted tenga en cuenta varias cosas. Las siguientes pautas le ayudarán a preparar jugos sanos y deliciosos.

➤ Para que sus jugos sean lo más puros posible, siempre que pueda utilice productos cultivados orgánicamente y sin fumigar. Cuando no encuentre productos que hayan sido cultivados orgánicamente, pele el producto antes de preparar el jugo.

➤ Antes de hacer el jugo, lave muy bien todos los productos y retire de las frutas y de los vegetales las porciones que estén mohosas, golpeadas o dañadas.

➤ Debido a que la cáscara de la naranja y la toronja contiene una substancia tóxica que no se debe consumir en gran cantidad y, además, es un poco amarga, conviene pelar esas frutas antes de hacer jugo. No obstante, deje el pellejo blanco; contiene valiosos bioflavonoides y vitamina C. Algunas frutas tropicales, como el kiwi y la papaya, también se deben pelar. Estas frutas suelen ser producidas en países donde todavía es legal el uso de fumigantes carcinógenos. La cáscara de todas las demás frutas y vegetales, entre ellos los limones y las limas, se puede utilizar. Sin embargo, si el producto ha sido encerado recomendamos pelarlo.

➤ Todos los huesos — de los duraznos, las ciruelas, etc. — se deben retirar antes de preparar el jugo. Las semillas— del limón, la lima, el melón, las uvas, etc. — se pueden colocar en el exprimidor, junto con la fruta. Hay que tener en cuenta que como las semillas de la manzana contienen pequeñas cantidades de cianuro, no se deben utilizar al hacer jugo.

➤ Al utilizar la mayor parte de los productos, no dude en incluir los tallos y las hojas junto con las frutas y los vegetales. Pero las hojas de la zanahoria y el ruibarbo se deben retirar porque contienen substancias tóxicas.

➤ La mayoría de las frutas y los vegetales deben ser tajados o cortados en trozos o palitos para poderlos acomodar al tamaño del exprimidor. Después de que haya utilizado el suyo durante un tiempo, sabrá exactamente de qué tamaño deben ser esos trozos.

➤ La mayor parte de las frutas y los vegetales tienen un alto contenido de agua. Esto es lo que permite convertirlos en jugo. Las frutas y los vegetales que contienen poca agua — por ejemplo, el banano y el aguacate — no se pueden introducir en el exprimidor. Cuando sus recetas incluyan esta clase de frutas y de vegetales, primero utilice el exprimidor para hacer jugo con los demás ingredientes, luego pase ese jugo al *blender* e, inmediatamente, incorpore los productos más secos.

➤ La mayor parte de las recetas de este libro son para un vaso de jugo de seis a ocho onzas. Si usted desea hacer más jugo, duplique o triplique la receta, de acuerdo con sus necesidades. Sin embargo, recuerde que lo mejor es preparar el jugo inmediatamente antes de consumirlo, en vez de hacer una gran cantidad y almacenarlo para consumirlo más tarde.

SEGUNDA PARTE

Los desórdenes

Introducción

La Segunda Parte contiene recomendaciones de jugos y dietas para más de cincuenta dolencias comunes, desde el acné hasta las várices. Cada ítem brinda sugerencias sencillas para que los alimentos que usted consume trabajen en favor de usted y no en contra suya, nutriendo sus células y sustentándolas durante su transición hacia la salud y la curación. Gran parte del contenido de estas secciones no sorprenderá a las personas expertas en jugos. Durante muchos años, esas personas han sabido lo que hasta ahora está reconociendo y explicando la literatura científica. Pero, incluso, los más grandes expertos encontrarán sorpresas en estas páginas. Los conocimientos sobre nutrición se multiplican constantemente, y todos los descubrimientos destacan la importancia de las frutas y los vegetales para la dieta.

Las sugerencias y las recetas de jugos que se encuentran al final de cada ítem buscan adaptarse a alguno de los planes dietéticos de la Tercera Parte. Cada dolencia de la Segunda Parte tiene una sección llamada "Modificaciones dietéticas", la cual le indicará qué dieta debe seguir y qué cambios dietéticos debe hacer. Lea esas secciones detenidamente, porque sirven de base para las sugerencias de los jugos. Si no se menciona ninguna dieta, utilice la Dieta básica (página 315). Anote los jugos que se recomiendan en la Segunda Parte en los espacios en blanco del plan de dietas de la Tercera Parte. Éste será su programa personalizado de jugos.

Si usted no es experto en jugos, no deje de leer "Secretos para hacer jugos" en las páginas 26-27 antes de preparar cualquiera de las recetas de la Segunda y Tercera Partes. Esas pautas le aclararán muchas dudas sobre la manera en que debe preparar los productos que utilizará en su exprimidor, y le garantizarán que sus jugos no sólo serán deliciosos, sino de la más alta calidad.

Recuerde que las recomendaciones de este libro deben servirle sólo como complemento de las recomendaciones de su médico; nunca deben reemplazar el cuidado ni los consejos del médico. Así mismo, todas nuestras sugerencias de jugos y recetas dan mejor resultado cuando se incorporan en un programa dietético total.

¡Empiece ya a tomar jugos para que nutra su cuerpo y para que disfrute de salud y sanación!

ACIDEZ ESTOMACAL

Ver INDIGESTIÓN.

ACNÉ

Acné es un término general que se utiliza para referirse al acné vulgar, una enfermedad inflamatoria crónica de las glándulas sebáceas y los folículos pilosos de la piel. Se caracteriza por la presencia de espinillas y barros. El acné crónico puede dejar cicatrices. Un factor que puede contribuir al acné es la dieta, como lo han revelado estudios realizados con esquimales y otras culturas, cuyos miembros presentaron acné tras adoptar la dieta occidental. El acné también puede ser causado por una condición conocida como "hipoglicemia de la piel" o "diabetes de la piel". Esto significa que la piel (que es un órgano) no tolera las azúcares.

Recomendaciones generales

Limpie su piel por lo menos dos veces al día con un jabón que contenga azufre. Después de lavarse, aplíquese en la noche gel de peróxido de benzoilo al 5 por ciento. Extraiga las espinillas cada dos o tres días. No se aplique cremas ni cosméticos que contengan grasa, ni utilice medicamentos que contengan *bromides* o *iodides*.

Modificaciones dietéticas

1. *Elimine las azúcares.* Un estudio reveló que la piel de los pacientes de acné presenta una tolerancia sumamente baja a la glucosa.
2. *Siga una dieta alta en fibra.* Tras aumentar el consumo de fibra, la piel de pacientes de acné mejoró rápidamente. Entre los alimentos ricos en fibra están las frutas, los vegetales, los cereales de grano entero, el pan y las *crackers* de grano entero, el salvado y las legumbres (fríjol, lenteja y arveja seca).

3. **Reduzca el consumo de grasas y junk food.** Un estudio realizado con esquimales después de la II Guerra Mundial reveló que cuando los niños empezaron a consumir las grasas saturadas y los alimentos sin valor nutritivo propios de la sociedad occidental, comenzaron a presentar acné. La dieta occidental es demasiado alta en calorías, grasa, sal y azúcar, y muy baja en vegetales, frutas y fibra procedente de granos enteros.

4. **Evite los alimentos ricos en trans-fatty acids (aceites hidrogenados perjudiciales para la salud).** Entre esos alimentos están la leche, los productos lácteos, la margarina y los aceites vegetales hidrogenados. Debido a que los productos lácteos también tienen un alto contenido de calcio, asegúrese de consumir otros alimentos o jugos ricos en este mineral (ver Cóctel rico en calcio al final de esta sección).

5. **Evite los alimentos fritos.**

6. **Elimine las gaseosas y los edulcorantes artificiales.**

7. **Limite el consumo de alimentos que contengan yodo.** El consumo excesivo de yodo puede producir una condición cutánea parecida al acné. Se ha encontrado que la comida rápida contiene cantidades excesivas de yodo, y la mayoría de los norteamericanos consumen mucho más de lo que necesitan.

8. **Haga una dieta de limpieza durante varios días para desintoxicar su organismo.** (No se recomienda para personas menores de diecisiete años.) Cuando las impurezas no se eliminan a través de los riñones y los intestinos con la rapidez necesaria, pueden brotar a través de la piel. Una dieta de limpieza puede ser muy beneficiosa (ver Dietas de limpieza en la página 328).

9. **Hágase examinar para saber si es alérgico a algún alimento.** Las alergias a determinados alimentos pueden producir erupciones cutáneas en algunas personas. Entre los alergenos más comunes están el chocolate, la leche, los carbohidratos refinados (dulces) y las gaseosas. Tenga en cuenta que los exámenes de sangre son más eficaces que las pruebas cutáneas para detectar alergias alimenticias. Quizás usted quiera probar la Dieta de eliminación (ver página 325), una manera eficaz de identificar los alimentos que le están causando problemas.

10. **No tome más de un vaso de leche entera al día.** Las hormonas que contiene la leche pueden agravar el acné.

11. Un remedio popular es tomar todos los días entre cuatro y cinco tazas de jugo de pepino durante una semana. Se dice que esto purifica la sangre y el sistema linfático, lo que da por resultado un cutis libre de impurezas.

Nutrientes que ayudan

❏ **Vitamina A:** Disminuye la secreción sebácea. Sin embargo, se recomienda ser cauteloso con las dosis altas de esta vitamina porque podrían presentarse efectos secundarios. El betacaroteno, que se encuentra en las frutas y en los vegetales frescos, es una alternativa más adecuada. Se convierte en la vitamina A que el organismo requiere.

❏ **Vitamina B$_6$:** Es provechosa para el acné premenstrual.

❏ **Ácido fólico:** Puede ser útil.

❏ **Selenio con vitamina E:** Puede normalizar los niveles de *glutathione peroxidase* (enzima antioxidante).

❏ **Cromo:** Mejora los niveles de tolerancia a la glucosa y aumenta la sensibilidad a la insulina.

❏ **Cinc:** Es importante para la curación de las heridas, el control de las inflamaciones y la regeneración de los tejidos.

❏ **Los ácidos grasos esenciales pueden ayudar, junto con una dieta baja en grasas.** Las personas que sufren de acné pueden tener deficiencias de estos nutrientes. El aceite de linaza que no ha sido sometido a un proceso de calentamiento es una buena fuente de ácidos grasos Omega-3, como también los pescados grasosos de agua fría y los vegetales verdes.

Alimentos provechosos

❏ Zanahoria, *kale* (col rizada) y perejil son fuentes de betacaroteno.

❏ *Kale*, espinaca y *green pepper* (una variedad de *sweet pepper* o pimentón dulce) son fuentes de vitamina B$_6$.

❏ Espinaca, *kale* y hojas de remolacha son fuentes de ácido fólico.

❏ *Red Swiss chard*, nabo y naranja son fuentes de selenio.

❏ Espinaca, espárrago y zanahoria son fuentes de vitamina E.

❏ Papa, *green pepper* y manzana son fuentes de cromo.

❏ Jengibre, perejil y zanahoria son fuentes de cinc.

❏ *Green juices* son fuentes de ácidos grasos Omega-3 (ácidos grasos esenciales).

Sugerencias de jugos/Acné

Hopper de jengibre

1	tajadita de jengibre de 1/4 de pulgada 4-5 zanahorias sin hojas 1/2 manzana sin semillas	*Introduzca en el hopper (sitio por donde se introducen los productos en el exprimidor de jugos) el jengibre, las zanahorias y la manzana.*

1   tajadita de jengibre de
      1/4 de pulgada
4-5 zanahorias sin hojas
1/2 manzana sin semillas

Introduzca en el hopper (sitio por donde se introducen los productos en el exprimidor de jugos) el jengibre, las zanahorias y la manzana.

Expreso para un cutis fresco

2   tajadas de piña con
      cáscara
1/2 pepino
1/2 manzana sin semillas

Ponga la piña y el pepino en el hopper con la manzana.

Batido energético

1   manojo de perejil
4-6 zanahorias sin hojas
1   ramito de perejil para
      decorar

Junte el perejil e introdúzcalo en el hopper con las zanahorias. Decore con el ramito de perejil.

Cóctel rico en calcio

3   hojas de *kale*
1   manojo pequeño de perejil
4-5 zanahorias sin hojas
1/2 manzana sin semillas

Junte el kale y el perejil, y coloque en el hopper con las zanahorias y la manzana.

Sorpresa verde

1   hoja grande de *kale*
2-3 manzanas verdes sin
     semillas
1   tirita de cáscara de lima
     para decorar

Introduzca en el hopper la hoja de kale y las manzanas.
Decore con la tirita de cáscara de lima. ¡La sorpresa es que usted no notará el kale!

AFTAS BUCALES

Las aftas son manchas blancas y dolorosas en las membranas mucosas de la boca. Se presentan con más frecuencia en las mujeres que en los hombres y son contagiosas. Las aftas son bastante comunes y se calcula que afectan a más del 20 por ciento de la población. Al parecer, la causa se relaciona con el estrés, la candidiasis, la sensibilidad a determinados alimentos, la mala higiene dental o deficiencias nutricionales.

Recomendaciones generales

Es importante identificar los alimentos que producen intolerancia. Una prueba de sangre puede ser útil, o quizás usted desee probar la Dieta de eliminación (ver página 325). Hay una alta incidencia de aftas entre las personas que sufren de enfermedad celiaca, que es la incapacidad de digerir el gluten de algunos granos. Pero incluso en ausencia de esta enfermedad, la persona propensa a las aftas puede presentar mayor intolerancia al gluten (en el trigo, la avena, el centeno y la cebada) y quizás deba limitar su consumo de estos alimentos. De nuevo, la Dieta de eliminación puede ser útil para determinar si existe esta clase de intolerancia.

Si usted sospecha que tiene candidiasis (ver CANDIDIASIS en la Segunda Parte), puede ser conveniente que se haga un examen de sangre o de materia fecal para confirmar o descartar este problema. Así mismo, si nota que le salen más aftas en períodos de mucho estrés, podría beneficiarse de un programa de relajación. Las deficiencias de hierro, de vitamina B_{12} y de ácido fólico también pueden contribuir a la aparición de las aftas. Quizás le convenga consultar con un profesional de la salud que sepa de nutrición para que le formule suplementos. Y si decide tomarlos, hágalo con jugos ricos en estos nutrientes para que el beneficio sea mayor.

Modificaciones dietéticas

1. *Siga una dieta baja en productos de origen animal.* La proteína de origen animal produce un exceso de ácidos en el organismo, lo que contribuye a las aftas.

2. *Evite los dulces, las frutas cítricas, el café y todos los alimentos refinados y procesados.*

3. *Consuma abundantes productos elaborados con leche cultivada (yogur, kéfir, queso tipo cottage o buttermilk), ajo y cebolla.*

4. *Deje por completo la goma de mascar y las pastillas.*

Nutrientes que ayudan

❑ **Hierro:** Su deficiencia puede causar aftas.

❑ **Ácido fólico:** Su deficiencia puede producir aftas.

❑ **Vitamina B_{12}:** Su deficiencia puede producir aftas. Consúltele a su médico sobre la necesidad de tomar suplementos de este nutriente, porque no se puede obtener en los jugos.

❑ **Cinc:** Puede ayudar cuando los niveles séricos están bajos.

❑ **Betacaroteno:** Acelera la curación de las membranas mucosas.

Alimentos provechosos

❑ Perejil, hojas de remolacha, brócoli y espinaca son fuentes de hierro.

❑ *Kale*, espinaca, hojas de remolacha y *cabbage* son fuentes de ácido fólico.

❑ Jengibre, perejil, ajo y zanahoria son fuentes de cinc.

❑ Zanahoria, *kale*, perejil y espinaca son fuentes de betacaroteno.

Sugerencias de jugos/Aftas bucales

Hopper de jengibre

1 tajadita de jengibre de 1/4 de pulgada
4-5 zanahorias sin hojas
1/2 manzana sin semillas

Introduzca en el hopper el jengibre, las zanahorias y la manzana.

El favorito de Popeye

1 manojo pequeño de espinacas
4-5 zanahorias sin hojas
1/2 manzana sin semillas

Junte las espinacas e introdúzcalas en el hopper con las zanahorias y la manzana.

Especial de ácido fólico

2 hojas de *kale*
1 manojo pequeño de perejil
1 manojo pequeño de espinacas
4-5 zanahorias sin hojas

Junte el kale, el perejil y las espinacas, e introduzca en el hopper con las zanahorias.

Bebida rica en hierro

3 hojas de remolacha
4-5 zanahorias sin hojas
1/2 *green pepper*
1/2 manzana sin semillas

Junte las hojas de remolacha e introdúzcalas en el hopper con las zanahorias, el green pepper y la manzana.

ALERGIAS

Una alergia es una reacción del organismo a una substancia que no les produciría ningún efecto a las personas insensibles a ella. Es una reacción entre un antígeno y un anticuerpo que puede ser producida por la liberación de histamina o de substancias similares por parte de células lesionadas. La substancia nociva, que se conoce como alergeno, puede ser cualquier cosa que desencadene los síntomas de la alergia.

Recomendaciones generales

Es importante identificar las alergias alimenticias y evitar esos alimentos problemáticos. Los exámenes de sangre son más eficaces que las pruebas cutáneas para identificar esta clase de alergias. Otra alternativa es hacer la Dieta de eliminación (ver página 325), una prueba que uno mismo se practica para detectar alergias alimenticias, además de que es el método más antiguo y confiable que se conoce para identificar los alimentos a los cuales se es alérgico. Algunos aditivos, como el *aspartame* (NutraSweet), el *monosodium glutamate* y los sulfitos, también pueden producir reacciones alérgicas. Además, una proliferación del hongo conocido como *Candida albicans* puede producir sensibilidad a diversos alimentos. Un examen de sangre o un cultivo de materia fecal puede determinar si hay proliferación de hongos en el organismo. Cuando esta condición se controla, mucha gente advierte que sus alergias e intolerancias mejoran. (Ver CANDIDIASIS en la Segunda Parte para conocer algunas pautas dietéticas.) Además, el Ayuno de jugos (página 330) ha beneficiado a muchas personas alérgicas.

Modificaciones dietéticas

1. *Identifique los alimentos que le producen alergia y elimínelos de su dieta*. Quizás le convenga hacer la Dieta de eliminación (ver página 325).

2. *Evite los aditivos que suelen producir reacciones, como, por ejemplo, el monosodium glutamate, los sulfitos y el aspartame (NutraSweet).*

3. Siga la Dieta de apoyo inmunológico. (Ver página 322.)

4. Consuelte el libro Allergy Recipes de Sally Rockwell para preparar recetas que combaten las alergias. Ella también tiene un *kit* de supervivencia para quienes sufren de alergias, llamado *The Rotation Game.*

Nutrientes que ayudan

❑ **Vitamina B$_6$:** Es útil para la sensibilidad al *monosodium glutamate*.

❑ **Vitamina B$_{12}$:** Puede producir efectos terapéuticos. Pídale a su médico que le formule suplementos, porque este nutriente no se obtiene en los jugos.

❑ **Vitamina C:** Tiene la capacidad de reducir los niveles sanguíneos de histamina y la sensibilidad al *monosodium glutamate*.

❑ **Vitamina E:** Tiene propiedades antihistamínicas.

❑ **Molibdeno:** Puede ser provechoso, porque la mayoría de las personas sensibles a los sulfitos presentan deficiencias de este nutriente.

❑ **Lactobacilo acidófilo y lactobacilo bífido:** Pueden ayudar, porque cuando hay alergias alimenticias también puede haber deficiencia de estos nutrientes. Hable con su médico sobre la conveniencia de tomar suplementos, pues estas substancias no se encuentran en los jugos.

❑ **Bioflavonoides:** Potencian la acción de la vitamina C.

Alimentos provechosos

❑ *Kale*, espinaca y *sweet pepper* (pimentón dulce del cual existen muchas variedades) son fuentes de vitamina B$_6$

❑ *Kale*, perejil y hojas de *collard* son fuentes de vitamina C.

❑ Espinaca, espárrago y zanahoria son fuentes de vitamina E.

❑ Coliflor, espinaca y ajo son fuentes de molibdeno.

❑ Naranja, melón *cantaloupe* y perejil son fuentes de bioflavonoides.

Sugerencias de jugos/Alergias

Bebida rica en vitamina E
---

1   manojo pequeño de
espinacas
4-5 zanahorias sin hojas
3-4 espárragos

*Junte las espinacas y
colóquelas en el hopper con las
zanahorias y los espárragos.*

Bebida de molibdeno
---

1   manojo pequeño de
espinacas
1   diente de ajo
4-5 zanahorias sin hojas
4   flores pequeñas de coliflor

*Junte las espinacas y el ajo, e
introduzca en el hopper con las
zanahorias y el coliflor.*

Cóctel de limpieza de Cherie
---

1   tajadita de jengibre de
1/4 de pulgada
1   remolacha
1/2 manzana sin semillas
4   zanahorias sin hojas

*Coloque en el hopper el
jengibre, la remolacha,
la manzana y las zanahorias.*

Batido de melón cantaloupe

1/2 melón *cantaloupe* con
cáscara

*Corte el melón en tajadas e
introdúzcalas en el hopper.*

ALERGIAS ALIMENTICIAS

Ver ALERGIAS.

ALOPECIA

Ver CAÍDA DEL CABELLO.

ALZHEIMER, ENFERMEDAD DE

Ver ENFERMEDAD DE ALZHEIMER.

ANEMIA

La anemia es una condición en la cual se reduce el número total de glóbulos rojos de la sangre o el volumen sanguíneo, o en la cual el tamaño o la forma de los glóbulos rojos es anormal. Se caracteriza por extrema palidez, debilidad, tendencia al cansancio, insomnio, irritabilidad o depresión, y disminución de la resistencia a las infecciones. El hierro desempeña un papel importante en la anemia, pues la formación de glóbulos rojos se altera en quienes carecen de una cantidad suficiente de este mineral. No obstante, la anemia puede tener diversas causas; la deficiencia de hierro es apenas una de ellas. Otras deficiencias, entre las cuales están la de ácido fólico y vitamina B_{12} — junto con una producción anormal de hemoglobina, como en la anemia falciforme — también pueden producir anemia.

Recomendaciones generales

El tratamiento más eficaz para esta condición depende de la clase de anemia que tenga el paciente. Las tres clases más comunes son: por deficiencia de hierro, por deficiencia de ácido fólico y por deficiencia de vitamina B_{12}. El tratamiento implica proporcionarle al organismo los nutrientes apropiados en forma absorbible. Si usted sospecha que está anémico, le sugerimos que consulte con un médico.

Modificaciones dietéticas

1. Para todas las anemias, siga una dieta alta en vegetales de hoja verde y sus jugos. Otros alimentos ricos en hierro que se deben consumir en buena cantidad son fríjoles, *blackstrap molasses*, albaricoques secos, uvas pasas, almendras y mariscos. Se ha demostrado que la vitamina C tiene la capacidad de aumentar de manera significativa la absorción del hierro. El hígado de ternera sólo es recomendable cuando procede de animales criados orgánicamente (sin hormonas ni antibióticos) y en un medio libre de polución. El hígado es el órgano donde se almacenan las toxinas. Consumir hígado puede resultar hoy en día más perjudicial que beneficioso. También se debe evitar el té negro porque contiene taninos que pueden reducir la absorción del hierro hasta en un 50 por ciento cuando se bebe con las comidas.

2. Es recomendable tomar siempre la vitamina B$_{12}$ con ácido fólico. Entre los alimentos ricos en ácido fólico están los *black-eyed peas* (una clase de guisante), el germen de trigo, la carne magra, los fríjoles, el salvado, los espárragos, las lentejas, los *walnuts*, la espinaca y el *kale*. Entre los alimentos ricos en vitamina B$_{12}$ se encuentran las almejas, las ostras, las sardinas, la yema de huevo, la trucha, el salmón, el atún y la carne magra.

3. Si la anemia por deficiencia de vitamina B$_{12}$ se debe a la falta de un factor intrínseco (alguna substancia producida en el estómago), se requiere supervisión médica y dosis bastante altas de vitamina B$_{12}$.

Nutrientes que ayudan

Anemia por deficiencia de hierro

❑ Hierro
❑ Vitamina C

Anemia por deficiencia de ácido fólico

❑ Ácido fólico
❑ Vitamina B$_{12}$

Anemia por deficiencia de vitamina B$_{12}$

❑ Ácido fólico
❑ Vitamina B$_{12}$

Alimentos provechosos

❑ Perejil, hojas de remolacha y zanahoria son fuentes de hierro.

❑ *Kale*, perejil y *green pepper* son fuentes de vitamina C.

❑ Espárrago, espinaca y *kale* son fuentes de ácido fólico.

❑ No hay frutas ni vegetales ricos en vitamina B_{12}. Las personas estrictamente vegetarianas necesitan suplementos de esta vitamina. También pueden consumir dos o tres veces por semana cereales fortificados con vitamina B_{12}.

Sugerencias de jugos/Anemia

Especial de ácido fólico

2 hojas de *kale*	*Junte el kale, el perejil y las*
1 manojo pequeño de perejil	*espinacas, e introduzca en el*
1 manojo pequeño de espinacas	*hopper con las zanahorias.*
4-5 zanahorias sin hojas	

Bebida rica en hierro

3 hojas de remolacha	*Junte las hojas de remolacha*
4-5 zanahorias sin hojas	*e introdúzcalas en el hopper*
1/2 *green pepper*	*con las zanahorias, el green*
1/2 manzana sin semillas	*pepper y la manzana.*

Tónico primaveral

1 manojo de perejil	*Junte el perejil e introdúzcalo*
4 zanahorias sin hojas	*en el hopper con las*
1 diente de ajo	*zanahorias, el ajo y el apio.*
2 palitos de apio	

El favorito de Popeye

1 manojo pequeño de
espinacas
4-5 zanahorias sin hojas
1/2 manzana sin semillas

*Junte las espinacas e
introdúzcalas en el hopper con
las zanahorias y la manzana.*

ANSIEDAD

Ver ESTRÉS.

ANTOJOS INCONTROLABLES

¿Se ha encontrado usted alguna noche dando vueltas por la cocina y picando un poquito de todo, tratando de encontrar algo "mágico" que le calme esa hambre extraña que siente? ¿Y qué decir de ese impulso incontrolable de comer *chocolate chip cookies,* que lo lleva a comerse la mitad de la masa antes de meter las galletitas al horno? La mayoría de la gente ha experimentado esta clase de antojos y quisiera que desaparecieran para siempre. Webster define "antojo" como "deseo vehemente", una definición que resume bastante bien lo que es un antojo incontrolable de algún alimento: desear ese paquete de papas fritas o ese helado de chocolate con más vehemencia e intensidad de lo que deseamos liberarnos de la celulitis.

Los antojos incontrolables de comer cosas realmente extrañas como mugre, almidón o pintura se llaman "pica". Este fenómeno se ha registrado durante siglos y tradicionalmente se ha explicado como la necesidad que tiene el organismo de determinados minerales. Ésta es, también, la explicación actual de la mayor parte de los antojos incontrolables: una necesidad de nutrientes específicos. Los antojos también se pueden deber a alergias alimenticias, candidiasis o síndrome premenstrual (si no es por ninguna de estas razones, ¡entonces usted está embarazada!).

Recomendaciones generales

Liberarnos de los antojos incontrolables no sólo requiere encontrar la causa de esos extraños e intensos deseos, sino reconocer que aunque estemos sintiendo un deseo voraz de comernos un litro de helado de pistacho o dos paquetes de *pretzels*, eso no es lo que nuestro organismo necesita desde el punto de vista bioquímico. Hay una alta probabilidad de que necesita algo muy diferente. Esto es lo que examinaremos en la presente sección. Identifique de qué tiene antojo y ponga en práctica las recomendaciones para modificar su dieta. Y la próxima vez que sienta uno de esos antojos incontrolables, coma frutas y vegetales en vez de *junk food*, y prepare un buen vaso de jugo que le proporcione a su organismo algo que realmente necesite.

Modificaciones dietéticas y nutrientes que ayudan

Existen cinco clases de antojos comunes; cada clase tiene sus causas y exige modificaciones dietéticas particulares.

Antojos incontrolables de dulces y chocolates

Si usted es de esas personas que se deleitan sólo de oler un chocolate o que salivan sólo de ver un helado, la ayuda está cerca. Hay algunos nutrientes que le pueden ayudar a liberarse de sus antojos de cosas dulces. La causa de este tipo de antojos suele ser una deficiencia del mineral cromo. Trate de consumir más alimentos ricos en cromo, entre ellos levadura de cerveza, trigo entero, ostras, papa, *green pepper*, pollo y manzana. Es posible que necesite temporalmente un suplemento de cromo en gotas (de dos a tres gotas por día). El más provechoso es el cromo orgánico trivalente, que viene en forma líquida. El aceite de *evening primrose* y la vitamina E también ayudan. Si usted es vegetariano y, en especial, si es *vegan* (el individuo *vegan* es un vegetariano estricto: no consume ni utiliza ningún producto animal, como carne, pescado, huevos, queso o cuero), es posible que tenga deficiencia de proteínas, lo que también puede generar antojos incontrolables de cosas dulces. No deje de consumir por lo menos dos tazones de legumbres (fríjoles, arvejas secas o lentejas) por día, además de varias porciones de granos enteros ricos en proteína, como arroz integral, *millet* (mijo, millo) o quinua.

Alimentos provechosos

❏ *Green pepper*, manzana, espinaca y zanahoria son fuentes de cromo.

❏ Espinaca, espárrago y zanahoria son fuentes de vitamina E.

Antojos incontrolables de alimentos salados

Si lo que usted desea de una manera tan intensa es papas fritas, *pretzels*, *bacon* o *popcorn*, quizás lo que realmente está buscando es sal. Los antojos incontrolables de alimentos salados pueden ser síntoma de anemia falciforme, diversos desórdenes musculares, presión arterial alta, diabetes u otras condiciones. Le convendría consultar con un médico para descartar un problema serio. La causa de los antojos de algo salado suele ser el estrés de las glándulas suprarrenales, que puede ser producido por el consumo de cafeína u otros factores. Cuando están bajo mucho estrés, las glándulas suprarrenales debilitadas facilitan el descenso tanto de la presión sanguínea como de los niveles de azúcar en la sangre, lo cual causa fatiga. Aumentar el consumo de sal puede aliviar temporalmente los síntomas, pero puede producir efectos negativos a largo plazo. Se debe reducir el consumo de sal corriente, pero se debe aumentar el de potasio orgánico. Además, el ácido pantoténico (del cual usted quizás necesita suplementos), la vitamina C, la vitamina B_6, el magnesio y el cinc ayudan a nutrir y a sustentar las glándulas suprarrenales.

Alimentos provechosos

❏ Perejil, ajo, espinaca y zanahoria son fuentes de potasio.

❏ Brócoli, coliflor y *kale* son fuentes de ácido pantoténico.

❏ *Kale*, perejil, *green pepper* y espinaca son fuentes de vitamina C.

❏ *Kale*, espinaca, hojas de nabo y *sweet pepper* son fuentes de vitamina B_6.

❏ Hojas de remolacha, espinaca, perejil y ajo son fuentes de magnesio.

❏ Jengibre, perejil, papa, ajo y zanahoria son fuentes de cinc.

Antojos incontrolables de hielo (*Pagophagia*)

Si usted vive con un vaso de hielo en la mano, quizás sufre de *pagophagia*. Sentir antojos incontrolables de comer hielo suele ser una indicación de que hay anemia. La anemia puede ser producida por deficiencia de hierro, de vitamina B_{12} y/o de ácido fólico. Es conveniente hacerse un examen de sangre. Entre los alimentos con alto contenido de hierro están la levadura de cerveza, el salvado de trigo, las semillas de calabaza, las semillas de girasol, el *millet*, el perejil, el hígado, las almejas y las almendras. La vitamina C aumenta siete veces la absorción del hierro. Cuando consuma alimentos ricos en hierro, acompáñelos con alimentos ricos en vitamina C, como *green pepper*, *kale*, perejil o brócoli. El hígado, las almejas, las ostras, las sardinas, los huevos, la trucha, el salmón y el atún son ricos en vitamina B_{12}. Entre los alimentos ricos en ácido fólico están la levadura de cerveza, los *black-eyed peas*, el germen de arroz, la harina de soya, el germen de trigo, el hígado, las legumbres, los espárragos, los *walnuts* y la espinaca. Además, incluya en su dieta abundantes jugos que tengan un alto contenido de los nutrientes que a usted le faltan. (*Ver* también ANEMIA en la Segunda Parte.)

Alimentos provechosos

❑ Perejil, hojas de remolacha, espinaca y brócoli son fuentes de hierro.

❑ *Kale*, perejil, *green pepper*, brócoli y espinaca son fuentes de vitamina C.

❑ Espinaca, *kale*, hojas de remolacha y brócoli son fuentes de ácido fólico.

Antojos incontrolables de mantequilla de maní

¿Se ha encontrado usted alguna vez comiéndose la mantequilla de maní a cucharadas, sin pensar siquiera en acompañarla con pan o *crackers*? Si usted cae en esta tentación con frecuencia, quizás su antojo es de verdad incontrolable. ¡Cuidado! La mantequilla de maní puede tener un alto contenido de aceite rancio que, al combinarse con cobre (y el maní tiene bastante) puede crear poderosos radicales libres que dañan sus células y causan envejecimiento y enfermedades. El maní también es una abundante fuente de *aflatoxins,* un moho altamente cancerígeno. Así pues, es importante liberarse del hábito de comer mantequilla de maní.

A menos que usted compre las marcas que contienen únicamente maní y sal, quizás a lo que usted está realmente adicto es al *corn syrup* o a otras azúcares. Lea la sección sobre los antojos de alimentos dulces. O, tal vez, lo que su organismo necesita es cobre. Elija otros alimentos ricos en cobre, como ostras, nueces del Brasil, almendras, avellanas, *walnuts, pecans,* arveja seca, hígado, *buckwheat* (trigo sarraceno) y cordero. Prepare jugos con alto contenido de cobre (ver recetas). El Dr. Douglas Hunt, autor del libro *No More Cravings,* les ha ayudado a sus pacientes a superar sus antojos de mantequilla de maní con lactato de calcio y tabletas de *kelp* (alga marina), o *niacinamide* y complejo F. Para obtener más información, consulte el libro del Dr. Hunt.

Alimentos provechosos

❏ Zanahoria, ajo, jengibre, coco y manzana son fuentes de cobre.

Antojos de alimentos ácidos

Si usted siente antojos intensos de comer limón u otros alimentos ácidos, quizás su organismo necesita ácido acético para poder eliminar un químico que producen las proteínas en descomposición. Ese químico se forma en el organismo a causa de los alimentos en descomposición que se encuentran en el tracto intestinal. Es importante que se ocupe sin demora del estreñimiento (ver ESTREÑIMIENTO en la Segunda Parte). Si usted no sufre de estreñimiento, tómese una cucharadita de jugo de limón en agua para que consuma ácido acético. Se ha comprobado que los alimentos ricos en riboflavina (vitamina B_2) — entre ellos la levadura de cerveza, el hígado, las almendras, el germen de trigo, el arroz salvaje, los hongos, los huevos, el *millet* y el salvado de trigo — son beneficiosos, probablemente porque favorecen el metabolismo del ácido acético. La clorofila, que, desde luego, abunda en los *green juices,* también puede ayudar a reducir los antojos de alimentos ácidos.

Alimentos provechosos

❑ *Kale*, perejil, brócoli y hojas de remolacha son fuentes de riboflavina (vitamina B$_2$).

❑ Vegetales verdes son ricos en clorofila.

Sugerencias de jugos/Antojos incontrolables

Antojos de dulce

Hopper de jengibre

---

1   tajadita de jengibre de 1/4 de pulgada

4-5 zanahorias sin hojas

1/2 manzana sin semillas

Coloque el jengibre en el hopper y agregue las zanahorias y la manzana.

El favorito de Popeye

---

1   manojo pequeño de espinacas

4-5 zanahorias sin hojas

1/2 manzana sin semillas

Junte las espinacas e introdúzcalas en el hopper con las zanahorias y la manzana.

Ensalada especial de la huerta

---

3   flores de brócoli

1   diente de ajo

4-5 zanahorias o 2 tomates

2   palitos de apio

1/2 *green pepper*

Ponga el brócoli y el ajo en el hopper con las zanahorias o los tomates. Continúe con el apio y el green pepper.

Cóctel de limpieza de Cherie

1 tajadita de jengibre de 1/4 de pulgada 1 remolacha 1/2 manzana sin semillas 4 zanahorias sin hojas	*Coloque en el hopper el jengibre, la remolacha, la manzana y las zanahorias.*

Tónico mineral

1 manojo de perejil 2 hojas de nabo 1 hoja de *kale* 4-5 zanahorias sin hojas	*Envuelva el perejil con las hojas de nabo y de kale, e introduzca en el hopper con las zanahorias.*

Antojos de sal

Caldo de potasio

1 manojo de perejil 1 manojo de espinacas 4-5 zanahorias sin hojas 2 palitos de apio	*Junte el perejil y las hojas de espinaca, y coloque en el hopper con las zanahorias y el apio.*

Expreso de ajo

1 manojo de perejil 1 diente de ajo 4-5 zanahorias sin hojas 2 palitos de apio	*Junte el perejil e introdúzcalo en el hopper con el ajo, las zanahorias y el apio.*

Expreso de tomate

1	manojo de espinacas
1	manojo de perejil
2	tomates
1/2	green pepper
	Gotas de salsa Tabasco

Junte las espinacas y el perejil. Introduzca en el hopper con los tomates y el green pepper. Agregue las gotas de salsa Tabasco.

Cóctel de clorofila

3	hojas de remolacha
1	manojo de perejil
1	manojo de espinacas
4	zanahorias sin hojas
1/2	manzana sin semillas

Junte las hojas de remolacha, el perejil y las espinacas, y coloque en el hopper con las zanahorias y la manzana.

Antojos de hielo

Especial de ácido fólico

2	hojas de kale
1	manojo pequeño de perejil
1	manojo pequeño de espinacas
4-5	zanahorias sin hojas

Junte el kale, el perejil y las espinacas, e introduzca en el hopper con las zanahorias.

Bebida rica en hierro

3	hojas de remolacha
4-5	zanahorias sin hojas
1/2	green pepper
1/2	manzana sin semillas

Junte las hojas de remolacha e introdúzcalas en el hopper con las zanahorias, el green pepper y la manzana.

Tónico primaveral

1	manojo de perejil
4	zanahorias sin hojas
1	diente de ajo
2	palitos de apio

Junte el perejil e introdúzcalo en el hopper con las zanahorias, el ajo y el apio.

El favorito de Popeye

1	manojo pequeño de espinacas
4-5	zanahorias sin hojas
1/2	manzana sin semillas

Junte las espinacas e introdúzcalas en el hopper con las zanahorias y la manzana.

Antojos de mantequilla de maní

Cóctel de piña

1	tajada de piña de 3 pulgadas, con cáscara
1/2	manzana sin semillas
1/2	taza de leche de coco

Introduzca la piña y la manzana en el hopper. Vierta el jugo en un vaso y agregue la leche de coco.

Hopper de jengibre

1	tajadita de jengibre de 1/4 de pulgada
4-5	zanahorias sin hojas
1/2	manzana sin semillas

Coloque el jengibre en el hopper y agregue las zanahorias y la manzana.

Expreso de ajo

1	manojo de perejil
1	diente de ajo
4-5	zanahorias sin hojas
2	palitos de apio

Junte el perejil e introdúzcalo en el hopper con el ajo, las zanahorias y el apio.

Antojos de alimentos ácidos

Cóctel de clorofila

3	hojas de remolacha
1	manojo de perejil
1	manojo de espinacas
4	zanahorias sin hojas
1/2	manzana sin semillas

Junte las hojas de remolacha, el perejil y las espinacas, y coloque en el hopper con las zanahorias y la manzana.

Cóctel rico en calcio

3	hojas de *kale*
1	manojo pequeño de perejil
4-5	zanahorias sin hojas
1/2	manzana sin semillas

Junte el kale y el perejil, y coloque en el hopper con las zanahorias y la manzana.

Limonada famosa de Cherie

3-4	manzanas sin semillas
1/4	limón

Introduzca en el hopper las manzanas y el limón.

Cóctel de navidad

2	manzanas sin semillas
1	racimo grande de uvas
1	tajada de limón

Coloque en el hopper las manzanas, las uvas y el limón.

Apetito, falta de

Ver FALTA DE PESO.

Arteriosclerosis

La arteriosclerosis es un desorden que se caracteriza por el engrosamiento y el endurecimiento de los vasos sanguíneos a causa de la acumulación de material graso — llamado placa de ateromas — en sus paredes o bajo su superficie. Esta condición se relaciona frecuentemente con pulso débil y alta presión sanguínea, y pueden presentarse síntomas como angina, calambres en las piernas, deterioro mental gradual, debilidad o vértigo.

Recomendaciones generales

Aunque la dieta es, quizás, el factor que más contribuye a la arteriosclerosis, otros aspectos del estilo de vida del individuo también pueden desempeñar un papel importante en la prevención o en la reversión de este desorden. El ejercicio físico se relaciona directamente con los niveles de colesterol. Es aconsejable practicar algún ejercicio aeróbico, como caminar, por lo menos tres veces por semana. Si usted no tiene un perro, ¡alquile uno y sáquelo a caminar! Fumar aumenta significativamente el riesgo de contraer esta enfermedad y es un hábito que se debe dejar. El manejo del estrés también reviste la mayor importancia, incluso si su personalidad es de "tipo B".

Modificaciones dietéticas

1. *Haga la Dieta básica (ver página 315), que es baja en grasa y alta en fibra.*
2. *Reduzca el colesterol.*

3. **Reduzca las grasas, especialmente las de origen animal, y los aceites vegetales hidrogenados (como la margarina, que suelen promocionar como beneficiosa).** Haga mantequilla casera mezclando una libra de mantequilla con una taza de aceite vegetal que no haya sido sometido a un proceso de calentamiento, como aceite de *safflower* o de girasol.

4. **Incremente su consumo de proteínas vegetales, como soya, lentejas y arveja seca.** La soya es particularmente provechosa porque es rica en lecitina, un nutriente que aumenta la solubilidad del colesterol y que ayuda a extraer el colesterol de los depósitos tisulares.

5. **Evite el café y el alcohol.** Estudios epidemiológicos han correlacionado el consumo de café con la arteriosclerosis y la hiperlipidemia. Se ha demostrado que el alcohol es perjudicial para la presión sanguínea, el peso corporal y la tolerancia a la glucosa.

6. **Aumente la ingestión de ácidos grasos Omega-3 consumiendo más pescado de agua fría y más aceite de pescado, y agregándole a su dieta aceite de linaza.** El aceite de linaza que no ha sido sometido a un proceso de calentamiento es el más rico en ácidos grasos Omega-3 y es excelente para prevenir y manejar la arteriosclerosis. Trate de tomar media cucharada al día.

7. **Como se ha demostrado que el ajo, el jengibre y la cebolla reducen la probabilidad de que se formen coágulos, se debe aumentar el consumo de estos alimentos.**

8. **Agréguele a su dieta brotes de alfalfa y su jugo.** La alfalfa reduce los niveles de colesterol y ayuda a contraer la placa de grasa que puede obstruir los vasos sanguíneos.

Nutrientes que ayudan

❑ **Vitamina B$_6$:** Su deficiencia se asocia con un mayor riesgo de que se presente arteriosclerosis. Este nutriente puede inhibir la formación de coágulos sanguíneos y desempeña un importante papel en la prevención de este desorden.

❑ **Vitamina C:** Las personas que sufren de arteriosclerosis pueden presentar deficiencias de esta vitamina. Los suplementos de vitamina C reducen el colesterol total, los triglicéridos y la grasa total, a la vez que elevan el nivel de las lipoproteínas de alta densidad, las cuales limpian el organismo del exceso de colesterol.

❑ **Vitamina E:** Impide que las plaquetas se aglomeren y formen coágulos; reduce el colesterol y el dolor en las extremidades causado por un insuficiente suministro de sangre.

❑ **Niacina:** Aunque se utilizó durante mucho tiempo para bajar el colesterol, ya no se recomienda como suplemento, excepto bajo estricta supervisión médica. En forma de suplemento suele ser tóxica y causar daño hepático e intolerancia a la glucosa. Sin embargo, no hay ninguna razón para preocuparse por su toxicidad al consumir alimentos ricos en este nutriente. La levadura de cerveza, el salvado de arroz, el salvado de trigo, el pavo, el pollo y la trucha son sumamente ricos en niacina.

❑ ***Bromelain:*** Se recomienda para inhibir la formación de coágulos sanguíneos, mitigar la angina y deshacer la placa de grasa.

❑ **Calcio:** Reduce el colesterol y los triglicéridos y evita la formación de coágulos sanguíneos.

❑ **Cobre:** Su deficiencia puede elevar el colesterol. Las dietas típicas de los norteamericanos son bajas en cobre.

❑ **Cromo:** Se ha demostrado que baja el colesterol y los triglicéridos. La mayoría de los norteamericanos consumen cantidades inadecuadas de cromo, lo que causa diversos problemas, entre ellos antojos incontrolables de comer dulce. (Para obtener más información, *ver* ANTOJOS INCONTROLABLES en la Segunda Parte.)

❑ **Magnesio:** Su deficiencia se asocia con un riesgo mayor de enfermedades cardiacas. Los suplementos de magnesio pueden reducir el colesterol total, elevar las lipoproteínas de alta densidad y prevenir la formación de coágulos.

❑ **Potasio:** Puede inhibir la formación de placa de ateromas o depósitos de grasa.

❑ **Selenio:** Su deficiencia se correlaciona con la arteriosclerosis. Los suplementos pueden ayudar a evitar que se formen coágulos sanguíneos.

❑ **Lecitina:** Aumenta la solubilidad del colesterol. La soya es rica en lecitina.

Alimentos provechosos

❑ *Kale,* espinaca, hojas de nabo y *sweet pepper* son fuentes de vitamina B_6.

❑ *Kale,* perejil, *green pepper* y brócoli son fuentes de vitamina C.

❑ Espinaca, espárrago y zanahoria son fuentes de vitamina E.

❑ Piña es la única fuente de la enzima *bromelain.*

❑ *Kale,* hojas de *collard,* hojas de nabo y perejil son fuentes de calcio.

❑ Zanahoria, ajo y jengibre son fuentes de cobre.

❑ Papa, *green pepper,* manzana y espinaca son fuentes de cromo.

❑ Hojas de remolacha, espinaca, perejil y ajo son fuentes de magnesio.

❑ Perejil, *Swiss chard,* espinaca y ajo son fuentes de potasio.

❑ *Red Swiss chard,* nabo, ajo y naranja son fuentes de selenio.

Sugerencias de jugos/Arteriosclerosis

Hopper de jengibre

1 tajadita de jengibre de 1/4 de pulgada 4-5 zanahorias sin hojas 1/2 manzana sin semillas	*Introduzca en el hopper el jengibre, las zanahorias y la manzana.*

Bebida rica en calcio

3 hojas de *kale* 1 manojo pequeño de perejil 4-5 zanahorias sin hojas	*Junte el kale y el perejil, e introduzca en el hopper con las zanahorias.*

Ensalada especial de la huerta

3	flores de brócoli	*Coloque el brócoli y el ajo en el*
1	diente de ajo	*hopper con las zanahorias o*
4-5	zanahorias o 2 tomates	*los tomates. Continúe con el*
2	palitos de apio	*apio y el green pepper.*
1/2	*green pepper*	

Caldo de potasio

1	manojo de perejil	*Junte el perejil y las hojas de*
1	manojo de espinacas	*espinaca, e introduzca en el*
4-5	zanahorias sin hojas	*hopper con las zanahorias*
2	palitos de apio	*y el apio.*

ARTRITIS

Artritis es la inflamación de una articulación, y este desorden se presenta habitualmente con dolor y cambios en la estructura. Las clases más comunes de artritis son la osteoartritis y la artritis reumatoidea.

OSTEOARTRITIS

La osteoartritis es una clase de artritis que afecta a los huesos y a las articulaciones. Se caracteriza por rigidez moderada en las primeras horas de la mañana, rigidez tras períodos de descanso, aumento del dolor cuando se utiliza la articulación y pérdida de la función articular. Los síntomas pueden ir desde sensibilidad local, edema de los tejidos blandos, edema óseo y restricción de la movilidad, hasta crujido de las articulaciones durante ciertos movimientos. La osteoartritis se divide en dos categorías: primaria y secundaria. La primaria es una condición degenerativa que se produce como parte del desgaste natural del organismo. La secundaria se origina en factores predisponentes, como trauma o anteriores enfermedades inflamatorias de la articulación.

Recomendaciones generales

Las personas que sufren de osteoartritis no sólo deben alcanzar un peso corporal normal, sino que deben mantenerlo. El exceso de peso les exige un esfuerzo adicional a las articulaciones que soportan el peso del individuo. En algunas personas los síntomas desaparecen completamente al bajar de peso (ver Dietas para bajar de peso en la página 349).

Modificaciones dietéticas

1. *Trate de eliminar de su dieta la familia de las solanáceas, como el tomate, los peppers, la papa, la berenjena y el tabaco.* Si los síntomas mejoran así sea levemente, siga evitando esos alimentos. Aunque no se ha comprobado, una teoría propone que el consumo moderado, pero a largo plazo, de los alcaloides solanáceos que se encuentran en esta familia inhibe la reparación normal del colágeno de las articulaciones, o contribuye a la degeneración inflamatoria de éstas.

2. *Evite la familia de los cítricos, como el limón, la lima, la naranja y la toronja.* Se cree que esta familia, al igual que la de las solanáceas, contribuye a la inflamación de las articulaciones.

3. *Evite todos los alimentos refinados, como la harina blanca, el azúcar blanca y los alimentos conservados y procesados.* Siga una dieta nutritiva en la que predominen los granos enteros, las legumbres (fríjol, arveja seca y lentejas), las semillas, las nueces, los vegetales y las frutas, y que sólo incluya una porción pequeña y baja en grasa de algún producto de origen animal.

4. *Reduzca de manera importante su consumo de dulces y alcohol.*

5. *Hágase examinar para detectar posibles alergias alimenticias.*

6. *Hágase examinar para detectar una posible deficiencia en sus niveles de ácido clorhídrico.* Consulte con un médico acerca de este asunto.

7. *Haga un ayuno de jugos, que ha demostrado ser muy provechoso para la artritis.* Ver página 330 para obtener más información.

Nutrientes que ayudan

❑ *Niacinamide*: Este nutriente puede producir una notable mejoría en un lapso de dos a seis semanas, y se dice que es particularmente beneficioso para la artritis degenerativa de la rodilla. (*¡Advertencia!* Los suplementos de *niacinamide* pueden afectar al hígado o producir náuseas.)

❑ **Ácido pantoténico:** Puede ser útil, porque la deficiencia de este nutriente se ha asociado con la osteoartritis.

❑ **Vitamina C:** Es provechosa.

❑ **Vitamina E:** Puede producir efectos similares a los de los medicamentos antiinflamatorios no esteroideos.

❑ **Metionina:** Es importante para la estructura de los cartílagos.

❑ *Superoxide dismutase* **(enzima antioxidante):** Puede producir efectos terapéuticos.

❑ **Cobre:** Puede ayudar, porque su deficiencia se ha relacionado con la osteoartritis.

❑ **Bioflavonoides:** Se ha demostrado que son beneficiosos.

❑ *Bromelain*: Tiene propiedades antiinflamatorias.

Alimentos provechosos

❑ Brócoli y *kale* son fuentes de ácido pantoténico.

❑ *Kale*, perejil y espinaca son fuentes de vitamina C.

❑ Espinaca y zanahoria son fuentes de vitamina E.

❑ Zanahoria, jengibre y manzana son fuentes de cobre.

❑ Cereza y *blueberry* (arándano) son fuentes de bioflavonoides.

❑ Piña es la única fuente de *bromelain*.

Sugerencias de jugos/Osteoartritis

Ensalada especial de la huerta

3 flores de brócoli
1 diente de ajo
4-5 zanahorias o 2 tomates
2 palitos de apio
1/2 green pepper

Ponga el brócoli y el ajo en el hopper con las zanahorias o los tomates. Continúe con el apio y el green pepper.

Digestivo especial

1 manojo de espinacas
4-5 zanahorias sin hojas

Junte el manojo de espinacas e introdúzcalo en el hopper con las zanahorias.

Especial de bromelain

1/4 piña con cáscara

Introduzca la piña en el hopper.

Hopper de jengibre

1 tajadita de jengibre de
  1/4 de pulgada
4-5 zanahorias sin hojas
1/2 manzana sin semillas

Coloque el jengibre en el hopper y agregue las zanahorias y la manzana.

Gingerberry fizz

1 quart de blueberries
1 racimo mediano de uvas
1 tajadita de jengibre de
  1/4 de pulgada
  Agua con gas

Introduzca las blueberries en el hopper y continúe con las uvas y el jengibre. Vierta el jugo en un vaso con hielo. Termine de llenar con agua con gas.

ARTRITIS REUMATOIDEA

La artritis reumatoidea es una enfermedad sistémica que se caracteriza por cambios inflamatorios en las articulaciones y estructuras relacionadas. Entre sus síntomas están la fatiga, la fiebre baja, la debilidad, y la rigidez y el dolor en las articulaciones. Esta condición se suele presentar con fuertes dolores articulares y con un aumento de la inflamación, la cual se inicia en las articulaciones pequeñas y afecta progresivamente a todas las articulaciones del cuerpo. Hay evidencia de que la artritis reumatoidea es una reacción autoinmune en la cual se desarrollan anticuerpos contra determinados componentes del tejido articular.

Modificaciones dietéticas

1. *Siga una dieta baja en grasa y en calorías, y elimine la mayor parte de los productos de origen animal (carne, lácteos, etc.).* Algunos estudios han demostrado que pacientes que siguen esta clase de dieta experimentan mejoría en sus sístomas articulares. Se ha encontrado que las dietas vegetarianas que excluyen todos los productos animales, salvo el pescado, son sumamente beneficiosas.

2. *Aumente su consumo de pescado de agua fría, como la caballa, el salmón, el atún y las sardinas.* El aceite de hígado de bacalao también es provechoso.

3. *Elimine de su dieta el azúcar refinada, la harina de trigo refinada, la harina de maíz, la sal, las especias fuertes, el alcohol, el té y el café.*

4. *Identifique los alimentos que le producen alergia.* (Ver Dieta de eliminación en la página 325.)

5. *Hágase examinar el nivel de ácido estomacal (ácido clorhídrico).* Pídale a su médico que le ordene algunos exámenes.

6. *Un remedio popular es tomar agua de albahaca.* La albahaca se utiliza con frecuencia para aliviar el dolor asociado con esta condición.

7. *Haga un ayuno de jugos, porque se ha demostrado que beneficia a las personas artríticas.* Ver página 330 para obtener más información.

Nutrientes que ayudan

❑ **Vitamina C:** Tiene propiedades antiinflamatorias.

❑ **Vitamina E:** Tiene propiedades antiinflamatorias.

❑ **Vitamina K:** Tiene la capacidad de estabilizar las membranas y las células del tejido reumatoideo.

❑ **Ácido pantoténico:** Puede servir, porque se ha encontrado que la deficiencia de este nutriente se relaciona de manera directa con los síntomas.

❑ **Cobre:** Produce efectos antiinflamatorios.

❑ **Hierro:** Puede ser eficaz, porque parece que en este trastorno hay deficiencia de este nutriente. (La utilización de suplementos es motivo de controversia. Los alimentos son la mejor fuente de hierro.)

❑ **Manganeso:** Produce efectos terapéuticos.

❑ **Selenio:** Puede ayudar, porque parece que existe deficiencia de este nutriente.

❑ **Azufre:** Puede ser útil, porque parece que su nivel es bajo en los pacientes de este desorden.

❑ **Cinc:** Puede ser beneficioso, porque podría haber deficiencia de este nutriente.

❑ *Bromelain:* Tiene propiedades antiinflamatorias.

❑ **Ácidos grasos Omega-3:** Producen beneficios terapéuticos.

❑ *Superoxide dismutase:* Tiene propiedades antiinflamatorias.

Alimentos provechosos

❑ Perejil, brócoli y espinaca son fuentes de vitamina C.

❑ Espinaca, zanahoria y tomate son fuentes de vitamina E.

❑ Brócoli, lechuga y *cabbage* son fuentes de vitamina K.

❑ Brócoli y *kale* son fuentes de ácido pantoténico.

❑ Zanahoria, jengibre y manzana son fuentes de cobre.

❑ Perejil, hojas de remolacha y brócoli son fuentes de hierro.

❑ Espinaca, hojas de remolacha, zanahoria, nabo, naranja y uva son fuentes de manganeso.

❑ Jengibre, perejil y zanahoria son fuentes de selenio.

❑ *Cabbage* y *kale* son fuentes de azufre.

❑ Jengibre, perejil, ajo y zanahoria son fuentes de cinc.

❑ Piña es la única fuente de *bromelain*.

❑ Vegetales de color verde oscuro son fuentes de ácidos grasos Omega-3.

Sugerencias de jugos/Artritis reumatoidea

El favorito de Popeye

1	manojo pequeño de espinacas
4-5	zanahorias sin hojas
1/2	manzana sin semillas

Junte las hojas de espinaca e introdúzcalas en el hopper con las zanahorias y la manzana.

Caldo de potasio

1	manojo de perejil
1	manojo de espinacas
4-5	zanahorias sin hojas
2	palitos de apio

Junte el perejil y las espinacas, e introduzca en el hopper con las zanahorias y el apio.

Especial de bromelain

1/4 piña con cáscara

Introduzca la piña en elhopper.

Ensalada especial de la huerta

3	flores de brócoli
1	diente de ajo
4-5	zanahorias o 2 tomates
2	palitos de apio
1/2	*green pepper*

Ponga el brócoli y el ajo en el hopper con las zanahorias o los tomates. Continúe con el apio y el green pepper.

Hopper de jengibre

1   tajadita de jengibre de
    1/4 de pulgada
4-5 zanahorias sin hojas
1/2 manzana sin semillas

Coloque el jengibre en el hopper y agregue las zanahorias y la manzana.

Tónico aromático de Maureen

1/4 piña con cáscara
1/2 manzana sin semillas
1   tajadita de jengibre de
    1/4 de pulgada

Introduzca en el hopper la piña, la manzana y el jengibre.

Gingerberry fizz

1   *quart* de *blueberries*
1   racimo mediano de uvas
1   tajadita de jengibre de
    1/4 de pulgada
    Agua con gas

Introduzca las blueberries en el hopper y continúe con las uvas y el jengibre. Sirva el jugo en un vaso con hielo. Termine de llenar el vaso con agua con gas.

Cóctel de limpieza de Cherie

1   tajadita de jengibre de
    1/4 de pulgada
1   remolacha
1/2 manzana sin semillas
4   zanahorias sin hojas

Coloque en el hopper el jengibre, la remolacha, la manzana y las zanahorias.

ARTRITIS REUMATOIDEA

Ver ARTRITIS.

ASMA

El asma se define como dificultad para respirar, acompañada esporádicamente de sonidos parecidos a silbidos que son causados por espasmos de los conductos bronquiales o por inflamación de las membranas mucosas. Se caracteriza por sensación de ahogo, tos y expulsión de mucosidad. Se han identificado dos clases de asma. Una es causada por alergenos, mientras que la otra se desarrolla en ausencia de alergenos específicos. En todos los casos, pero en particular en la última clase de asma, se debe tener en cuenta el aspecto emocional del paciente, porque el estrés puede producir o agravar los ataques asmáticos.

Modificaciones dietéticas

1. *Estudios recientes han demostrado que la dieta vegetariana beneficia a la mayoría de las personas asmáticas*. La dieta que se recomienda excluye todas las carnes, el pescado, los huevos y los productos lácteos. (Se recomienda buscar asesoría nutricional para que, especialmente en el caso de los niños durante los años críticos de su crecimiento, la dieta vegetariana incluya cantidades adecuadas de proteínas. Esto también es importante en el caso de los adolescentes.)

2. *Limite el consumo de todos los productos de origen animal.* La producción de substancias que contribuyen a las reacciones alérgicas e inflamatorias del asma proviene del ácido araquidónico, un ácido graso que se encuentra, principalmente, en los productos de origen animal.

3. *Reemplace el agua del grifo tratada con cloro por agua pura de manantial.*

4. *Elimine completamente de su dieta el café, el té, el chocolate, el azúcar y la sal.*

5. *Consuma todos los días porciones generosas de frutas y vegetales frescos.*

6. *Limite su consumo de cereales, o elimínelos de su dieta, excepto el buckwheat y el millet.*

7. **Identifique los alimentos a los cuales es alérgico.** Las dietas de eliminación (útiles para identificar los alergenos mediante la eliminación de alimentos a base de ensayos) han sido particularmente útiles en el tratamiento del asma en infantes y en niños. Entre los alergenos más comunes están la leche, el chocolate, el trigo, las frutas cítricas, los colorantes, los huevos, el pescado, los mariscos y las nueces, en especial el maní. (Para mayores detalles, ver Dieta de eliminación en la página 325.)

8. **Elimine de su dieta todos los aditivos.** Hoy en día se sabe que muchos preservativos y colorantes producen ataques de asma. Entre los aditivos están la tartracina, los benzoatos, el dióxido de azufre y, en particular, los sulfitos.

9. **A menos que sea alérgico, incluya en su dieta abundante cebolla y ajo, pues se ha encontrado que estos alimentos protegen contra una enzima que produce un químico inflamatorio.**

10. **La medicina naturista ha utilizado exitosamente el chile para detener ataques de asma.** Se ha encontrado que este alimento tiene componentes que desensibilizan las vías respiratorias a diversos agentes irritantes.

11. **En una investigación hubo algunos participantes que sólo se beneficiaron completamente de la dieta después de seguirla durante un año.** La moraleja de esta historia es: "¡No se dé por vencido demasiado pronto!"

12. **Un ayuno de jugos es recomendable para las personas mayores de diecisiete años.** (Para obtener más detalles, ver página 330.)

13. **Un factor que puede contribuir al asma es un bajo nivel de ácidos estomacales.** Consulte con su médico para que le ordene algunos exámenes.

14. **Evite la aspirina y otros medicamentos antiinflamatorios no esteroideos, ya que podrían desencadenar ataques de asma.**

15. **Pruebe alguno de estos cuatro remedios populares:**
    *   Mezclar dos cucharadas de jugo de limón con agua y beber antes de las comidas.

- Hacer té de jengibre exprimiendo un pedazo de jengibre y poniéndolo a hervir en agua a fuego lento. Si se desea, se puede agregar un poquito de miel o de jugo de limón para mejorar el sabor. Beber antes de las comidas.

- Exprimir una cebolla roja y mezclarla con una pequeña cantidad de miel. Tomar una cucharadita cada hora durante los ataques de asma.

- Durante los ataques de asma, introducir las manos en agua caliente (no *hirviendo*).

Nutrientes que ayudan

❑ **Vitamina B$_6$:** Las personas asmáticas pueden presentar deficiencias. Se ha visto que este suplemento disminuye la frecuencia y la severidad de los silbidos y de los ataques de asma.

❑ **Vitamina B$_{12}$:** Puede haber deficiencia en las personas asmáticas. Cuando les suministraron esta vitamina, pacientes de un estudio presentaron menos sensación de ahogo durante el ejercicio. Consulte con su médico sobre la conveniencia de tomar suplementos de esta vitamina, ya que no se obtiene en las frutas.

❑ **Vitamina C:** Es un antioxidante que protege eficazmente contra la constricción bronquial.

❑ **Betacaroteno:** Es un antioxidante que tiene la capacidad de inhibir la formación de compuestos inflamatorios.

❑ **Vitamina E:** Es un antioxidante que puede inhibir el desarrollo de compuestos inflamatorios.

❑ **Selenio:** Eficaz para inhibir la producción de *leukotrienes*, substancias que estimulan la constricción bronquial.

❑ **Magnesio:** Relaja el músculo bronquial.

Alimentos provechosos

❑ *Kale*, espinaca y hojas de nabo son fuentes de vitamina B$_6$.

❑ *Kale*, perejil, brócoli y espinaca son fuentes de vitamina C.

❑ Zanahoria, hojas de *collard, kale* y perejil son fuentes de betacaroteno y otros carotenos.

❑ Espinaca, espárrago y zanahoria son fuentes de vitamina E.

❑ *Red Swiss chard*, nabo, ajo y jugo de naranja son fuentes de selenio.

❑ Hojas de remolacha, espinaca, perejil y ajo son fuentes de magnesio.

Sugerencias de jugos/Asma

Digestivo especial

1 manojo de espinacas 4-5 zanahorias sin hojas	*Junte el manojo de espinacas e introdúzcalo en el hopper con las zanahorias.*

Batido energético

1 manojo de perejil 4-6 zanahorias sin hojas 1 ramito de perejil para decorar	*Junte el perejil e introdúzcalo en el hopper con las zanahorias. Decore con el ramito de perejil.*

Bebida de magnesio

1 diente de ajo 1 manojo pequeño de perejil 4-5 zanahorias sin hojas 2 palitos de apio 1 ramito de perejil para decorar	*Envuelva el ajo en el perejil y empuje por el hopper con las zanahorias y el apio. Vierta el jugo en un vaso y decore con el ramito de perejil.*

Cóctel de vegetales

1 diente de ajo o un trozo pequeño de cebolla 3 flores de brócoli 2 hojas de *kale* 5 zanahorias sin hojas 1 pizca de pimienta de Cayena Especias al gusto	*Envuelva el ajo (o la cebolla) y el brócoli con las hojas de kale, e introduzca en el hopper con las zanahorias. Agregue la pimienta. Sazone al gusto.*

Azúcar en la sangre, nivel bajo de

Ver HIPOGLICEMIA.

Bronquitis

Bronquitis es la inflamación de las membranas mucosas de las vías respiratorias (bronquios). Se caracteriza por escalofrío, malestar, dolor y opresión detrás del esternón, tos incesante, dificultad para respirar y fiebre moderada.

Recomendaciones generales

Se recomienda descansar e inhalar vapor. Es importante beber mucho líquido, como jugos de vegetales diluidos, sopas y tés de hierbas. Es beneficioso colocar en el pecho y en la espalda compresas calientes o una botella de agua caliente durante treinta minutos diarios. Para obtener información acerca de medicamentos botánicos, emplastos de mostaza, jarabes naturales para la tos y otros remedios, ver la *Encyclopedia of Natural Medicine* de Michael Murray y Joseph Pizzorno.

Modificaciones dietéticas

1. *Haga la Dieta de apoyo inmunológico.* (Ver página 322.)

2. *Reduzca el consumo de azúcar, incluyendo el azúcar de las frutas, y no sobrepase los 50 gramos de carbohidratos simples.* Las azúcares debilitan el sistema inmunológico. Un trozo de fruta contiene 15 gramos; por tanto, no conviene consumir más de unos tres trozos de fruta por día, sin agregar edulcorantes.

3. *Limite su consumo de productos lácteos.* La leche tiende a espesar las mucosidades.

4. *Aumente su consumo de líquidos.*

5. Un remedio tradicional es agregarle a un pint de té de linaza el jugo de dos limones y dos cucharaditas de miel. Se debe tomar una cucharadita de esta mezcla cada media hora durante la fase aguda de la enfermedad.

Nutrientes que ayudan

❏ **Vitamina C:** Fortalece el sistema inmunológico y le ayuda al organismo a combatir las infecciones.

❏ **Bioflavonoides:** Favorecen la absorción de vitamina C.

❏ **Betacaroteno:** Fortalece el sistema inmunológico.

❏ **Pastillas de cinc:** Promueven la salud del sistema inmunológico.

❏ *Bromelain:* Tiene propiedades antiinflamatorias.

Alimentos provechosos

❏ *Kale*, perejil, *green pepper* y brócoli son fuentes de vitamina C.

❏ Tomate, perejil, *sweet pepper* y limón son fuentes de bioflavonoides. (Para una lista más completa, *ver* ENVEJECIMIENTO en la Segunda Parte.)

❏ Zanahoria, *kale*, perejil y espinaca son fuentes de betacaroteno.

❏ Jengibre, perejil, ajo y zanahoria son fuentes de cinc.

❏ Piña es la única fuente de *bromelain*.

Sugerencias de jugos/Bronquitis

Hopper de jengibre

1 tajadita de jengibre de 1/4 de pulgada
4-5 zanahorias sin hojas
1/2 manzana sin semillas

Coloque el jengibre en el hopper y agregue las zanahorias y la manzana.

Especial de bromelain

1/4 piña con cáscara   *Introduzca la piña en elhopper.*

Ensalada especial de la huerta

3   flores de brócoli   *Ponga el brócoli y el ajo en el*
1   diente de ajo   *hopper con las zanahorias o*
4-5 zanahorias o 2 tomates   *los tomates. Continúe con el*
2   palitos de apio   *apio y el green pepper.*
1/2 *green pepper*

Batido energético

1   manojo de perejil   *Junte el perejil e introdúzcalo*
4-6 zanahorias sin hojas   *en el hopper con las*
1   ramito de perejil para   *zanahorias. Decore con el*
    decorar   *ramito de perejil.*

Té de jengibre

1   tajadita de jengibre de   *Pase por el exprimidor el*
    2 pulgadas   *jengibre y el limón. Coloque el*
1/4 limón   *jugo en un perol y agregue el*
1   *pint* de agua   *agua, la canela y los clavos.*
1   astilla de canela, partida   *Hierva a fuego lento. Agregue*
4-5 clavos   *la nuez moscada o el*
1   pizca de nuez moscada o   *cardamomo.*
    cardamomo

Ginger fizz

1   tajadita de jengibre de   *Introduzca el jengibre y la man-*
    1/4 de pulgada   *zana en el hopper. Vierta el jugo*
1   manzana sin semillas   *en un vaso con hielo y termine*
    Agua con gas   *de llenarlo con agua con gas.*

BURSITIS

Bursitis significa inflamación de una bursa, pequeña cavidad o saco lleno de fluido que se encuentra en los tejidos conjuntivos, generalmente en la vecindad de las articulaciones. La bursitis es bastante común en las bursas ubicadas entre las prominencias óseas y los músculos o los tendones, como en el caso de los hombros o las rodillas. Esta condición se caracteriza por dolor severo en la articulación afectada, especialmente durante el movimiento. Además, limita la movilidad. La bursitis puede ser secundaria a un trauma, a un gran esfuerzo, a una infección o a la artritis. Si la bursa desarrolla depósitos de calcio, esta condición se puede convertir en un problema crónico.

Recomendaciones generales

Después de sufrir una lesión, luxación, dislocación o torcedura, es muy importante someterse de inmediato a tratamiento. También se deben observar los siguientes cuidados: descansar el área lesionada, aplicar hielo en el área dolorosa para reducir el edema y el sangrado, comprimir el área lesionada con una venda elástica para controlar el edema y el sangrado, y elevar la parte lesionada por encima del nivel del corazón para aumentar el drenaje de fluidos de esa área.

La terapia física es una gran ayuda y debe incluir estimulación eléctrica transcutánea y ultrasonido. Cuando haya pasado la fase aguda, con una guía adecuada es importante empezar a hacer ejercicios para ampliar el rango de movilidad. Pida consejo médico acerca de los tratamientos más apropiados.

Modificaciones dietéticas

1. *Siga la Dieta básica.* (Ver página 315.)

2. *Un remedio popular es comer un aguacate al día hasta que el dolor ceda.*

Nutrientes que ayudan

❏ **Vitamina B$_{12}$:** El resultado de administrar esta vitamina en inyecciones intramusculares a sujetos de un estudio fue el alivio del dolor y una considerable reabsorción de los depósitos de calcio. Pídale a su médico que lo asesore sobre los suplementos en inyecciones, pues este nutriente no se puede obtener en los jugos.

❏ **Vitamina C:** Importante para la prevención y la curación de las heridas.

❏ **Betacaroteno:** Necesario para la curación de las heridas y para la síntesis del colágeno, una proteína que forma el tejido conjuntivo.

❏ **Vitamina E:** Acelera la curación de las heridas.

❏ **Bioflavonoides:** Ayudan a estabilizar las estructuras colágenas y a reducir las inflamaciones. La quercetina es particularmente eficaz.

❏ **Cinc:** Acelera la curación de las heridas.

❏ *Bromelain:* Esta enzima, que sólo se encuentra en la piña, es un eficaz agente antiinflamatorio.

Alimentos provechosos

❏ *Kale*, perejil, *green pepper* y brócoli son fuentes de vitamina C.

❏ Zanahoria, hojas de *collard, kale* y perejil son fuentes de betacaroteno.

❏ Espinaca, espárrago y zanahoria son fuentes de vitamina E.

❏ Uva, melón *cantaloupe,* limón y naranja (frutas cítricas sin la cáscara, pero con el pellejo blanco) son fuentes de bioflavonoides. (En ENVEJECIMIENTO, Segunda Parte, encontrará una lista más completa de los bioflavonoides.)

❏ Jengibre, perejil, ajo y zanahoria son fuentes de cinc.

❏ Piña es la única fuente de la enzima *bromelain.*

Sugerencias de jugos/Bursitis

Cóctel de frutas

1	racimo grande de uvas
2	manzanas sin semillas
1	tajadita de limón

Coloque en el hopper las uvas con las manzanas y la tajadita de limón.

Expreso de berros

1	manojo de berros
4-5	zanahorias
3	rábanos

Junte los berros e introdúzcalos en el hopper con las zanahorias y los rábanos.

Batido de melón cantaloupe

1/2	melón *cantaloupe* con cáscara

Corte el melón en tajadas e introdúzcalas en el hopper.

Hopper de jengibre

1	tajadita de jengibre de 1/4 de pulgada
4-5	zanahorias sin hojas
1/2	manzana sin semillas

Coloque el jengibre en el hopper y agregue las zanahorias y la manzana.

Ensalada especial de la huerta

3	flores de brócoli
1	diente de ajo
4-5	zanahorias o 2 tomates
2	palitos de apio
1/2	*green pepper*

Ponga el brócoli y el ajo en el hopper con las zanahorias o los tomates. Continúe con el apio y el green pepper.

Delicia de naranja

2-3 naranjas peladas (dejar el pellejo blanco)
1/2 manzana sin semillas

Introduzca en el hopper las naranjas y la manzana.

Caída del cabello (Alopecia)

Alopecia es la calvicie natural o anormal, o el adelgazamiento del cabello. Puede presentarse en parches o en toda la cabeza. La caída del cabello puede ser resultado del proceso de envejecimiento, cirugías, radiación, enfermedades graves, medicamentos, desórdenes endocrinos como hipotiroidismo, pérdida súbita de peso, deficiencia de vitaminas o minerales (especialmente hierro), consumo excesivo de suplementos (como vitamina A y niacina), dieta inadecuada, estrés, determinadas formas de dermatitis, embarazo y factores hereditarios. Hay más de doce clases de alopecia. Por tanto, si usted pierde súbitamente grandes cantidades de cabello, es conveniente que consulte con su médico para descartar problemas médicos subyacentes que podrían estar originando esa situación. Sin embargo, hay que tener en cuenta que es normal perder entre cuarenta y ochenta cabellos por día.

Recomendaciones generales

Después de una enfermedad, algunas personas pierden cabello como resultado de la acumulación de aceites, células muertas y residuos de medicamentos en el folículo piloso. Esos residuos pueden "asfixiar" el cabello y producir su caída. Pídale a su esteticista que le recomiende algún producto para retirar esos residuos del cabello y el cuero cabelludo. Los enjuagues con té de salvia o con vinagre de sidra favorecen el crecimiento del cabello, al igual que los masajes del cuero cabelludo con tónico de jengibre o con un tónico que combina pimienta de Cayena con vodka (ver las recetas de tónicos al final de esta sección). Reposar ligeramente inclinado durante quince o veinte minutos al día ayuda a que la sangre fluya hacia el cuero cabelludo, y los masajes diarios en el cuero cabelludo también favorecen la circulación. Para estimular el crecimiento del cabello, haga una infusión con *horsetail, catnip* y *southernwood* y utilícela como enjuague. Use solamente productos naturales para el cabello y evite los productos químicos fuertes.

Pero más importante que aplicarse productos en el cuero cabelludo y en el cabello es estimular su crecimiento desde adentro, mediante los alimentos que consumimos. Las vitaminas, los minerales, los aminoácidos y otros nutrientes proporcionan la materia prima para el cabello. La dieta norteamericana es demasiado rica en alimentos que realmente hacen "morir de hambre" el cabello, como grasas, azúcares y alimentos refinados. Es probable que usted tenga que introducir algunas modificaciones en su dieta para favorecer el crecimiento de su cabello.

Modificaciones dietéticas

1. *Haga la Dieta básica.* (Ver página 315.)

2. *Incluya en su dieta abundantes alimentos ricos en los aminoácidos L-cysteine y L-methione, que contienen azufre, los cuales se encuentran en productos de origen animal (los huevos son una excelente fuente), en las legumbres y en el cabbage.* La piel, el cabello y las uñas contienen algunas de las proteínas más rígidas del organismo, todas las cuales tienen un alto contenido de azufre. Consuma con moderación proteína de origen animal. Una buena porción de carne magra, ave o pescado pesa entre tres y cinco onzas, aunque esto depende, desde luego, del tamaño de la persona. Según la medicina oriental, consumir demasiada carne puede hacer caer el cabello. ¡Quizás tenga razón!

3. *Reduzca el consumo de alimentos dulces.* La medicina oriental también afirma que consumir demasiada azúcar — especialmente fructosa o azúcar de las frutas — puede producir calvicie en los lados de la frente. En el curso de su práctica profesional, Cherie ha visto que el azúcar a menudo contribuye a la pérdida de cabello, y que cuando el azúcar se retira de la dieta de algunos individuos el proceso se detiene o se revierte parcialmente.

4. *Incluya en su dieta alimentos ricos en vitaminas del complejo B, en especial choline, inositol y PABA (ácido paraminobenzoico).* Los huevos son ricos en *choline*, al igual que el germen de trigo, las legumbres (fríjoles, arveja seca y lentejas), la avena y el arroz integral. La lecitina, el germen de trigo, el salvado de arroz, el trigo entero y las legumbres son excelentes fuentes de *inositol*. El *PABA* se encuentra en los hongos, el *cabbage*, las semillas de girasol, el germen de trigo, la avena, las espinacas y los huevos.

5. *Asegúrese de que su dieta contenga cantidades adecuadas de ácidos grasos esenciales.* Coma pescado dos o tres veces por semana (sin freír). Si su cabello es seco y quebradizo, es posible mejorar su textura complementando su dieta con aceite de *primrose* o con aceite de linaza que no haya sido sometido a un proceso de calentamiento (cómprelo únicamente envasado en botellas opacas y refrigeradas).

Nutrientes que ayudan

❑ **Vitaminas del complejo B:** Esenciales para la salud y el crecimiento del cabello.

❑ **Vitamina C:** Mejora la circulación hacia el cuero cabelludo.

❑ **Vitamina E:** Mejora la salud del cabello y favorece su crecimiento.

Alimentos provechosos

❑ Vegetales hojosos de color verde son fuentes de vitaminas del complejo B.

❑ *Kale*, perejil, *green pepper* y brócoli son fuentes de vitamina C.

❑ Espinaca, espárrago y zanahoria son fuentes de vitamina E.

❑ Alfalfa estimula el crecimiento del cabello.

❑ Jugo de jengibre se ha utilizado tradicionalmente para promover la circulación hacia el cuero cabelludo.

Sugerencias de jugos/Caída del cabello

Cóctel para el crecimiento del cabello

2	hojas de lechuga verde oscura
1	manojo de brotes de alfalfa
4-5	zanahorias sin hojas

Junte las hojas de lechuga y la alfalfa, e introduzca en el hopper con las zanahorias.

Cóctel muy vegetariano

1	manojo de *wheatgrass*
1/2	manojo de perejil
1	manojo de berros
4	zanahorias sin hojas
3	palitos de apio
1/2	taza de hinojo picado
1/2	manzana sin semillas

Junte el wheatgrass con el perejil y los berros, y coloque en el hopper con las zanahorias, el apio, el hinojo y la manzana.

Hopper de jengibre

1	tajadita de jengibre de 1/4 de pulgada
4-5	zanahorias sin hojas
1/2	manzana sin semillas

Coloque el jengibre en el hopper y agregue las zanahorias y la manzana.

Caldo de potasio

1	manojo de perejil
1	manojo de espinacas
4-5	zanahorias sin hojas
2	palitos de apio

Junte el perejil y las hojas de espinaca, e introduzca en el hopper con las zanahorias y el apio.

Sorpresa verde

1   hoja grande de *kale*
2-3 manzanas verdes sin semillas
1   tirita de cáscara de lima para decorar

Introduzca en el hopper la hoja de kale y las manzanas. Decore con la tirita de cáscara de lima. ¡La sorpresa es que usted no notará el kale!

Tónicos para el crecimiento del cabello

Tónico de jengibre

1   trozo de jengibre de 1 a 2 pulgadas

Pase el jengibre por el exprimidor. Vierta el jugo en su cabeza y masajee el cuero cabelludo. Deje secar entre 10 y 15 minutos y luego lave con champú. La medicina naturista utiliza el jengibre para estimular la circulación hacia el cuero cabelludo. ¡Sentirá una especie de cosquilleo!

Tónico de pimienta de Cayena

4   onzas de pimienta roja de Cayena
1   *pint* de Vodka puro

Mezcle la pimienta roja de Cayena con el vodka. Deje reposar durante dos semanas y remueva la mezcla varias veces. Luego cuélela hasta que el líquido quede libre de pimienta (una media de nailon funciona perfectamente). (¡No es para beber!) Todos los días aplíquese esta mezcla en el cuero cabelludo donde esté más calvo o donde el cabello sea más delgado. Cinco o seis semanas más tarde el cabello debe empezar a crecer. (Es posible que este remedio no funcione cuando la calvicie es hereditaria.)

CALAMBRES MUSCULARES

Los calambres musculares son contracciones involuntarias y dolorosas producidas por un desequilibrio de los electrolitos (sodio, potasio, calcio o magnesio), por falta de agua o por flujo insuficiente de sangre al músculo. Los calambres pueden producirse por exceso de ejercicio, temperatura demasiado fría, deshidratación o cualquier irritación muscular que produzca dolor. Como el impulso doloroso viaja hacia la médula espinal y ésta responde enviando impulsos que producen más dolor, se establece un círculo vicioso.

Recomendaciones generales

Aplicar calor en el músculo encalambrado suele aliviar el dolor. Si usted es propenso a los calambres durante la noche, utilice medias para dormir o precaliente su cama.

Modificaciones dietéticas

1. *Haga la Dieta básica.* (Ver página 315.)

2. *Acostúmbrese a tomar más agua o jugos.* El agua es un nutriente esencial que solemos pasar por alto. Los calambres que se presentan después de hacer ejercicio en clima cálido se deben frecuentemente a deshidratación. Cada vez que usted sude, beba mucha agua o alguno de los jugos que se recomiendan en esta sección. Cuando tome jugos de frutas o de vegetales después de hacer ejercicio o para aliviar los calambres, dilúyalos siempre en agua.

3. *Reduzca o elimine de su dieta todas las bebidas que contienen cafeína, como café, té y algunas gaseosas.* Estas bebidas pueden producir deshidratación porque aumentan la producción de orina.

Nutrientes que ayudan

❏ **Sodio:** Ayuda a controlar el equilibrio químico del organismo.

❏ **Potasio:** Ayuda a controlar el equilibrio químico del organismo.

❏ **Calcio:** Ayuda a controlar el equilibrio químico del organismo.

❏ **Magnesio:** Ayuda a controlar el equilibrio químico del organismo.

❏ **Vitamina E:** Es eficaz para aliviar el dolor que producen los calambres nocturnos en piernas y pies, los calambres rectales, los calambres en los músculos abdominales y los que ocasiona el ejercicio vigoroso.

❏ **Vitamina C:** Ayuda a mejorar la circulación.

❏ **Vitaminas del complejo B:** Ayudan a mejorar la circulación. Pídale a su médico asesoría sobre los suplementos de estas vitaminas, pues los jugos no proporcionan una cantidad suficiente.

Alimentos provechosos

❏ Apio, zanahoria y hojas de remolacha son buenas fuentes de sodio.

❏ *Swiss chard, kale* y zanahoria son buenas fuentes de potasio.

❏ *Kale*, hojas de *collard* y berros son buenas fuentes de calcio.

❏ Hojas de *collard* y perejil son fuentes de magnesio.

❏ Espárrago, zanahoria y espinaca son fuentes de vitamina E.

❏ *Red pepper, kale* y hojas de *collard* son fuentes de vitamina C.

Sugerencias de jugos/Calambres musculares

Ponche de verano

1   racimo grande de uvas verdes
1/2 lima
2   palitos de apio
    Agua

Exprima las uvas, la lima y el apio. Mezcle el jugo con la misma cantidad de agua.

Tónico mineral

1	manojo de perejil
2	hojas de nabo
1	hoja de *kale*
4-5	zanahorias sin hojas

Envuelva el perejil con las hojas de nabo y de kale, e introduzca en el hopper con las zanahorias.

Brisa de verano

1	naranja pelada (dejar pellejo blanco)
1	racimo mediano de uvas verdes
2	tazas de *watermelon* en trozos (una variedad de melón)
1	ramito de menta para decorar

Introduzca en el hopper la naranja, las uvas y los trozos de watermelon. Vierta el jugo en un vaso alto con hielo picado y decore con el ramito de menta.

Bebida dulce de magnesio

1	*pint* de *blackberries*
1	banano maduro
2	onzas de tofu *silken* (el tofu más suave)
1	cucharada de levadura de cerveza

Pase las blackberries por el exprimidor. Coloque el jugo, el banano, el tofu y la levadura en el blender o en el procesador y mezcle hasta que esté suave. Decore con blackberries. Tómelo 1 hora antes de acostarse.

Bebida de magnesio

1	diente de ajo
1	manojo pequeño de perejil
4-5	zanahorias sin hojas
2	palitos de apio
1	ramito de perejil para decorar

Envuelva el ajo en el perejil y empuje por el hopper con las zanahorias y el apio. Vierta el jugo en un vaso y decore con el ramito de perejil.

Refresco de pepino

1   tomate
1   pepino
2   palitos de apio
1   ramito de perejil para
     decorar

Haga jugo con el tomate, coloque en una cubeta de hacer hielo e introduzca en el congelador. Haga jugo con el pepino y el apio y viértalo en un vaso alto. Agregue los cubos de tomate y decore con el ramito de perejil.

Esponjado de menta

1   manojo de menta
1   manzana verde sin
     semillas
1   kiwi firme y pelado
1   ramito de menta para
     decorar

Junte la menta y empújela por el hopper con la manzana y el kiwi. Sirva el jugo en una copa de vino y decore con el ramito de menta.

CALVICIE

Ver CAÍDA DEL CABELLO.

CÁNCER

El cáncer se refiere a cualquiera de las distintas clases de creci-mientos malignos y a las enfermedades que causa esa condición. El cáncer se presenta cuando una célula o grupo de células se escapa del control homeostático — un estado de equilibrio pro-ducido por el funcionamiento armonioso de los diversos sistemas del organismo — y se reproduce siguiendo un patrón anormal de crecimiento. Actualmente se sabe que entre las causas del cáncer están la dieta, el estrés, los agentes químicos cancerígenos, la radiación ionizante, algunos virus y hormonas, la herencia y la irritación crónica. Los investigadores calculan que entre el 80 y el 90 por ciento de todos los cánceres se relacionan con factores ambientales. De acuerdo con el *National Cancer Institute*, entre los muchos factores "ambientales" que contribuyen al cáncer, la dieta ocupa el primer lugar.

Recomendaciones generales

Por la complejidad y la gravedad de esta enfermedad, no pretendemos cubrir por completo en este libro ningún tema relacionado con el cáncer, ni siquiera el de las recomendaciones dietéticas. Sólo ofreceremos algunas pautas básicas sobre nutrientes terapéuticos y modificaciones dietéticas. Para obtener mayor información sobre la dieta y el cáncer, le sugerimos que consulte los libros *A Cancer Therapy* del Dr. Max Gerson y *The Famous Bristol Detox Diet* del Dr. Alec Forbes. El libro *The Cancer Prevention Diet,* de Michio Kushi, aborda el tema del alivio de la enfermedad desde un punto de vista macrobiótico. La dieta de Kushi implica una filosofía completa que es distinta del enfoque de los alimentos crudos al cual nosotros y otros autores nos hemos acogido. No obstante, el libro brinda muchas sugerencias prácticas que vale la pena probar para tipos específicos de cáncer, las cuales se pueden incorporar al régimen de jugos y de alimentos crudos.

Si usted tiene cáncer, lo alentamos a que introduzca cambios importantes en su dieta. Existe la creencia de que cuando se manifiesta el cáncer, es muy poco lo que se puede hacer desde el punto de vista de la nutrición para revertir la situación. Sin embargo, ni las investigaciones científicas ni la experiencia clínica respaldan esa creencia. Sabemos que cuando una persona está enferma, el suministro de nutrientes debe incrementarse para que su organismo se recupere. Es muy difícil curarse cuando la dieta consiste en gelatina (rica en azúcar e ingredientes artificiales), pescado frito (rico en grasas saturadas), batidos de leche (ricos en azúcar y en grasa) o cualquiera de los demás alimentos sin valor nutritivo que forman parte de la Dieta Norteamericana Estándar. Durante su práctica como nutricionista clínica, Cherie ha visto muchos pacientes de cáncer que han "jugado" con su dieta introduciendo modificaciones dietéticas que sólo les han servido para empeorar su salud. Lo animamos a que convierta en una forma de vida los cambios dietéticos que le recomendamos, y a que comience ya. Usted no tiene nada que perder, excepto, tal vez, algunos alimentos ricos en grasa y sin ningún valor nutritivo.

Es importante tener en cuenta que la quimioterapia, la radiación y la cirugía pueden debilitar el sistema inmunológico, al igual que el cáncer. Cuando el sistema inmunológico está débil, el individuo es más propenso a la candidiasis, una proliferación de hongos levaduriformes que debilita aún más ese sistema. Para obtener mayores detalles vea CANDIDIASIS en la Segunda Parte. Busque asesoría médica. Un sistema inmunológico sano le permite al organismo combatir el cáncer. Un sistema inmunológico fuerte es lo único que le permite al enfermo recuperar la salud.

Para prevenir el cáncer, es imperativo modificar la dieta. Se sabe que nuestros patrones culturales de alimentación contribuyen a las cinco principales causas de enfermedad en Estados Unidos, entre las cuales el cáncer ocupa el segundo lugar. Una cantidad asombrosamente alta de investigaciones muestran que más que cualquier otro factor, una buena dieta puede prevenir esta enfermedad. Por ejemplo, se ha visto que el betacaroteno previene el cáncer gracias a que tiene la capacidad de barrer los radicales libres y de inhibir la producción de nuevas células cancerosas. El betacaroteno se encuentra en las frutas y en los vegetales de color amarillo oscuro, verde o rojo, y el organismo lo convierte en vitamina A, de acuerdo con sus necesidades. Pero es posible que no podamos consumir la cantidad de alimentos ricos en betacaroteno que necesitamos cada día. Además, cuando estamos estresados nuestra dieta se vuelve todavía más inadecuada porque nuestras necesidades nutricionales aumentan. Lo recomendable es tomar suplementos. Nuestra mejor protección contra el cáncer puede ser tomar un *pint* o más de jugo de zanahoria al día.

Modificaciones dietéticas

1. *Haga la Dieta de apoyo inmunológico.* (Ver página 322.)

2. *Evite específicamente todos los alimentos que han sido asociados con el cáncer.* Entre esos alimentos están los aceites vegetales hidrogenados (incluyendo la margarina), las

azúcares de toda clase, la cafeína, la leche y sus derivados (excepto una cantidad pequeña de yugur natural), las proteínas de origen animal (excepto un poquito de pescado de vez en cuando), los aditivos alimenticios, el maní, la mantequilla de maní, las bebidas alcohólicas y los alimentos fritos, a la barbacoa y ahumados.

3. *Incluya en su dieta abundantes jugos frescos de vegetales, que son un alimento altamente nutritivo.*

4. *Todos los días consuma una porción de vegetales de la familia de las crucíferas.* Entre esos vegetales están la col de Bruselas, el *cabbage*, el brócoli, el coliflor, el *kale* y el nabo. Los vegetales crucíferos contienen substancias conocidas como glucosinolatos, que le ayudan al organismo a neutralizar algunos agentes cancerígenos y a excretarlos.

5. *Incluya en su dieta aceites de pescado y otros aceites ricos en ácidos grasos Omega-3.* El aceite más rico en estos nutrientes es el de linaza que no ha sido sometido a un proceso de calentamiento. (Únicamente compre aceite que esté envasado en un recipiente opaco y que haya sido refrigerado.) Estudios han demostrado que todos estos aceites reducen la tasa de crecimiento de los tumores de seno.

6. *Consuma cantidades abundantes de jengibre, ajo y cebolla. Estudios han revelado que estos alimentos tienen propiedades que combaten el cáncer.*

7. *Incorpore en su programa dietético un ayuno de limpieza a base de jugos.* El régimen terapéutico a base de jugos fue la parte fundamental del tratamiento del Dr. Max Gerson, y se describe en su libro *A Cancer Therapy*. (Ver Ayuno de jugos, página 330.)

Nutrientes que ayudan

❏ **Betacaroteno:** Se ha demostrado que este antioxidante tiene una gran capacidad para inhibir el rápido desarrollo de nuevas células cancerosas.

❏ **Vitamina C:** Este antioxidante convierte los radicales libres en material de deshecho inocuo, y se afirma que ayuda a eliminar los compuestos cancerígenos.

❏ **Vitamina E:** Barre los radicales libres. Estudios han revelado que inhibe el crecimiento de tumores y que aumenta los efectos de las drogas citotóxicas (drogas que bloquean el crecimiento de las células en el organismo), lo que permite reducir la dosis.

❏ **Selenio:** Es uno de los antioxidantes que protegen las membranas celulares y que fortalecen el sistema inmunológico, lo que contribuye, posiblemente, a inhibir el desarrollo del cáncer.

❏ **Calcio, potasio y cromo:** La deficiencia de estos minerales se relaciona con varios tipos de cáncer.

Alimentos provechosos

❏ Zanahoria, hojas de *collard*, *kale*, perejil y espinaca son fuentes de betacaroteno.

❏ *Kale*, perejil, *green pepper* y brócoli son fuentes de vitamina C.

❏ Espinaca, espárrago y zanahoria son fuentes de vitamina E.

❏ *Red Swiss chard*, nabo, ajo y naranja son fuentes de selenio.

❏ Hojas de *collard*, hojas de nabo, *kale*, perejil, hojas de diente de león, berros y hojas de remolacha son fuentes de calcio.

❏ Perejil, *Swiss chard*, ajo y espinaca son fuentes de potasio.

❏ Papa, *green pepper*, manzana y espinaca son fuentes de cromo.

Sugerencias de jugos/Cáncer

Hopper de jengibre

1   tajadita de jengibre de 1/4 de pulgada
4-5 zanahorias sin hojas
1/2 manzana sin semillas

Coloque el jengibre en el hopper y agregue las zanahorias y la manzana.

Ensalada especial de la huerta

3   flores de brócoli
1   diente de ajo
4-5 zanahorias o 2 tomates
2   palitos de apio
1/2 green pepper

Ponga el brócoli y el ajo en el hopper con las zanahorias o los tomates. Continúe con el apio y el green pepper.

Caldo de potasio

1   manojo de perejil
1   manojo de espinacas
4-5 zanahorias sin hojas
2   palitos de apio

Junte el perejil y las hojas de espinaca, e introduzca en el hopper con las zanahorias y el apio.

Cóctel de limpieza de Cherie

1   tajadita de jengibre de
    1/4 de pulgada
1   remolacha
1/2 manzana sin semillas
4   zanahorias sin hojas

Coloque en el hopper el jengibre, la remolacha, la manzana y las zanahorias.

Expreso de ajo

1   manojo de perejil
1   diente de ajo
4-5 zanahorias sin hojas
2   palitos de apio

Junte el perejil e introdúzcalo en el hopper con el ajo, las zanahorias y el apio.

Batido de melón cantaloupe

1/2 melón cantaloupe con
    cáscara

Corte el melón en tajadas e introdúzcalas en el hopper.

Jugo alcalino especial

1/4 *cabbage* (rojo o verde)
3 palitos de apio

Introduzca el cabbage y el apio en el hopper.

Cóctel de clorofila

3 hojas de remolacha
1 manojo de perejil
1 manojo de espinacas
4 zanahorias sin hojas
1/2 manzana sin semillas

Junte las hojas de remolacha, el perejil y las espinacas, y coloque en el hopper con las zanahorias y la manzana.

Cóctel rico en calcio

3 hojas de *kale*
1 manojo pequeño de perejil
4-5 zanahorias sin hojas
1/2 manzana sin semillas

Junte el kale y el perejil, y coloque en el hopper con las zanahorias y la manzana.

CANDIDIASIS

La candidiasis es una infección producida por cualquier especie de Candida (la más común es la *Candida albicans),* un hongo levaduriforme. Puede afectar a cualquier sistema del organismo, pero principalmente a los sistemas gastrointestinal, nervioso, endocrino e inmunológico. Se caracteriza por síntomas de fatiga crónica, falta de energía, pérdida del impulso sexual y malestar. Entre los síntomas relacionados con el tracto gastrointestinal están distensión abdominal, gases, calambres intestinales, prurito rectal, cambios en la función intestinal y placas blanquecinas en la lengua. Los síntomas relacionados con el sistema nervioso incluyen depresión, mala memoria, irritabilidad e incapacidad para concentrarse. Entre los problemas genitourinarios están las infecciones vaginales por hongos y las infecciones de la vejiga, que se presentan a menudo. Entre los síntomas endocrinos se encuentran el síndrome premenstrual y otros problemas menstruales. Las quejas más frecuentes en relación con el sistema inmunológico son inmunidad disminuida, alergias y múltiples sensibilidades a productos químicos.

La causa de la proliferación de la Candida suele ser el abuso de los antibióticos. Los antibióticos destruyen tanto las bacterias perjudiciales como las bacterias beneficiosas. Las bacterias beneficiosas son las que mantienen la Candida bajo control. La proliferación de la Candida también puede deberse al uso de otras drogas (por ejemplo, anticonceptivos orales, drogas para la úlcera y corticosteroides), a desórdenes digestivos o a un consumo excesivo de azúcar. Si usted sospecha que tiene Candida, responda un largo *quiz* en la *Encyclopedia of Natural Medicine* de Michael Murray y Joseph Pizzorno, o un *quiz* más corto en *The Yeast Connection* de William G. Crook. Si su puntaje amerita una indagación más profunda, pídale a su médico que le ordene un cultivo de materia fecal para evaluar la proliferación de la Candida, o un examen de sangre para medir sus niveles de anticuerpos contra la Candida.

Recomendaciones generales

Secreciones digestivas como el ácido clorhídrico, las enzimas pancreáticas y la bilis ayudan a evitar la proliferación de la Candida. Es importante determinar si sus niveles de estas secreciones están bajos y corregir cualquier deficiencia con suplementos de hidrocloroato de betaína, enzimas pancreáticas y substancias que estimulan el flujo de la bilis. La medicina naturista es un recurso excelente para esta clase de tratamientos.

La clave para vencer a la *Candida albicans* puede estar en su hígado. Estudios realizados con animales han demostrado que una función hepática deficiente favorece la proliferación de la Candida. La Candida también produce un tipo de alcohol que hace que sus víctimas se sientan constantemente *"hung over"*. Esto le exige un gran esfuerzo al hígado, pues debe eliminar permanentemente el alcohol. Cuando el hígado está sobrecargado de toxinas pierde la capacidad de filtrar adecuadamente la sangre. Este problema empeora cuando se trata de exterminar la Candida, porque se producen toxinas adicionales que van a dar al torrente sanguíneo. Así pues, limpiar el hígado es un aspecto vital del tratamiento contra la Candida.

Aunque nuestro objetivo en este libro no es describir el tratamiento completo para la candidiasis, proporcionamos algunas pautas dietéticas y nutricionales. Cuando haya leído las recomendaciones dietéticas, es posible que piense que ya no puede volver a comer nada. Cherie también pensó eso al principio. Sin embargo, es mucho lo que puede hacer con los alimentos permitidos. Usted encontrará recetas y guía para planear sus comidas en los siguientes libros: *The Yeast Connection Cookbook*, escrito por William G. Crook y Marjorie Hurt Jones; *The Coping With Candida Cookbook*, por Sally Rockwell, o *Candida: A Twentieth Century Disease*, de Shirley S. Lorenzani.

Cuando se haya librado de esta proliferación de hongos, le recomendamos que deje atrás sus viejos hábitos alimenticios. De lo contrario, hay una alta probabilidad de que el problema vuelva a presentarse. Cherie trató más de una vez de volver a su vieja dieta de *junk food*, e incluso hizo una dieta alta en carbohidratos, hasta que aprendió a las malas que la dieta para combatir la Candida que se describe más adelante es, también, la mejor alternativa para mantener el problema bajo control.

Modificaciones dietéticas

1. *Evite el azúcar refinada, incluyendo la sacarosa y la fructosa.* Las azúcares debilitan el sistema inmunológico. ¡Y la Candida se deleita con los alimentos dulces! Si usted quiere mejorarse, no debe alimentar a esas pequeñas criaturas. Esto significa dejar los alimentos dulces y limitar el consumo de todos los carbohidratos. Cuídese de los postres que, supuestamente, son *"sugar-free"*. Suelen contener fructosa o algún otro edulcorante. Además, no se debe consumir ningún otro tipo de dulce, como concentrados de jugos de fruta, miel, *molasses*, *maple syrup*, *malt barley syrup* y jugos de fruta. Es correcto: *prohibidos los jugos de fruta*. También hay que evitar todas las frutas secas porque contienen azúcar y moho. Pero no se desanime; todo ese esfuerzo tiene una recompensa. Se llama *salud*.

2. Limite su consumo diario de fruta fresca a una porción y únicamente de las siguientes frutas: manzana, blueberry y otras berries, cereza y pera. Usted puede incorporarles a sus recetas de jugos una parte de su porción diaria de fruta. Por ejemplo, puede endulzar sus bebidas de vegetales con unas pocas rebanadas de manzana. Pero no olvide restar esa cantidad de la porción de fruta que le corresponde ese día.

3. Evite todos los jugos enlatados o congelados. Todos los jugos de vegetales deben ser frescos. La mayor parte de los jugos enlatados y congelados contienen ácido cítrico, un derivado del *yeast* (levadura), que puede producir reacciones.

4. Evite la leche y los productos lácteos, excepto la mantequilla y una pequeña porción de yogur natural al día (aproximadamente media taza). Tenga en cuenta que el azúcar de la leche, como las demás azúcares, propicia el crecimiento del hongo. (Para obtener una cantidad adicional de calcio, ver Bebida rica en calcio al final de esta sección.)

5. Limite sus porciones de trigo, avena, centeno, cebada, maíz, arroz, papa y millet a aproximadamente entre media taza y una taza por comida. El número total de porciones diarias no debe ser superior a cuatro o cinco, y sólo se puede consumir grano entero.

6. Limite su consumo de levaduras y mohos, que se encuentran en el pan, los panecillos y la mayoría de las crackers comerciales. En muchas tiendas naturistas se puede comprar pan *yeast-free*. También contienen *yeast* la cerveza, el vino y otras bebidas alcohólicas, los aderezos para ensalada, los vinagres, los encurtidos, el chucrut, los condimentos, las aceitunas verdes, las sopas comerciales, las papas fritas y las nueces tostadas. Muchas vitaminas y suplementos minerales también contienen *yeasts*. Compre solamente los que digan en la etiqueta *"yeast-free"*.

7. Evite las carnes, los pescados y las aves conservados en salmuera, ahumados y secos. Esto incluye salmón ahumado, ostras, sardinas, *hot dogs*, *salami*, *corned beef*, jamón, tocineta y *pastrami*.

8. **Evite el maní y la mantequilla de maní por su alto contenido de aflotoxins, un moho cancerígeno.**

9. **Los alimentos que se pueden consumir en abundancia son todos los vegetales (excepto los que se prohíban específicamente), legumbres, pescado, aves, carne magra, semillas y nueces.** Lave muy bien todos los vegetales con un jabón biodegradable y enjuáguelos antes de consumirlos.

10. **A manera de snack consuma semillas, nueces y mantequilla de nueces (excepto maní y mantequilla de maní).**

11. **Incluya abundante ajo en su dieta.** Se ha demostrado que el ajo tiene excelentes propiedades antimicóticas.

12. **Utilice en sus alimentos las especias jengibre y canela, y las hierbas tomillo y romero, porque contienen poderosos agentes que combaten la Candida.**

13. **Evite los tés de hierbas por sus mohos, pero incluya en su dieta té de pau d'arco.** Se ha demostrado que este té ayuda a acabar con la Candida.

14. **Limpie su hígado con la Dieta de siete días para limpiar el hígado.** (Ver página 343.) Sin embargo, omita todas las frutas.

Nutrientes que ayudan

❑ **Vitamina B$_6$:** Es necesaria para la producción de ácido clorhídrico y contribuye a la función inmunológica.

❑ **Selenio:** Protege el sistema inmunológico.

❑ **Hierro:** Se requiere para la producción de energía y la salud del sistema inmunológico.

❑ **Cinc:** Promueve la salud del sistema inmunológico y protege el hígado.

❑ **Lactobacilo acidófilo:** Ayuda a recuperar las bacterias intestinales beneficiosas. Pídale a su médico que le formule suplementos, pues esta substancia no se encuentra en los jugos.

❑ **Suplementos de fibra (*guar gum*, pectina y semillas de *psyllium*):** Favorecen la eliminación y una sana función intestinal.

Alimentos provechosos

❑ *Kale*, espinaca y hojas de nabo son fuentes de vitamina B_6.

❑ *Red Swiss chard*, nabo, ajo y rábano son fuentes de selenio.

❑ Perejil, hojas de remolacha, hojas de diente de león y brócoli son fuentes de hierro.

❑ Jengibre, perejil, ajo y zanahoria son fuentes de cinc.

Sugerencias de jugos/Candidiasis

Hopper de Jengibre
---

1 tajadita de jengibre de 1/4 de pulgada
4-5 zanahorias sin hojas
1/2 manzana sin semillas

Coloque el jengibre en el hopper y agregue las zanahorias y la manzana.

Ensalada especial de la huerta
---

3 flores de brócoli
1 diente de ajo
4-5 zanahorias o 2 tomates
2 palitos de apio
1/2 green pepper

Ponga el brócoli y el ajo en el hopper con las zanahorias o los tomates. Continúe con el apio y el green pepper.

Caldo de potasio
---

1 manojo de perejil
1 manojo de espinacas
4-5 zanahorias sin hojas
2 palitos de apio

Junte el perejil y las hojas de espinaca, e introduzca en el hopper con las zanahorias y el apio.

Reconstituyente del sistema inmunológico

1   manojo de perejil
1   diente de ajo
5   zanahorias sin hojas
3   palitos de apio

Junte el perejil y empújelo por el hopper con el ajo, las zanahorias y el apio.

Cóctel de limpieza de Cherie

1   tajadita de jengibre de
     1/4 de pulgada
1   remolacha
1/2 manzana sin semillas
4   zanahorias sin hojas

Coloque en el hopper el jengibre, la remolacha, la manzana y las zanahorias.

Batido energético

1   manojo de espinacas
4-5   zanahorias sin hojas

Junte el perejil e introdúzcalo en el hopper con las zanahorias. Decore con un ramito de perejil.

Digestivo especial

1   tajadita de jengibre de
     1/4 de pulgada
1   remolacha
1/2 manzana sin semillas
4   zanahorias sin hojas

Junte el manojo de espinacas e introdúzcalo en el hopper con las zanahorias.

Bebida rica en calcio

3   hojas de *kale*
1   manojo pequeño de perejil
4-5   zanahorias sin hojas

Junte el kale y el perejil e introduzca en el hopper con las zanahorias.

CATARATAS

Una catarata es una opacidad o falta de transparencia del cristalino del ojo y/o de su cápsula. Se caracteriza por una pérdida gradual de la visión. Las causas de las cataratas pueden ser enfermedades de los ojos, cirugías, lesiones, enfermedades sistémicas, exposición a luz o radiación ultravioleta, toxinas, enfermedades hereditarias y envejecimiento.

Las cataratas se forman porque en el interior del cristalino del ojo no se mantiene una concentración normal de sodio, potasio y calcio. Al parecer, la bomba celular que bombea sodio hacia afuera y potasio hacia adentro se vuelve menos eficiente. Esta pérdida de eficiencia se debe, por lo general, al daño que los radicales libres le ocasionan a una porción de las proteínas que contienen azufre, a las enzimas y a las membranas celulares del cristalino, entre las cuales se cuenta la bomba de sodio-potasio. El daño causado por los radicales libres puede originarse en la exposición a rayos ultravioleta y a bajos niveles de radiación de los rayos X.

Recomendaciones generales

Es posible detener el progreso de las cataratas si se tratan en una etapa temprana de su desarrollo. Si usted cree que tiene cataratas, consulte inmediatamente con un oftalmólogo. La dieta puede ser un importante complemento del tratamiento médico.

El extracto de *bilberry* es rico en bioflavonoides y contribuye a erradicar químicos de la retina del ojo.

La mezcla de hierbas china *hachimijiogan* se ha utilizado para aumentar los niveles de *glutathione* en el cristalino, y tanto en China como en Japón se ha utilizado con éxito para el tratamiento de las cataratas.

Si usted sufre de cataratas, utilice gafas de sol cada vez que salga al aire libre para evitar la exposición a la luz brillante y el contacto directo de los ojos con la luz solar.

Modificaciones dietéticas

1. *Aumente su consumo de legumbres ricas en aminoácidos que contienen azufre, como fríjol, lenteja y arveja seca.*

2. *Consuma porciones generosas de vegetales y frutas verdes, rojos y amarillos, así como sus jugos.* Estos alimentos son ricos en vitamina C y carotenos (como el betacaroteno), que destruyen los radicales libres.

3. *Aumente su consumo de semillas, como las de girasol; de nueces, como las almendras, y de granos enteros, germen de trigo y aceite de germen de trigo.* Estos alimentos son excelentes fuentes de vitamina E, un poderoso antioxidante.

4. *Un remedio popular es tomar dos onzas de jugo de fríjol verde tres veces al día.* (Usted tendrá que mezclarlo con algún jugo de sabor más suave, como jugo de zanahoria o de tomate.)

5. *Evite los alimentos que generan radicales libres, entre ellos los alimentos fritos, ahumados y a la barbacoa, así como también los alimentos rancios.*

6. *Se recomienda una dieta de limpieza para ayudarle al organismo a deshacerse de los metales pesados.* (Ver Dietas de limpieza, página 328.) Esto puede ser muy terapéutico, porque se ha demostrado que el cristalino de pacientes de cataratas presenta niveles significativamente más altos de metales pesados — como el catmio — que el cristalino de personas que carecen de cataratas.

Nutrientes que ayudan

❏ **Betacaroteno:** Este antioxidante protege el cristalino del ojo del daño producido por la luz.

❏ **Vitamina B_1:** Es un importante nutriente para el metabolismo intracelular del ojo.

❏ **Vitamina B_2:** Su deficiencia se ha relacionado con las cataratas. Sin embargo, investigaciones indican que cuando la catarata ya se ha formado, los suplementos de esta vitamina pueden ser más perjudiciales que beneficiosos porque interactúan con la luz y el oxígeno y producen *superoxide radicals*. No es recomendable que las personas que sufren de cataratas tomen más de 10 miligramos diarios de suplementos de vitamina B_2 (esto *no* incluye la vitamina B_2 de los alimentos).

❑ **Vitamina C:** Se ha visto que este antioxidante detiene el progreso de las cataratas. Se sabe que la vitamina C disminuye la presión intraocular.

❑ **Vitamina E:** Es un antioxidante que protege los ojos del daño producido por los radicales libres.

❑ **Selenio:** Es un antioxidante que ayuda a prevenir el daño ocasionado por los radicales libres. Su deficiencia se ha relacionado con el desarrollo de las cataratas.

❑ **Cobre, manganeso y cinc:** Estos minerales son eficaces para detener y revertir el desarrollo de las cataratas.

❑ *Glutathione:* Enzima y antioxidante que protege el cristalino del daño producido por los radicales libres.

Alimentos provechosos

❑ Zanahoria, *kale,* perejil y espinaca son fuentes de betacaroteno.

❑ Ajo es una fuente potencial de vitamina B_1 cuando se convierte en jugo.

❑ Espinaca, *currant,* espárrago, brócoli y col de Bruselas son fuentes de vitamina B_2.

❑ *Kale,* perejil, *green peper* y brócoli son fuentes de vitamina C.

❑ Espinaca, espárrago y zanahoria son fuentes de vitamina E.

❑ *Red Swiss chard,* nabo, ajo y naranja son fuentes de selenio.

❑ Zanahoria, ajo y jengibre son fuentes de cobre.

❑ Espinaca, hojas de nabo, hojas de remolacha y zanahoria son fuentes de manganeso.

❑ Jengibre, perejil, ajo y zanahoria son fuentes de cinc.

Sugerencias de jugos/Cataratas

Expreso para terapia ocular
---

2   hojas de endibia
1   manojo de perejil
4-5 zanahorias sin hojas
2   palitos de apio

Junte las hojas de endibia y el perejil y coloque en el hopper con las zanahorias y el apio.

Tónico mineral
---

1   manojo de perejil
2   hojas de nabo
1   hoja de *kale*
4-5 zanahorias sin hojas

Envuelva el perejil con las hojas de nabo y de kale, e introduzca en el hopper con las zanahorias.

Ensalada especial de la huerta
---

3   flores de brócoli
1   diente de ajo
4-5 zanahorias o 2 tomates
2   palitos de apio
1/2 *green pepper*

Ponga el brócoli y el ajo en el hopper con las zanahorias o los tomates. Continúe con el apio y el green pepper.

Sopa de cosecha

2-3 dientes de ajo
1   hoja de *kale*
1   tomate grande
2   palitos de apio
1   hoja de *collard* picada
1   cucharada de *croutons*

Envuelva los dientes de ajo con la hoja de kale e introduzca en el hopper con el tomate y el apio. Vierta el jugo en un perol, agregue la hoja de collard picada y caliente un poquito. Decore con los croutons.

Ginger fizz

1 tajadita de jengibre de 1/4 de pulgada	*Introduzca el jengibre y la manzana en el hopper. Vierta*
1 manzana sin semillas Agua con gas	*el jugo en un vaso con hielo y termine de llenar el vaso con agua con gas*

1   tajadita de jengibre de
     1/4 de pulgada
1   manzana sin semillas
     Agua con gas

Introduzca el jengibre y la manzana en el hopper. Vierta el jugo en un vaso con hielo y termine de llenar el vaso con agua con gas

---

Hopper de jengibre

1   tajadita de jengibre de
     1/4 de pulgada
4-5 zanahorias sin hojas
1/2 manzana sin semillas

Coloque el jengibre en el hopper y agregue las zanahorias y la manzana.

CELULITIS

La celulitis es un desorden cosmético que se caracteriza por la "piel de naranja": protuberancias, depresiones y deformación de la piel. Este desorden afecta fundamentalmente a las mujeres. Algunos de los síntomas que se relacionan con este desorden son sensación de tirantez, sensibilidad y pesadez en las áreas afectadas. La celulitis afecta más que todo al área de los muslos.

Recomendaciones generales

La buena noticia es que la celulitis se puede revertir en gran parte. La recomendación más obvia es bajar de peso (ver Dietas para bajar de peso en la página 349). Las mujeres delgadas y de constitución atlética son las que presentan menos celulitis. Sin embargo, se debe bajar de peso de manera gradual. Esto es particularmente importante para las mujeres mayores de cuarenta años. La pérdida rápida de peso en mujeres de este grupo de edad puede llevar a que se pronuncie aún más la apariencia de "piel de naranja". Además, para reducir la celulitis es importante hacer ejercicio. Si usted padece de este desorden, no deje de hacer ejercicio aeróbico (caminar es un ejercicio excelente) por lo menos cinco veces por semana, durante un mínimo de treinta minutos cada vez.

En su libro *Raw Energy*, Leslie y Sussanah Kenton afirman que, por sus propiedades desintoxicantes, consumir alimentos crudos es la manera más eficaz de prevenir y revertir la celulitis. Basándose en la investigación de los médicos franceses Merus-Blatter y Laroche, estos autores se refieren a la relación que hay entre la celulitis y la toxicidad del organismo. Los investigadores franceses encontraron que entre las mujeres que tienen celulitis no sólo es más común el estreñimiento, sino también un inadecuado drenaje linfático (la eliminación ineficaz de desechos que se acumulan en los espacios intercelulares). Otros investigadores han encontrado una correlación entre celulitis y mala circulación, mal funcionamiento del hígado y baja actividad tiroidea.

Para mejorar la circulación en las áreas afectadas y ayudar a eliminar los productos de desecho, la técnica europea de cepillar la piel es bastante eficaz. Compre en cualquier tienda naturista un cepillo largo de cerdas naturales. Los Kenton recomiendan cepillar la superficie de la piel empezando por los pies y continuando en sentido ascendente, trabajando las piernas por delante y por detrás con movimientos firmes y largos. Luego recomiendan cepillar la espalda, el abdomen (con movimientos circulares), los brazos y el cuello. No se debe cepillar la cara. Cepillarse con regularidad puede mejorar notablemente el drenaje linfático. Los Kenton insisten en que esto es muy importante, pues al quedar atrapado el material de desecho por el tejido conjuntivo, se crean bolsas de agua, toxinas y grasa que dan la apariencia de "piel de naranja". Estos autores ingleses afirman que haciendo mucho ejercicio, cepillándose y consumiendo alimentos crudos las protuberancias y depresiones de la piel desaparecen lentamente. En consecuencia, ¡no se dé por vencido a los dos meses!

Un aspecto adicional para deshacerse de la celulitis es fortalecer las paredes de los vasos capilares. Aquí es donde los alimentos crudos desempeñan un papel importante. Se sabe que los bioflavonoides, que abundan en muchas frutas y vegetales, fortalecen las paredes de los vasos capilares. Al estar fuertes, es más difícil que el plasma sanguíneo se filtre hacia los espacios intercelulares. Esas filtraciones promueven el desarrollo de la celulitis.

Algunos medicamentos botánicos, como *Centella Asiatica* y *Aescin*, son muy beneficiosos para el tratamiento de la celulitis. Así mismo, la aplicación tópica de algunos remedios y ungüentos, como el extracto de *Cola Vera* y el *Fucus Vesiculosis*, han producido resultados impresionantes.

Modificaciones dietéticas

1. ***Modifique la Dieta básica (ver página 315) para que entre el 50 y el 75 por ciento de su dieta consista en alimentos crudos y sus jugos.*** Incluya cantidades generosas de jugos cítricos, y no retire el pellejo blanco de la fruta cuando la use para hacer jugo o para comer, porque tiene la concentración más alta de bioflavonoides, que fortalecen las paredes de los vasos sanguíneos.

2. ***Para bajar de peso, ver Dietas para bajar de peso (página 349).***

3. ***Una dieta de limpieza puede ser muy provechosa para liberar el organismo de la acumulación de toxinas y para eliminar fluidos que se han almacenado desde tiempo atrás en los espacios tisulares.*** (Ver Dietas de limpieza, página 328.)

4. ***Consuma abundantes alimentos ricos en fibra, como oat bran (salvado de avena), granos enteros, legumbres (fríjol, arveja seca y lenteja), vegetales y frutas.*** Igualmente, tome mucho líquido para prevenir el estreñimiento.

5. ***Aumente su consumo de alimentos que limpian y protegen el hígado, como remolacha y hojas de alcachofa.*** (Las hojas de alcachofa no se pueden utilizar para hacer jugo.) El *turmeric* (una especie) se ha utilizado para proteger el hígado, al igual que la raíz de diente de león. (Haga infusión con media cucharadita de raíz de diente de león por una taza de agua caliente.) El *milk thistle* también se ha utilizado porque mejora el funcionamiento del hígado.

Nutrientes que ayudan

❑ **Vitamina C:** Su deficiencia se asocia con fragilidad de los vasos capilares.

❑ **Bioflavonoides:** Trabajan de manera sinérgica con la vitamina C. Su deficiencia se relaciona con permeabilidad de los vasos capilares.

❑ **Vitamina E:** Su deficiencia se relaciona con permeabilidad de los vasos capilares.

Alimentos provechosos

❑ *Kale,* perejil, *green pepper* y espinaca son fuentes de vitamina C.

❑ Naranja, toronja, melón *cantaloupe,* brócoli, perejil y *cabbage* son fuentes de bioflavonoides. (Encontrará una lista más completa de los bioflavonoides en ENVEJECIMIENTO, Segunda Parte.)

❑ Espinaca, espárrago y zanahoria son fuentes de vitamina E.

Sugerencias de jugos /Celulitis

Regulador nocturno
---

2   manzanas sin semillas   *Introduzca en el hopper las*
1   pera   *tajadas de manzana y de*
                                   pera, alternándolas.

Cóctel de limpieza de Cherie
---

1   tajadita de jengibre de   *Coloque en el hopper el*
    1/4 de pulgada   *jengibre, la remolacha,*
1   remolacha   *la manzana y las zanahorias.*
1/2 manzana sin semillas
4   zanahorias sin hojas

Limpiador corporal

1/2 pepino   *Introduzca en el hopper el*
1   remolacha   *pepino, la remolacha, la*
1/2 manzana sin semillas   *manzana, y las zanahorias.*
4   zanahorias sin hojas

Hopper de jengibre

1 tajadita de jengibre de
   1/4 de pulgada
4-5 zanahorias sin hojas
1/2 manzana sin semillas

Coloque el jengibre en el hopper y agregue las zanahorias y la manzana.

Ensalada especial de la huerta

3 flores de brócoli
1 diente de ajo
4-5 zanahorias o 2 tomates
2 palitos de apio
1/2 *green pepper*

Ponga el brócoli y el ajo en el hopper con las zanahorias o los tomates. Continúe con el apio y el green pepper.

Especial de bioflavonoides

3 naranjas peladas (dejar el
   pellejo blanco)

Coloque en el hopper los casquitos de la naranja.

Batido de fresas y melón cantaloupe

1/2 melón *cantaloupe* con
    cáscara
5-6 fresas

Introduzca el melón y las fresas en el hopper.

Activador del hígado

1 remolacha pequeña
2-3 manzanas sin semillas

Introduzca en el hopper la remolacha y las manzanas.

CIRCULACIÓN, PROBLEMAS DE

Ver PROBLEMAS CIRCULATORIOS.

CISTITIS

Ver INFECCIÓN DE LA VEJIGA.

COÁGULOS SANGUÍNEOS

Ver TROMBOSIS.

COLESTEROL ALTO

Ver COLESTEROLEMIA.

COLESTEROLEMIA (COLESTEROL ALTO)

La colesterolemia se define como exceso de colesterol en la sangre. Pero el colesterol no es malo por definición. La mayor parte del colesterol total del organismo es producido por el hígado y es un componente normal de la bilis. El colesterol desempeña un papel importante en el metabolismo, actúa como precursor de varias hormonas — como las sexuales — y contribuye a formar las membranas celulares.

Un alto nivel de colesterol en la sangre es el factor que más contribuye a las enfermedades del corazón. El colesterol representa una gran parte de los depósitos grasos que se acumulan en las arterias, las obstruye y produce insuficiencia cardiaca y cerebrovascular. ¿Sabía usted que los cálculos biliares se componen en gran parte de colesterol? Así mismo, está comprometido en la impotencia, el deterioro mental y la presión arterial alta. Además, altos niveles de colesterol en la sangre se han correlacionado con pólipos en el colon y cáncer.

Recomendaciones generales

Una de las metas que se persiguen al reducir el colesterol sanguíneo es aumentar el nivel de las lipoproteínas de alta densidad. Éstas son las lipoproteínas buenas que "devuelven" el colesterol de las células al hígado. Otra meta es aumentar el consumo de ácidos grasos esenciales. Diversos estudios han revelado que los ácidos grasos esenciales reducen el colesterol sanguíneo. Cuando hay deficiencia de estos ácidos grasos, el organismo tiende a producir más colesterol en un esfuerzo por producir substancias conocidas como prostaglandinas, porque el colesterol, los ácidos grasos esenciales y otros componentes aumentan la biosíntesis de las prostaglandinas. Las prostaglandinas son tan importantes que el organismo produce colesterol de manera ininterrumpida sólo para poder obtener las que necesita. Quizás usted se está preguntando por qué son tan importantes las prostaglandinas. Son vasodilatadores (agentes que relajan los vasos sanguíneos), inhibidores de los coágulos sanguíneos, inhibidores del colesterol y facilitadores de muchas otras funciones relacionadas con la prevención de las enfermedades cardiacas. Esperamos que las siguientes estrategias le ayuden a bajar el colesterol y a prevenir y tratar las enfermedades del corazón.

- **Deje de fumar.** Las personas que no fuman tienen niveles más altos de lipoproteínas de alta densidad.

- **Haga ejercicio con frecuencia.** Informes indican que incluso ejercicios aeróbicos practicados con moderación, pero con regularidad (como, por ejemplo, caminar rápidamente tres o cuatro veces por semana durante un mínimo de treinta minutos cada vez) reduce el nivel de las lipoproteínas de baja densidad y aumenta el nivel de las lipoproteínas de alta densidad.

- **Hágase revisar el colesterol con frecuencia.** En general, su nivel de colesterol debe ser inferior a 200.

Modificaciones dietéticas

1. *Aumente su consumo de ácido linoleico.* Después de la II Guerra Mundial se realizaron en Noruega algunos estudios para determinar la razón por la cual durante la guerra había descendido tanto el número de muertes por enfermedades cardiovasculares. Se encontró que el consumo de ácido linoleico había aumentado mucho durante la guerra. Investigadores también han encontrado que los hombres necesitan entre tres y cinco veces más ácido linoleico que las mujeres. Esto podría explicar la mayor incidencia de ataques cardiacos en los hombres. El ácido linoleico se encuentra, por lo general, en los aceites vegetales. La fuente más eficaz de ácido linoleico es el aceite de linaza que no ha sido sometido a un proceso de calentamiento y que ha estado refrigerado para evitar que se rancie. Los médicos que saben de nutrición suelen recomendar una cucharada de aceite de linaza por día.

2. *Aumente su consumo de granos enteros.* Los granos enteros son una buena fuente de ácido linoleico. El estudio realizado en Noruega después de la II Guerra Mundial reveló que el consumo de trigo y centeno enteros había aumentado durante el período en que descendió tan marcadamente la incidencia de las enfermedades cardiovasculares. Otros granos enteros, como el arroz integral, también son provechosos. Igualmente, los *rolled oats* y el *oat bran* son ricos en fibra soluble y ejercen un efecto muy favorable en el colesterol, y la cáscara del *psyllium* (2 cucharadas al día mezcladas con agua) han reducido el colesterol entre el 10 y el 14 por ciento.

3. *Reduzca su consumo de colesterol.* Se recomienda no consumir más de 300 miligramos por día. Una yema grande de huevo contiene 274 miligramos; tres onzas de langostinos, 128 miligramos; tres onzas de carne de res, 80 miligramos; una onza de quezo *cheddar*, 30 miligramos y una cucharada de mantequilla, 12 miligramos.

4. *Reduzca considerablemente su consumo de alimentos ricos en grasas saturadas.* Esto es tan importante como reducir el consumo de alimentos ricos en colesterol. Las grasas saturadas sólo deben representar alrededor del 10 por ciento de su dieta diaria. Evite los alimentos fritos y tenga en cuenta

que muchos restaurantes de comida rápida utilizan sebo de res para freír las *french fries*, el pollo, el pescado y las hamburguesas. La grasa de la carne de res contiene grandes cantidades de grasa saturada y de colesterol, y freír alimentos a más de 400°F produce substancias tóxicas.

5. **Evite la margarina y los aceites hidrogenados.** La margarina contiene una substancia conocida como *trans-fatty acid*, que inhibe la producción de prostaglandinas. En vez de utilizar margarina, con ayuda de su *blender* haga mantequilla casera así: ablande una libra de mantequilla, agregue una taza de aceite vegetal, mezcle bien y refrigere. Acostúmbrese a cocinar únicamente con aceites vegetales que no hayan sido sometidos a un proceso de calentamiento. Los aceites *standard fare* contienen *trans-fatty acids*, que elevan el colesterol sanguíneo. En cambio, se ha demostrado que el aceite de oliva que no ha sido sometido a un proceso de calentamiento ayuda a reducir el colesterol. También son beneficiosos otros aceites que no han sido sometidos a temperaturas superiores a los 110°F, y otros que solamente han sido sometidos a presión mecánica. Compre solamente aceites cuya etiqueta diga *"cold-pressed"* o *"expeller-pressed"*.

6. **No le ponga al café creamers no lácteos.** La mayor parte de esos productos contienen una gran cantidad de edulcorante, además de aceite de coco, que es una grasa vegetal altamente saturada. La leche de soya es una opción mucho mejor, y se ha encontrado que la soya reduce el colesterol.

7. **Evite los carbohidratos refinados.** Se sabe que el azúcar, el alcohol y la harina refinada inhiben la producción de prostaglandinas. También se ha demostrado que edulcorantes como el azúcar refinada y la fructosa elevan los triglicéridos y el colesterol sanguíneo. Lea todas las etiquetas. A muchas azúcares se les hace publicidad recurriendo a datos falsos. Por ejemplo, la fructosa suele ser el principal ingrediente del yogur congelado que anuncian como *"sugar-free"*. En vez de consumir golosinas o cosas dulces, cómase una fruta fresca, una paleta de fruta o un batido de fruta. Reemplace la bebida alcohólica de la *happy hour* por un cóctel de jugo fresco. Y prepare en su hogar o compre productos elaborados con granos enteros.

8. **Reduzca el consumo de café.** Algunos estudios muestran que consumir mucho café eleva el nivel del colesterol sanguíneo. El té negro (no el té de hierbas) puede producir el mismo efecto.

9. **Evite la sal de mesa corriente y utilice sal de mar con moderación.** Condimente sus alimentos con hierbas, especias, ajo, cebolla y *chili peppers*, entre éstos la pimienta de Cayena. Se ha demostrado que el ajo reduce el colesterol sanguíneo, lentifica el desarrollo de la placa de ateromas e inhibe la formación de coágulos. La *hot pepper* también produce efectos anticoagulantes.

10. **No se preocupe; todavía hay muchas cosas que usted puede comer.** Es posible que en este momento usted se esté preguntando qué es lo que *sí* puede comer. La buena noticia es que todavía quedan muchas cosas. Prepare sus papilas gustativas para deleitarse con los deliciosos sabores de las frutas y los vegetales frescos. Haga sus ensaladas con muchos brotes, especialmente de alfalfa, porque reducen el colesterol. Deleite sus ojos con los colores anaranjados, verdes y rojos de los jugos de frutas y vegetales. Las fibras solubles pectina y *guar gum* tienen más capacidad de reducir el colesterol que fibras insolubles como la celulosa y el *lignin* (aunque no se deben rechazar). La manzana, la pera, el durazno, la naranja y la uva son buenas fuentes de pectinas. Y aquí hay más noticias buenas: sus jugos contienen fibra soluble.

11. **Consuma cantidades generosas de legumbres.** El fríjol (como el de soya, el *pinto bean* y el *navy bean*), la arveja seca y la lenteja son algunos de los alimentos que reducen el colesterol.

12. **Incremente su consumo de ácidos grasos Omega-3.** Estas "grasas buenas", que la dieta debe proporcionar, son necesarias para el transporte de las vitaminas solubles en grasa (como las vitaminas A, D, E y K), para la síntesis de las hormonas, el funcionamiento de la piel y la síntesis de las paredes celulares. Esos ácidos grasos también disminuyen el colesterol y los triglicéridos, y reducen la tendencia de la sangre a coagularse. Entre las mejores opciones está el pescado grasoso de agua fría (como la caballa, el arenque, la sardina, el *bluefish*, el salmón y el atún), las ostras del Pacífico y las anchoas europeas. El aceite de linaza que no ha sido sometido a un proceso de calentamiento (compre solamente de marcas que vengan en envase opaco y que hayan permanecido refrigerados) es una magnífica fuente de ácidos grasos Omega-3. Los aceites de nueces, de *safflower* y de girasol también son buenas fuentes de ácidos grasos Omega-3, al igual que los vegetales de color verde oscuro.

13. ***Haga el Ayuno de jugos.*** El Ayuno de jugos (ver página 330) es una buena manera de bajar el colesterol. Por ejemplo, se ha demostrado que el jugo de zanahoria extrae la grasa de la bilis en el hígado, y ayuda así a disminuir el colesterol.

14. ***Diseñe una nueva dieta.*** Si usted desea reemplazar su dieta de alimentos altos en grasa y en colesterol por una dieta sensata que introduzca cambios graduales (la clase de cambios que tienen más probabilidad de durar), le recomendamos *The New American Diet* de Sonja y William Connor. Ellos proponen un cambio de dieta en tres fases. Sin embargo, una advertencia (y este punto es el que nos diferencia de otros autores): los productos bajos en grasa (por ejemplo, los que imitan la crema agria y la margarina) no son, necesariamente, productos sanos. Un gran número de productos artificiales bajos en grasa pueden causar otros problemas de salud a largo plazo.

Nutrientes que ayudan

❑ **Vitaminas del complejo B:** Necesarias para el metabolismo de las grasas y la protección del hígado. La vitamina B_6 y la niacina aumentan la producción de prostaglandinas. (*Advertencia:* Por sus efectos secundarios, los suplementos de niacina en tabletas sólo se deben tomar bajo estricta supervisión médica.)

❑ **Vitamina C:** Su deficiencia se asocia con altos niveles de colesterol. Se sabe que esta vitamina baja el colesterol, en especial cuando se combina con bioflavonoides. También se sabe que la vitamina C aumenta la producción de prostaglandinas.

❑ **Vitamina E:** Mejora la circulación.

❑ **Cromo:** Reduce el colesterol total y los triglicéridos, y eleva el nivel de las lipoproteínas de alta densidad.

❑ **Cobre:** Su deficiencia se asocia con niveles altos de colesterol.

❑ **Magnesio:** Su deficiencia puede producir espasmos de las arterias coronarias. Los suplementos de este mineral pueden reducir el colesterol total, elevar el nivel de las lipoproteínas de alta densidad e inhibir el amontonamiento de las plaquetas.

❑ **Potasio:** Su deficiencia se relaciona con arritmia, un cambio en el patrón normal de los latidos cardiacos.

❑ **Selenio:** Reduce el amontonamiento de las plaquetas.

❑ **Cinc:** Aumenta la producción de prostaglandinas.

❑ **Coenzima Q_{10}:** Mejora la circulación.

Alimentos provechosos

❑ Zanahoria, manzana, jengibre, naranja y fresa han demostrado su capacidad para reducir el nivel de las lipoproteínas de baja densidad.

❑ Vegetales hojosos de color verde son fuentes de vitaminas del complejo B.

❑ *Kale,* perejil y *green pepper* son fuentes de vitamina C.

❑ Uva, perejil y limón son fuentes de bioflavonoides. (En ENVEJECIMIENTO, Segunda Parte, encontrará una lista más completa.)

❑ Espinaca, espárrago y zanahoria son fuentes de vitamina E.

❑ Papa, *green pepper,* manzana y espinaca son fuentes de cromo.

❑ Zanahoria, ajo y jengibre son fuentes de cobre.

❑ Hojas de remolacha, espinaca, perejil y ajo son fuentes de magnesio.

❑ Perejil, ajo, espinaca y melón *cantaloupe* son fuentes de potasio.

❑ *Red Swiss chard,* ajo y naranja son fuentes de selenio.

❑ Jengibre, nabo, perejil, ajo y zanahoria son fuentes de cinc.

❑ Espinaca es fuente de coenzima Q_{10}.

Sugerencias de jugos/Colesterolemia

Ensalada especial de la huerta

3   flores de brócoli
1   diente de ajo
4-5 zanahorias o 2 tomates
2   palitos de apio
1/2 *green pepper*

Ponga el brócoli y el ajo en el hopper con las zanahorias o los tomates. Continúe con el apio y el green pepper.

Hopper de jengibre

1   tajadita de jengibre de
    1/4 de pulgada
4-5 zanahorias sin hojas
1/2 manzana sin semillas

Coloque el jengibre en el hopper y agregue las zanahorias y la manzana.

Caldo de potasio

1   manojo de perejil
1   manojo de espinacas
4-5 zanahorias sin hojas
2   palitos de apio

Junte el perejil y las hojas de espinaca, e introduzca en el hopper con las zanahorias y el apio.

Cóctel anticolesterol

1   manojo de perejil
1   manojo de espinacas
1   diente de ajo
4   zanahorias sin hojas
    Gotas de salsa Tabasco

Junte el perejil y las espinacas e introduzca en el hopper con el ajo y las zanahorias. Agregue las gotas de salsa Tabasco.

Expreso de brotes de alfalfa

1   manojo de espinacas
1   manojo de brotes de
    alfalfa
4-5 zanahorias sin hojas
1   manzana sin semillas

Junte las hojas de espinaca y los brotes de alfalfa, y coloque en el hopper con las zanahorias y la manzana.

Monkey shake

1/2 naranja pelada (dejar el
    pellejo blanco)
1/2 papaya pelada
1   banano
1   tirita de cáscara de
    naranja para decorar

Introduzca en el hopper la naranja con la papaya. Ponga el jugo en el blender o en el procesador, agregue el banano y mezcle hasta que esté suave. Decore con la tirita de cáscara de naranja.

Batido de fresas y melón cantaloupe

1/2 melón *cantaloupe* con
    cáscara
5-6 fresas

Introduzca el melón y las fresas en el hopper.

Gingerberry pops

1   *quart* de *blueberries*
1   tajadita de jengibre de
    1 pulgada
1   racimo mediano de uvas
    verdes
    Vasos de papel de 3 onzas
    Palitos de madera para
    paletas

Ponga en el hopper las blueberries, el jengibre y las uvas. Vierta el jugo en los vasos, coloque los palitos y congele.

Hawaiian fizz

---

3   rodajas de piña con
    cáscara
1   tajadita de jengibre de
    1/4 de pulgada
1/2 pera
    Agua con gas
    Trocito de piña para
    decorar

Introduzca en el hopper las rodajas de piña, el jengibre y la pera. Vierta el jugo en un vaso alto y termine de llenarlo con agua con gas. Decore con el trocito de piña.

CÓLICOS

Ver CALAMBRES MUSCULARES Y PROBLEMAS MENSTRUALES.

COLITIS

La colitis se define como inflamación del colon. Tiene dos categorías: mucosa y ulcerativa. Entre los síntomas de la colitis mucosa, también llamada síndrome de intestino irritable y colon espástico, están los ataques súbitos de diarrea, el dolor espástico y los cólicos con estreñimiento posterior. La deposición se puede presentar con mucosidad y fragmentos de membrana mucosa.

La colitis ulcerativa es una colitis severa. Esta condición se presenta con ulceración de la mucosa del colon. Entre sus síntomas están las deposiciones líquidas y malolientes con mucosidad y pus. Se puede experimentar dolor abdominal, sensibilidad o cólico. Estos síntomas pueden ir acompañados de fiebre intermitente o irregular. Se puede presentar hemorragia y perforación. La pérdida de sangre puede ocasionar anemia, y la diarrea puede producir deshidratación y pérdida de electrolitos, minerales y microelementos. Aunque la colitis habitualmente se presenta en personas menores de cuarenta o cincuenta años, se puede presentar a cualquier edad. La colitis ulcerativa es muy debilitante desde el punto de vista de la nutrición, y quien sufre de este desorden debe recibir siempre atención nutricional y médica.

Entre las causas de la colitis están el estrés, los malos hábitos alimenticios, los desórdenes autoinmunes (en los cuales hay una respuesta inmune contra el propio organismo), las bacterias o las alergias a determinados alimentos. Es frecuente la intolerancia a la lactosa (que se encuentra en los productos lácteos), al trigo o al gluten (en el trigo, la avena, el centeno y la cebada). Es recomendable hacerse una prueba de alergias alimenticias. (Ver ALERGIAS en la Segunda Parte.)

Recomendaciones generales

Un aspecto fundamental del tratamiento para la colitis es nutrirse adecuadamente. Algunas personas se mejoran sólo manejando su dieta. La dieta debe suministrar cantidades adecuadas de proteínas y calorías, y una cantidad alta de vitaminas y minerales. En vez de las tres comidas diarias acostumbradas, lo que se recomienda en estos casos es tomar comidas pequeñas y frecuentes. Algunas restricciones dietéticas periódicas que tienen por objeto "descansar" el intestino también aceleran la mejoría. Así mismo, la reducción del estrés desempeña un papel importante en el tratamiento de la colitis. Haga todo lo posible para que las comidas sean ratos tranquilos; coma despacio y mastique muy bien los alimentos.

Modificaciones dietéticas /Colitis ulcerativa

1. *Beba mucho líquido para evitar que se desequilibren los fluidos y los electrolitos.* Mezcle los jugos por mitad con agua, agua mineral o jugo de *aloe vera*. El jugo de *aloe vera* es muy curativo para la mucosa intestinal. Da buenos resultados tomar media taza en la mañana y media taza antes de acostarse. Los *green juices* y los jugos de zanahoria y *cabbage* también son muy curativos.

2. *Durante la fase aguda o para curar las lesiones ulcerativas, el descanso del intestino puede ser beneficioso.*

Elimine de su dieta todos los alimentos sólidos. Las dietas líquidas, que consisten en jugos de frutas y vegetales frescos, así como la leche de soya o de almendra, aportan nutrientes y fluidos a la vez que permiten que el intestino descanse. Con estos líquidos se puede preparar un batido suave agregando un banano u otra fruta fresca, y algún polvo proteico antialergénico que aumente el consumo de proteína. Las sopas de vegetales y los vegetales al vapor se pueden licuar en el *blender*. También se puede preparar puré de papas batiéndolas con el agua en que se cocinaron, o con leche de soya sin sabor. No utilice mantequilla, leche ni crema agria. El cereal de arroz integral bien cocinado con leche de soya o de almendra es un buen desayuno. Esta dieta blanda y básicamente líquida debe hacerse durante aproximadamente dos semanas. Los enemas de limpieza son muy útiles en estas circunstancias.

3. *A medida que el paciente se va mejorando de la colitis ulcerativa, la dieta baja en fibra, blanda y alta en proteínas y en calorías debe hacerse en unas seis comidas pequeñas al día.* Esta dieta debe excluir las nueces, las semillas, los granos enteros, las legumbres (fríjol, lenteja y arveja seca), las frutas y los vegetales crudos. La excepción es el arroz integral bien cocinado, qué suele ser bien tolerado. Por sus propiedades nutritivas, los jugos frescos de frutas y vegetales son un excelente suplemento dietético para estos pacientes. Es necesario evitar por completo los productos lácteos, la carne roja, los productos que contienen azúcar, los alimentos procesados, refinados y fritos, el café y las especias.

4. *Haga una dieta baja en grasas.* Si su médico le ha diagnosticado esteatorrea (materia fecal grasosa y absorción inadecuada de las grasas), disminuya su consumo de grasas a la mitad. La esteatorrea contribuye significativamente a la diarrea que experimentan los pacientes de colitis, pues los ácidos grasos producen un efecto catártico en la membrana mucosa del colon. Los triglicéridos *medium-chain* pueden ayudar en ese momento, ya que se absorben más eficazmente. (Los triglicéridos *midium-chain* se pueden comprar en la mayoría de las farmacias.)

5. *Es recomendable tomar suplementos de vitaminas y minerales.* Se ha informado que pacientes hospitalizados con

enfermedad intestinal inflamatoria presentan deficiencias de los siguientes nutrientes: vitamina A, vitamina C, cinc y vitamina K. Las enzimas pancreáticas favorecen la digestión.

6. Evite todos los alimentos que agraven su condición.

Modificaciones dietéticas/Colitis mucosa

1. Beba líquidos en abundancia para evitar que se desequilibren los fluidos y los electrolitos. Mezcle sus jugos de fruta por mitad con agua, agua mineral o jugo de *aloe vera.* Este jugo produce efectos muy curativos en la mucosa intestinal. Tomar media taza por la mañana y media taza antes de acostarse es muy provechoso. Los *green juices* y los jugos de zanahoria y de *cabbage* también son bastante curativos.

2. Para la colitis mucosa se recomienda una dieta alta en fibra. El *oat bran*, los granos enteros (entre ellos el arroz integral), las legumbres y las frutas y vegetales frescos deben constituir una parte importante de la dieta, a menos que alguno de estos alimentos sea irritante para el paciente. Los vegetales se deben preparar al vapor cuando no se toleran crudos. Los jugos de vegetales se suelen tolerar bien y son muy curativos para el tracto intestinal. No consuma fruta fresca con el estómago vacío, sino al final de la comida. Evite los productos lácteos, la carne roja, los alimentos procesados, los alimentos refinados como la harina blanca, los alimentos fritos, el café, los productos que contienen azúcar y las especias. El calcio que necesita se lo suministrarán los *green juices* (ver recetas) y el yogur bajo en grasa, que es bien tolerado por la mayoría de las personas que presentan intolerancia a la lactosa.

3. Suplementar la dieta con lactobacilo acidófilo es beneficioso tanto para la colitis mucosa como para la colitis ulcerativa. Es posible que se deba tomar durante una cuantas semanas o meses para experimentar mejoría de los síntomas.

4. Entre las hierbas provechosas están el wild yam, la camomila, el goldenseal, el red clover y el yarrow. También dan buenos resultados el té de *pau d'arco*, el ajo y la papaya.

5. Ver también DIARREA en la Segunda Parte.

Nutrientes que ayudan

❑ **Betacaroteno:** Este nutriente, que el organismo convierte en vitamina A, es necesario para la reparación de los tejidos.

❑ **Ácido Fólico:** Ayuda en estos casos, pues la absorción de *folate* es menor cuando existe colitis ulcerativa.

❑ **Vitamina C:** Con bioflavonoides, es necesaria para la curación de las membranas mucosas.

❑ **Vitamina E:** Favorece la reparación de los tejidos.

❑ **Vitamina K:** Su deficiencia se ha asociado con la colitis ulcerativa.

❑ **Calcio:** Ayuda a prevenir el cáncer de colon.

❑ **Magnesio:** Facilita la relajación muscular de las paredes intestinales.

❑ **Cinc:** Promueve la curación de las heridas.

Alimentos provechosos

❑ Zanahoria, *kale*, perejil y espinaca son fuentes de betacaroteno.

❑ Espinaca, *kale* y hojas de remolacha son fuentes de ácido fólico.

❑ *Kale*, perejil, *green pepper* y brócoli son fuentes de vitamina C.

❑ Perejil, *cabbage*, *sweet pepper* y brócoli son fuentes de bioflavonoides.

❑ Espinaca, espárrago y zanahoria son fuentes de vitamina E.

❑ Brócoli, lechuga, *cabbage* y espinaca son fuentes de vitamina K.

❑ *Kale*, perejil, hojas de remolacha y brócoli son fuentes de calcio.

❑ Hojas de remolacha, espinaca, perejil y ajo son fuentes de magnesio.

❑ Jengibre, perejil, ajo y zanahoria son fuentes de cinc.

Sugerencias de jugos/Colitis

Cóctel rico en calcio

3   hojas de *kale*
1   manojo pequeño de perejil
4-5 zanahorias sin hojas
1/2 manzana sin semillas

Junte el kale y el perejil, y coloque en el hopper con las zanahorias y la manzana.

Bebida rica en hierro

3   hojas de remolacha
4-5 zanahorias sin hojas
1/2 *green pepper*
1/2 manzana sin semillas

Junte las hojas de remolacha e introdúzcalas en el hopper con las zanahorias, el green pepper y la manzana.

Especial de ácido fólico

2   hojas de *kale*
1   manojo pequeño de perejil
1   manojo pequeño de espinacas
4-5 zanahorias sin hojas

Junte el kale, el perejil y las espinacas, e introduzca en el hopper con las zanahorias.

Expreso de vegetales

2   hojas de lechuga
1   trozo pequeño de *cabbage*
4-5 zanahorias sin hojas
3   flores de brócoli
1/2 manzana sin semillas

Junte las hojas de lechuga e introdúzcalas en el hopper con el trozo de cabbage, las zanahorias, el brócoli y la manzana.

Cóctel de caroteno	

1   manojo de perejil
1   manojo de espinacas
4-5 zanahorias sin hojas
1/2 manzana sin semillas

Junte el perejil y las espinacas, y coloque en el hopper con las zanahorias y la manzana.

COLITIS ULCERATIVA

Ver COLITIS.

COLON ESPÁSTICO

Ver COLITIS.

CONTUSIONES

Una contusión es una lesión que no produce herida en la piel, sino ruptura de los pequeños vasos sanguíneos ubicados bajo la superficie de la piel, lo que da por resultado una mancha amoratada, o moretón. Las contusiones que se producen con facilidad y sin una razón clara se pueden deber a fragilidad de los vasos capilares.

Modificaciones dietéticas

1. ***Incluya en su dieta abundantes alimentos ricos en vitamina C, bioflavonoides y vitamina E.***

2. ***Haga la Dieta básica.*** (Ver página 315.)

Nutrientes que ayudan

❑ **Vitamina C:** Protege contra las contusiones fortaleciendo las paredes de los vasos capilares.

❑ **Bioflavonoides:** Trabajan sinérgicamente con la vitamina C para evitar que aparezcan contusiones fácilmente.

❑ **Vitamina E:** Trabaja sinérgicamente con la vitamina C para reparar los tejidos.

Alimentos provechosos

❑ *Kale*, perejil, *green pepper* y brócoli son fuentes de vitamina C.

❑ Albaricoque, *black currant* (grosella negra), *blackberry*, brócoli, *cabbage*, melón *cantaloupe*, cereza, uva, toronja, limón, naranja, papaya, perejil, ciruela, ciruela pasa, *sweet pepper* y tomate son fuentes de bioflavonoides.

❑ Espinaca, espárrago y zanahoria son fuentes de vitamina E.

Sugerencias de jugos/Contusiones

Ensalada especial de la huerta

---

3 flores de brócoli 1 diente de ajo 4-5 zanahorias o 2 tomates 2 palitos de apio 1/2 *green pepper*	*Ponga el brócoli y el ajo en el hopper, con las zanahorias o los tomates. Continúe con el apio y el green pepper.*

Caldo de potasio

---

1 manojo de perejil 1 manojo de espinacas 4-5 zanahorias sin hojas 2 palitos de apio	*Junte el perejil y las hojas de espinaca, e introduzca en el hopper con las zanahorias y el apio.*

Delicia de naranja

2-3 naranjas peladas (dejar el
  pellejo blanco)
1/2 manzana sin semillas

Introduzca las naranjas y la
manzana en el hopper.

Cóctel de frutas

1 racimo grande de uvas
2 manzanas sin semillas
1 tajadita de limón

Coloque en el hopper las uvas
con las manzanas y la
tajadita de limón.

CROHN, ENFERMEDAD DE

Ver ENFERMEDAD DE CROHN.

DEMENCIA SENIL

Ver ENFERMEDAD DE ALZHEIMER.

DEPRESIÓN

La depresión es un estado mental que se caracteriza por sentimientos extremos de abatimiento, tristeza y desesperanza. Entre los síntomas están la falta de apetito, que conduce a una dieta inadecuada y, por tanto, a perder peso, o el aumento del apetito, que lleva a ganar peso; insomnio o exceso de sueño; cambios en las actividades habituales; pérdida de interés; fatiga; pérdida de la concentración; sentimientos de inferioridad o de culpabilidad, y pensamientos suicidas o de muerte. En algunos casos, la depresión es la respuesta apropiada ante determinados acontecimientos. Para que se pueda hacer un diagnóstico de depresión tiene que haber, por lo menos, cuatro de estos síntomas, el estado depresivo debe haber durado por lo menos un mes y ser claramente una respuesta inapropiada ante los sucesos de la vida. Las causas de la depresión pueden ser sicológicas, sociológicas, bioquímicas o fisiológicas. La depresión puede ser una reacción desproporcionada ante ciertos acontecimientos o situaciones estresantes, puede deberse a falta de luz solar durante los meses de invierno (desorden afectivo estacional), a deficiencias nutricionales, a una dieta inadecuada, al azúcar (leer el libro *Sugar Blues* de William Dufty), a la cafeína, a la nicotina, a desórdenes tiroideos y adrenales, a desequilibrios hormonales, a alergias, a factores ambientales, a microbios o a algún trastorno físico grave.

Recomendaciones generales

Estudios han revelado que la colina (un amino que se encuentra en los tejidos de plantas y animales) presenta niveles sumamente altos en los pacientes de depresión. Al parecer, en esta enfermedad el transporte de la colina es anormal. Éste es un ejemplo de la manera en que un desequilibrio bioquímico puede producir depresión. La buena nutrición es un complemento imprescindible para el tratamiento siquiátrico. Estudios han demostrado que los nutrientes influyen profundamente en la bioquímica de la actividad cerebral. Entre los médicos de orientación nutricional existe la creencia de que la dieta suele ser la causa de la depresión y de que la dieta occidental — en la que predominan el *junk food*, los *snacks* y los malos hábitos alimenticios — es el factor que más contribuye a la depresión. Los alimentos que consumimos controlan los neurotransmisores cerebrales, que son las substancias reguladoras del comportamiento.

El ejercicio también es un aspecto importante de la terapia para la depresión. El ejercicio por sí solo ayuda de una manera extraordinaria a manejar el estrés y a mejorar el estado de ánimo. Un estudio reciente mostró un descenso en la depresión concomitante al incremento de la actividad física. Así pues, a sacar a caminar al perro. Si usted no tiene perro, ¡alquile un amigo de cuatro patas! No escatime esfuerzos para empezar a hacer ejercicio.

¡Y no olvide reírse! El viejo adagio "La risa es la mejor medicina" nunca ha perdido vigencia. Vea películas divertidas. Búsqueles el humor a las situaciones cotidianas. Mantenga una actitud positiva. Empiece a reír más. Llega un momento en que la conducta externa se internaliza.

Para el manejo de las alergias alimenticias que pueden ser la causa de su depresión, consiga *Allergy Recipes* y *The Rotation Game* de Sally Rockwell, o pruebe a hacer la Dieta de eliminación (ver página 325).

Modificaciones dietéticas

1. *Consuma abundante proteína de alta calidad, que se encuentra en el pescado, el pavo y las legumbres (fríjol, lenteja y arveja seca).* Se recomienda consumir proteínas que contengan ácidos grasos esenciales, los cuales aumentan el estado de alerta. El salmón y el pescado de carne blanca son buenas opciones. El consumo inadecuado de proteína puede hacer descender los niveles de hierro, tiamina, roboflavina, niacina y vitaminas B_6 y B_{12}; por tanto, se debe incrementar el consumo de alimentos que contengan estos nutrientes. También se debe aumentar el consumo de alimentos ricos en calcio, como hojas, tortillas de maíz con lima, almendras, semillas de girasol y yogur bajo en grasa. El estrés emocional hace descender los niveles de nitrógeno (que se encuentra en la proteína) y de calcio.

2. *Si usted está tomando algún antidepresivo inhibidor de la monoaminoxidasa (como Nardil, Marplan y Parnate, entre otros), limite el consumo de alimentos que contengan tiramina.* Entre esos alimentos están el queso maduro, la cerveza, el vino rojo, el *ale*, el arenque conservado en salmuera, el hígado de pollo, los *broad bean pods* (habas), los higos enlatados, las salchichas, el *salami*, el *pepperoni*, las *gravies* comerciales (salsas variadas a base de carne), el aguacate maduro, la salsa de soya fermentada, el banano maduro, los concentrados de *yeast* y el pescado en salmuera o ahumado. También se deben evitar los productos dañados o demasiado maduros.

3. **Evite las grasas saturadas.** Las grasas pueden inhibir la síntesis de los neurotransmisores cerebrales porque hacen que las células sanguíneas se aglomeren, lo que da por resultado una mala circulación hacia el cerebro.

4. **Evite la cafeína y el azúcar.** Investigaciones han indicado que algunos individuos experimentan una gran mejoría cuando dejan de consumir alimentos dulces. Así mismo, el estado anímico de algunas personas mejora cuando dejan la cafeína.

5. **Aumente su consumo de alimentos ricos en triptofán.** El triptofán es el aminoácido responsable básicamente de la producción de serotonina, la substancia cerebral de la cual dependen la mejoría del estado de ánimo y el sueño normal. El transporte del triptofán hacia el cerebro puede estar inhibido en quienes sufren de depresión. El triptofán compite con otros aminoácidos por entrar en el cerebro, y en una comida rica en proteínas otros aminoácidos suelen ser más abundantes. Sin embargo, una comida rica en carbohidratos le ayuda al organismo a absorber el triptofán. Una buena combinación es un sándwich de pavo con pan de grano entero. El pavo es rico en triptofán y el pan de grano entero suministra abundantes carbohidratos complejos. La leche, el banano, los higos y los dátiles también son fuentes de triptofán.

6. **Aumente su consumo de legumbres, granos enteros, frutas y vegetales crudos y sus jugos.** Estos alimentos son ricos en carbohidratos complejos, que estimulan la producción de serotonina.

7. **Haga un Ayuno de jugos durante uno a cinco días.** (Ver página 330.) Muchos clientes de Cherie informaron que experimentaron un gran bienestar después de hacer el Ayuno de jugos.

Nutrientes que ayudan

❑ **Biotin:** Su deficiencia puede causar depresión. Este nutriente abunda en la soya, la harina de trigo integral y el salvado de arroz.

❑ **Ácido fólico:** Su deficiencia puede producir depresión.

❑ **Vitamina B$_6$:** Su deficiencia puede deberse al uso de antidepresivos inhibidores de la monoaminoxidasa.

❑ **Riboflavina:** Su deficiencia se ha asociado con la depresión.

❑ **Tiamina:** Su deficiencia es frecuente cuando hay depresión.

❑ **Vitamina B$_{12}$:** Su deficiencia puede producir depresión. Hable con su médico acerca de los suplementos de esta vitamina.

❑ **Vitamina C:** Su deficiencia se ha relacionado con la depresión.

❑ **Calcio:** Los suplementos de este mineral son particularmente importantes para la gente mayor y para quienes sufren de depresión postmenopáusica y postparto.

❑ **Hierro:** Su deficiencia se ha asociado con la depresión.

❑ **Magnesio:** Su deficiencia se ha relacionado con la depresión.

❑ **Potasio:** Su deficiencia se ha asociado con la depresión.

❑ **Ácidos grasos Omega-6:** Las personas deprimidas presentan niveles bajos de estos nutrientes, que abundan en el aceite de *evening primrose*.

Alimentos Provechosos

❑ Espinaca, *kale*, hojas de remolacha y brócoli son fuentes de ácido fólico.

❑ *Kale*, espinaca, hojas de nabo y *sweet pepper* son fuentes de vitamina B$_6$.

❑ *Kale*, perejil, brócoli y hojas de remolacha son fuentes de riboflavina.

❑ Ajo es fuente de tiamina.

❑ *Kale*, perejil, *green pepper* y brócoli son fuentes de vitamina C.

❑ *Kale*, perejil, brócoli y espinaca son fuentes de calcio.

❑ Perejil, hojas de remolacha, hojas de diente de león y espinaca son fuentes de hierro.

❑ Hojas de remolacha, espinaca, perejil y ajo son fuentes de magnesio.

❑ Perejil, ajo, espinaca y zanahoria son fuentes de potasio.

Sugerencias de jugos/Depresión

Cóctel de clorofila

3	hojas de remolacha
1	manojo de perejil
1	manojo de espinacas
4	zanahorias sin hojas
1/2	manzana sin semillas

Junte las hojas de remolacha, el perejil y las espinacas, y coloque en el hopper con las zanahorias y la manzana.

Cóctel rico en calcio

3	hojas de *kale*
1	manojo pequeño de perejil
4-5	zanahorias sin hojas
1/2	manzana sin semillas

Junte el kale y el perejil, y coloque en el hopper con las zanahorias y la manzana.

Caldo de potasio

1	manojo de perejil
1	manojo de espinacas
4-5	zanahorias sin hojas
2	palitos de apio

Junte el perejil y las hojas de espinaca, e introduzca en el hopper con las zanahorias y el apio.

Expreso de ajo

1	manojo de perejil
1	diente de ajo
4-5	zanahorias sin hojas
2	palitos de apio

Junte el perejil e introdúzcalo en el hopper con el ajo, las zanahorias y el apio.

Ensalada especial de la huerta

3   flores de brócoli
1   diente de ajo
4-5 zanahorias o 2 tomates
2   palitos de apio
1/2 *green pepper*

Coloque el brócoli y el ajo en el hopper, con las zanahorias o los tomates. Continúe con el apio y el green pepper.

Sorpresa verde

1   hoja grande de *kale*
2-3 manzanas verdes sin
    semillas
1   tirita de cáscara de lima
    para decorar

Introduzca en el hopper la hoja de kale y las manzanas. Decore con la tirita de cáscara de lima. ¡La sorpresa es que usted no notará el kale!

DESÓRDENES ALIMENTICIOS

Ver FALTA DE PESO Y SOBREPESO/OBESIDAD.

DIABETES MELLITUS

La diabetes mellitus es un trastorno crónico del metabolismo de los carbohidratos, las grasas y las proteínas que se caracteriza por altos niveles de glucosa en la sangre. La diabetes mellitus se presenta cuando el páncreas no produce una cantidad suficiente de insulina. Como el organismo no puede utilizar la glucosa en ausencia de insulina, se produce un alto nivel de glucosa en la sangre. La diabetes es la tercera causa de muerte en Estados Unidos. La diabetes mellitus se clasifica en cinco grupos: Tipo I, la diabetes mellitus con dependencia de la insulina; Tipo II, la diabetes mellitus en la cual no hay dependencia de la insulina; Tipo III, la diabetes secundaria; Tipo IV, la diabetes de la gestación, y Tipo V, la que se caracteriza por intolerancia a la glucosa.

La diabetes mellitus se relaciona de una manera muy estrecha con nuestra dieta occidental. No es frecuente en culturas con dietas más "primitivas", es decir, dietas que se basan en granos enteros, vegetales y frutas, pero que no incluyen alimentos refinados ni prácticamente ninguna proteína de origen animal. La obesidad también se relaciona notablemente con la diabetes mellitus, en especial con la Tipo II.

De los cinco tipos de diabetes mellitus, los más comunes son los dos primeros. Entre los síntomas de la diabetes mellitus Tipo I están sed y hambre inusuales, fatiga, micción frecuente y náuseas o vómito. Este tipo de diabetes mellitus se presenta más que todo en los niños o en los adultos jóvenes, y se suele tratar con inyecciones de insulina y dieta. Entre los síntomas de la diabetes Tipo II están visión borrosa, prurito, sed inusual, somnolencia, obesidad, fatiga, infecciones cutáneas, mala curación de las heridas y hormigueo o entumecimiento de los pies. Este tipo de diabetes se suele desarrollar más tarde en la vida y se controla con cambios dietéticos.

Recomendaciones generales

El ejercicio es un aspecto muy importante del tratamiento de la diabetes. Entre los beneficios que se han observado están un aumento de la sensibilidad a la insulina, que reduce la necesidad de inyectar esta hormona; mayor tolerancia a la glucosa; aumento del número de receptores de insulina; reducción del colesterol sanguíneo y de los triglicéridos, lo que produce un aumento del nivel de las lipoproteínas de alta densidad, y mayor facilidad para perder peso en el caso de los diabéticos obesos. Sin embargo, el programa de acondicionamiento físico para el paciente diabético debe ser cuidadosamente planeado a fin de evitar que corra riesgos.

La dieta es, probablemente, el factor más importante en el tratamiento de la diabetes. James Anderson popularizó la dieta vegetal alta en fibra y carbohidratos (*High-Carbohydrate Fiber*, o HCF), que ha sido respaldada y validada por la literatura científica como la dieta más indicada para este desorden. Muchos nutricionistas y médicos de orientación nutricional consideran que la dieta recomendada por la *American Diabetes Association* y la *American Dietetic Association*, que utiliza listas de alimentos intercambiables, es inferior a la dieta que James Anderson popularizó. La dieta que permite intercambiar unos alimentos por otros es mucho más rica en proteína, colesterol y grasa que la dieta vegetal alta en fibra y carbohidratos. La dieta de alimentos intercambiables se basa en seis grupos alimenticios: leche, vegetales, fruta, pan, carne y grasa. Esta dieta permite que el 35 por ciento de las calorías totales procedan de las grasas, una cantidad que, como se ha demostrado, contribuye a la arteriosclerosis. El contenido de carbohidratos es mucho menor que en la dieta HCF, y entre el 40 y el 45 por ciento de las calorías totales procede de los carbohidratos. Estudios científicos han revelado que una dieta alta en carbohidratos complejos contribuye al control de la glucosa sanguínea. Entre el 70 y el 75 por ciento de la dieta HCF consta de carbohidratos complejos (vegetales, frutas, legumbres y granos enteros); entre el 15 y el 20 por ciento, de proteínas y solamente entre el 5 y el 10 por ciento, de grasa. Más que la dieta HCF, nosotros recomendamos la dieta HCF modificada (MHCF) porque contiene granos procesados y excluye los jugos de fruta, las frutas bajas en fibra, la leche descremada y la margarina. La dieta MHCF se describe a continuación.

Modificaciones dietéticas

1. *Haga una dieta vegetariana o vegetariana modificada (permite el consumo de pescado y aves una vez por semana).* Se ha demostrado que esta dieta reduce el riesgo de muerte a causa de la diabetes.

2. *Consuma cantidades generosas de ajo y cebolla.* Se ha demostrado que estos alimentos tienen la capacidad de reducir considerablemente el nivel de azúcar de la sangre.

3. *Consuma abundantes alimentos crudos y jugos de vegetales crudos.* Se ha encontrado que estos alimentos son altamente beneficiosos para los diabéticos. El Dr. John Douglas no sólo descubrió que los diabéticos toleran mejor los carbohidratos altos en fibra crudos que cocinados, sino también que ayudan a estabilizar los niveles de azúcar en la sangre. También se encontró que estos alimentos ayudan a reducir los

antojos incontrolables de comer más. El Dr. Max Bircher-Benner, fundador de la famosa clínica europea Bircher-Benner, hizo de los jugos crudos el componente central de muchos de sus tratamientos dietéticos, entre ellos algunos para pacientes diabéticos.

4. *Evite los jugos de fruta.* Tal vez unas pocas tajadas de manzana para endulzar un jugo de vegetales sean bien toleradas, pero si incluso esta cantidad de fructosa eleva el nivel de glucosa sanguínea, no se debe utilizar.

5. *Elimine de su dieta todas las azúcares.* La sacarosa se ha asociado con baja tolerancia a la glucosa. Las dietas HCF y MHCF excluyen todas las azúcares simples (edulcorantes). Se ha demostrado que la sacarosa y la fructosa aumentan el colesterol sanguíneo total, las lipoproteínas de baja densidad, los triglicéridos y el ácido úrico. Por los riesgos para la salud que se relacionan con su consumo, no recomendamos los edulcorantes artificiales como sustitutivos del azúcar.

Nutrientes que ayudan

❑ **Vitamina B$_6$:** Su deficiencia se ha relacionado con la diabetes.

❑ **Vitamina C:** Es posible que sea deficiente en pacientes diabéticos.

❑ **Vitamina E:** Al parecer, los pacientes diabéticos necesitan cantidades mayores de esta vitamina.

❑ **Cromo:** Es necesario para tolerar bien la glucosa. La intolerancia a la glucosa es una de las indicaciones de que hay deficiencia de cromo.

❑ **Cobre:** Su deficiencia se ha relacionado con intolerancia a la glucosa.

❑ **Magnesio:** Se ha encontrado que los niveles de este mineral son considerablemente más bajos en las personas diabéticas.

❑ **Manganeso:** Es necesario para el metabolismo de la glucosa.

❑ **Potasio:** Aumenta la secreción de insulina, así como también la sensibilidad y la reacción a esta hormona.

❑ **Cinc:** Su deficiencia puede intervenir en el desarrollo de la diabetes.

Alimentos provechosos

❑ *Kale*, espinaca, hojas de nabo y *sweet pepper* son fuentes de vitamina B$_6$.

❑ *Kale*, perejil, *green pepper* y brócoli son fuentes de vitamina C.

❑ Espinaca, espárrago y zanahoria son fuentes de vitamina E.

❑ Papa, *green pepper*, manzana y espinaca son fuentes de cromo.

❑ Zanahoria, ajo y jengibre son fuentes de cobre.

❑ Hojas de remolacha, espinaca, perejil y ajo son fuentes de magnesio.

❑ Espinaca, hojas de remolacha, zanahoria y brócoli son fuentes de manganeso.

❑ Perejil, *Swiss chard*, ajo y espinaca son fuentes de potasio.

❑ Jengibre, perejil, papa, ajo y zanahoria son fuentes de cinc.

Sugerencias de jugos/Diabetes mellitus

Digestivo especial

1 manojo de espinacas	*Junte el manojo de espinacas*
4-5 zanahorias sin hojas	*e introdúzcalo en el hopper con*
	las zanahorias.

Caldo de potasio

1 manojo de perejil	*Junte el perejil y las hojas de*
1 manojo de espinacas	*espinaca, e introduzca en el*
4-5 zanahorias sin hojas	*hopper con las zanahorias y*
2 palitos de apio	*el apio.*

Cóctel de clorofila

3   hojas de remolacha
1   manojo de perejil
1   manojo de espinacas
4   zanahorias sin hojas
1/2 manzana sin semillas

Junte las hojas de remolacha, el perejil y las espinacas, y coloque en el hopper con las zanahorias y la manzana.

Ensalada especial de la huerta

3   flores de brócoli
1   diente de ajo
4-5 zanahorias o 2 tomates
2   palitos de apio
1/2 *green pepper*

Ponga el brócoli y el ajo en el hopper con las zanahorias o los tomates. Continúe con el apio y el green pepper.

Expreso de tomate

1   manojo de espinacas
1   manojo de perejil
2   tomates
1/2 *green pepper*
    Gotas de salsa Tabasco

Junte las hojas de espinaca y el perejil. Introduzca en el hopper con los tomates y el green pepper. Agregue las gotas de salsa Tabasco.

Expreso de ajo

1   manojo de perejil
1   diente de ajo
4-5 zanahorias sin hojas
2   palitos de apio

Junte el perejil e introdúzcalo en el hopper con el ajo, las zanahorias y el apio.

Cóctel rico en calcio

3 hojas de *kale*	*Junte el kale y el perejil, y*
1 manojo pequeño de perejil	*coloque en el hopper con las*
4-5 zanahorias sin hojas	*zanahorias y la manzana.*
1/2 manzana sin semillas	

Pop bajo en azúcar

1 manzana sin semillas	*Pase la manzana y la lima por*
1/4 lima	*el exprimidor. Vierta el jugo en*
Agua con gas	*un vaso alto con hielo. Llene el*
	vaso con agua con gas.

Tónico para el páncreas

3 hojas de lechuga	*Junte las hojas de lechuga e*
4-5 zanahorias sin hojas	*introdúzcalas en el hopper con*
1 puñado de fríjoles verdes	*las zanahorias, los fríjoles*
2 coles de Bruselas	*verdes y las coles de Bruselas*

DIARREA

La diarrea se caracteriza por movimientos intestinales frecuentes y líquidos. Otros síntomas son los cólicos y el dolor abdominal. Aunque la diarrea suele ser síntoma de algún trastorno gastrointestinal, también puede indicar desórdenes más graves, como disentería, colitis ulcerativa o enfermedad de Crohn. La diarrea puede ser funcional (producida por estrés o irritación); orgánica (producida por lesión intestinal); osmótica (producida por intolerancia a la grasa, la lactosa, los carbohidratos simples o el gluten; a causa de los edulcorantes artificiales o por excesivo consumo de vitamina C), o secretoria (causada por virus, bacterias, bilis, ácidos, hormonas o laxantes). La diarrea secretoria es la más grave. Se ha visto que la diarrea crónica suele ser síntoma de que existe alguna alergia alimenticia.

Recomendaciones generales

No se recomienda tratar la diarrea con medicamentos que se consiguen en las farmacias sin fórmula médica. Quizás su organismo está eliminando substancias tóxicas. Si la deposición contiene sangre, si tiene la apariencia del alquitrán o si la situación persiste más de dos o tres días, consulte con su médico. Si usted sufre de diarrea crónica (si se le presenta este problema con mucha frecuencia), le recomendamos que se haga una prueba para determinar si es alérgico a algún alimento. La Dieta de eliminación (ver página 325) o la dieta de rotación (ver *The Rotation Game* de Sally Rockwell) puede ayudarle.

Modificaciones dietéticas

1. **Beba mucho líquido para evitar la deshidratación.** La deshidratación se caracteriza por resequedad en la boca y/o sequedad en la piel. Tome jugos frescos para reemplazar los electrolitos (minerales). Los jugos de fruta se deben diluir en agua. Los jugos de zanahoria y de hojas contienen abundantes minerales que sustituyen muy bien los electrolitos. Un remedio naturista que se ha utilizado durante mucho tiempo es tomar sorbos de partes iguales de *sauerkraut* y jugo de tomate. El jugo de *sauerkraut* se puede reemplazar por jugo de *cabbage*, pues se ha demostrado que este vegetal contiene substancias que curan las lesiones intestinales.

2. **Evite el café (porque puede agravar la diarrea), el alcohol y las gaseosas, al igual que todos los alimentos y bebidas frías.** El calor favorece la digestión. El agua de arroz es beneficiosa y se prepara poniendo a hervir media taza de arroz integral en tres tazas de agua durante cuarenta y cinco minutos. Cuele y beba tres tazas al día. Tés de hierbas, como el de camomila, el de hoja de *raspberry* y el de hoja de *blackberry* también dan buenos resultados. El té de jengibre es eficaz para los cólicos y el dolor abdominal (ver las recetas al final de esta sección).

3. **Mientras tenga diarrea debe evitar los productos lácteos (excepto el yogur natural), los fríjoles, las grasas, el trigo, todos los alimentos sólidos y cualquier alimento del cual**

se sospeche que produce alergia. Ésta es una época apropiada para hacer un corto Ayuno de jugos (ver página 330). Sin embargo, recuerde que la mayoría de los jugos deben ser de vegetales.

4. *Como suplemento pruebe la pectina, una fibra soluble que se ha utilizado mucho como remedio natural para la diarrea.* Cuando se mezcla con agua, la pectina forma una substancia gelatinosa. Ensaye con una cucharada tres veces al día.

5. *Tome lactobacilo acidófilo para que las bacterias amigables se vuelvan a establecer en el intestino.* Sugerimos media cucharadita de acidófilo o megadófilo tres veces al día.

6. *Haga la conocida dieta de banano, arroz, manzana y té, un remedio tradicional para las molestias estomacales y la diarrea.*

7. *A medida que la deposición vaya adquiriendo consistencia normal, empiece a consumir alimentos en pequeñas cantidades.* Las sopas, el arroz integral bien cocinado, el cereal de arroz, el yogur natural, los vegetales al vapor y la manzana rallada son buenas alternativas.

8. Ver también COLITIS e INDIGESTIÓN en la Segunda Parte.

Nutrientes que ayudan

❑ **Ácido fólico:** Los suplementos ayudan en caso de diarrea crónica.

❑ **Sodio:** Se pierde en grandes cantidades cuando hay diarrea.

❑ **Potasio:** Se pierde en grandes cantidades cuando hay diarrea.

❑ **Magnesio:** Se pierde en grandes cantidades cuando hay diarrea.

❑ **Suplementos de vitaminas y minerales:** Pueden ser necesarios para reemplazar los nutrientes perdidos.

Alimentos provechosos

❑ Espinaca, *kale,* hojas de remolacha y brócoli son fuentes de ácido fólico.

❑ Hojas de remolacha, remolacha, espinaca, apio y zanahoria son fuentes de sodio orgánico.

❑ Perejil, ajo, espinaca, zanahoria y *cabbage* rojo son fuentes de potasio.

❑ Hojas de remolacha, espinaca, perejil y remolacha son fuentes de magnesio.

Sugerencias de jugos/Diarrea

Cóctel de cabbage

1/4	*cabbage*	*Introduzca el cabbage y los*
2	tomates	*tomates en el hopper.*

Digestivo especial

1	manojo de espinacas	*Junte el manojo de espinacas*
4-5	zanahorias sin hojas	*e introdúzcalo en el hopper con*
		las zanahorias.

Té de jengibre

1	tajadita de jengibre de	*Pase por el exprimidor el*
	2 pulgadas	*jengibre y el limón. Coloque el*
1/4	limón	*jugo en un perol y agregue el*
1	*pint* de agua	*agua, la canela y los clavos.*
1	astilla de canela, partida	*Hierva a fuego lento. Agregue*
4-5	clavos	*la nuez moscada o el*
1	pizca de nuez moscada o	*cardamomo.*
	cardamomo	

Ensalada especial de la huerta

3 flores de brócoli
1 diente de ajo
4-5 zanahorias o 2 tomates
2 palitos de apio
1/2 *green pepper*

Ponga el brócoli y el ajo en el hopper, con las zanahorias o los tomates. Continúe con el apio y el green pepper.

Caldo de potasio

1 manojo de perejil
1 manojo de espinacas
4-5 zanahorias sin hojas
2 palitos de apio

Junte el perejil y las hojas de espinaca, e introduzca en el hopper con las zanahorias y el apio.

Tónico primaveral

1 manojo de perejil
4 zanahorias sin hojas
1 diente de ajo
2 palitos de apio

Junte el perejil e introdúzcalo en el hopper con las zanahorias, el ajo y el apio.

Cóctel vegetariano

1 manojo de perejil
3 hojas de remolacha
2 palitos de apio
4 zanahorias sin hojas

Junte el perejil y las hojas de remolacha, y coloque en el hopper con el apio y las zanahorias.

DIVERTICULITIS

Diverticulitis es la inflamación de uno o más sacos (divertículos) en la pared del tracto intestinal, lo cual lleva a que las heces se estanquen en esos sacos distendidos. Aunque algunos pacientes no experimentan síntomas, la mayoría se quejan de distensión abdominal, cólicos, fiebre alta, sensibilidad, diarrea o estreñimiento. Esta enfermedad empeora con la edad y se debe, en parte, a que la mucosa intestinal se adelgaza y, por tanto, se vuelve menos resistente. Las principales causas de la enfermedad diverticular son una dieta inadecuada y falta de ejercicio. Las dietas bajas en fibra no le aportan un buen volumen a la materia fecal. Cuando la materia fecal es muy liviana, las contracciones intestinales son leves, lo cual puede producir obstrucción. La presión que se requiere para movilizar por el intestino materia fecal seca y dura puede producir tensiones dentro del intestino que llevan a la formación de los sacos.

Recomendaciones generales

Los ejercicios de estiramiento son beneficiosos, y los masajes en el área dolorosa pueden aliviar la incomodidad. Los enemas ayudan a aliviar el dolor y a eliminar del intestino los alimentos que han quedado atrapados y que no han sido digeridos. Sin embargo, el tratamiento más eficaz para esta enfermedad es hacer algunos cambios dietéticos.

Modificaciones dietéticas

1. *Haga una dieta alta en fibra.* De acuerdo con la terapia dietética que se usaba antes para este trastorno, había que consumir alimentos bajos en fibra; sin embargo, investigaciones actuales indican que los pacientes de enfermedad diverticular que siguen una dieta alta en fibra experimentan menos dolor y distensión, y defecan con más facilidad. La dieta alta en fibra consiste en salvado sin procesar, arroz integral, cereales y pan de grano entero, frutas y vegetales.

2. **Durante la fase aguda, haga un Ayuno de jugos (ver página 330) o un ayuno modificado.** La zanahoria, el *cabbage* y los *green juices* son muy beneficiosos. Otra buena opción es tomar sopas de vegetales.

3. **Evite por completo las nueces, las semillas, los productos lácteos (excepto el yogur natural), la carne roja, los alimentos fritos, las especias, los dulces y los alimentos procesados.**

4. **Antes de desayunarse tome pectina, cáscara de semilla de psyllium, guar gum u oat bran (suplementos de fibra) y acidófilo (bacterias intestinales "amigables").**

Nutrientes que ayudan

❑ **Betacaroteno:** Ejerce efectos curativos en la mucosa intestinal.

❑ **Vitamina K:** Su deficiencia se ha relacionado con trastornos intestinales.

Alimentos provechosos

❑ Zanahoria, *kale*, perejil y espinaca son fuentes de betacaroteno.

❑ Hojas de nabo, brócoli, lechuga y *cabbage* son fuentes de vitamina K.

Sugerencias de jugos/Diverticulitis

Ensalada de lechuga

---

3 hojas de lechuga	*Junte las hojas de lechuga e*
3 zanahorias sin hojas	*introdúzcalas en el hopper con*
2 palitos de apio	*las zanahorias, el apio y la*
1/2 manzana sin semillas	*manzana.*

Cóctel alcalino

1/4	*cabbage*
3	palitos de apio
3	zanahorias sin hojas

Introduzca en el hopper el cabbage, el apio y las zanahorias.

Sopa de cosecha

2-3	dientes de ajo
1	hoja de *kale*
1	tomate grande
2	palitos de apio
1	hoja de *collard* picada
1	cucharada de *croutons*

Envuelva los dientes de ajo con la hoja de kale e introduzca en el hopper con el tomate y el apio. Vierta el jugo en un perol, agregue la hoja de collard picada y caliente a fuego lento. Decore con los croutons.

Cóctel de cabbage

1/4	*cabbage*
2	tomates

Coloque el cabbage y los tomates en el hopper.

Digestivo especial

1	manojo de espinacas
4-5	zanahorias sin hojas

Junte el manojo de espinacas e introdúzcalo en el hopper con las zanahorias.

Tónico primaveral

1	manojo de perejil
4	zanahorias sin hojas
1	diente de ajo
2	palitos de apio

Junte el perejil e introdúzcalo en el hopper con las zanahorias, el ajo y el apio.

DOLOR DE CABEZA

Ver MIGRAÑA.

DOLOR DE ESPALDA

El dolor de espalda es un síndrome bastante frecuente que se caracteriza por dolor y sensibilidad en los músculos o en las inserciones de los músculos a otras regiones, como la región sacroilíaca. El dolor de espalda es una señal de que algo está funcionando mal en el organismo. Puede ser causado por infección, alteraciones de la columna vertebral o cualquiera de otros muchos desórdenes, entre ellos estrés. El dolor de espalda es una señal de que hay que tomar medidas y buscar asesoría médica profesional. Sin embargo, hay algunas cosas que usted puede hacer para facilitar el proceso de curación.

Recomendaciones generales

Desde el punto de vista sicológico, es mucho lo que se puede hacer para controlar el dolor de espalda. Por ejemplo, las técnicas de *focusing*, relajación y *biofeedback* son muy eficaces. Además, la terapia física, el masaje y la acupuntura producen efectos terapéuticos. Aunque la dieta no influye especialmente en la percepción subjetiva del dolor de espalda, es de mucha importancia para el proceso de curación. La excepción pueden ser algunos remedios a base de hierbas que se han utilizado a través de la historia para tratar el dolor, como el *red pepper*, el aceite de clavos, la camomila alemana y el aceite de *wintergreen*. Los *chestnuts* también se han utilizado tradicionalmente para aliviar el dolor de espalda.

Modificaciones dietéticas

1. *Haga la Dieta básica.* (Ver página 315.)

2. *Reduzca el consumo de grasas de origen animal.* Al reducir el consumo de estas grasas se reducirá su consumo de ácido araquidónico, el cual contribuye al proceso inflamatorio.

3. *Consuma más pescado grasoso de agua fría, como caballa, arenque y salmón.* Estos pescados contienen una substacia con propiedades antiinflamatorias.

4. *Evite el café instantáneo.* Un estudio reveló que el café instantáneo bloquea ciertos receptores cerebrales cuya función es ayudarle al organismo a controlar el dolor. Cuando esos receptores se bloquean, el organismo queda más susceptible al dolor.

5. *Haga alguna de las dietas de limpieza.* (Ver página 328.) Mucha gente ha experimentado alivio del dolor y curación de sus lesiones tras una dieta de limpieza. Cuando tuvo un accidente automovilístico, Cherie sufrió una lesión en el cuello que le produjo muchísimo dolor. Después de una terapia de seis meses que no surtió mucho efecto, ella hizo un ayuno de jugos de tres días que le proporcionó una notable mejoría.

Nutrientes que ayudan

❑ **Vitamina K:** Estudios que todavía no han sido publicados muestran resultados prometedores para el manejo del dolor.

❑ **Cobre:** Su deficiencia contribuye a la percepción del dolor.

❑ **D-fenilalanina:** Este aminoácido es eficaz para aliviar el dolor crónico, incluso cuando los medicamentos no surten efecto. Hable con su médico acerca de la conveniencia de tomar suplementos.

Alimentos provechosos

❑ Hojas de nabo, brócoli, lechuga, *cabbage* y espinaca son fuentes de vitamina K.

❑ Zanahoria, ajo, y jengibre son fuentes de cobre.

Sugerencias de jugos/Dolor de espalda

Expreso de vegetales

2	hojas de lechuga
1	trozo pequeño de *cabbage*
4-5	zanahorias sin hojas
3	flores de brócoli
1/2	manzana sin semillas

Junte las hojas de lechuga y póngalas en el hopper con el cabbage, las zanahorias, el brócoli y la manzana.

Hopper de jengibre

1	tajadita de jengibre de 1/4 de pulgada
4-5	zanahorias sin hojas
1/2	manzana sin semillas

Introduzca en el hopper el jengibre, las zanahorias y la manzana

Digestivo especial

| 1 | manojo de espinacas |
| 4-5 | zanahorias sin hojas |

Junte las hojas de espinaca e introdúzcalas en el hopper con las zanahorias.

Ginger fizz

1	tajadita de jengibre de 1/4 de pulgada
1	manzana sin semillas
	Agua con gas

Introduzca el jengibre y la manzana en el hopper. Vierta el jugo en un vaso con hielo y termine de llenarlo con agua con gas.

Caldo de potasio

1	manojo de perejil
1	manojo de espinacas
4-5	zanahorias sin hojas
2	palitos de apio

Junte el perejil y las hojas de espinaca, y coloque en el hopper con las zanahorias y el apio.

DOLOR DE GARGANTA

El dolor de garganta puede ser producido por bacterias o virus que invaden el tejido que recubre la garganta. Como resultado de la batalla que libra el sistema inmunológico del organismo contra el ejército invasor de gérmenes se presenta inflamación, la cual produce edema y dolor. Es posible que su médico le recete antibióticos para exterminar las bacterias atacantes. Los medicamentos que se consiguen sin fórmula médica sencillamente enmascaran los síntomas. Los remedios naturales que le proponemos más adelante fortalecerán su sistema inmunológico para que pueda proteger más eficazmente sus células contra la infección.

Hay dolores de garganta que no son producidos por infección, sino por otros agentes irritantes, como polvo, humo, fumarolas, alimentos o bebidas demasiado calientes, o alergenos como el polen. Al igual que las bacterias invasoras, esos agentes irritantes hacen que la garganta se inflame y duela. Aunque la mayoría de las sugerencias que hacemos más adelante buscan combatir las infecciones bacterianas o virales, las que tienen por objeto manejar la inflamación le ayudarán a aliviar el dolor de garganta, sea cual sea la causa. Si usted sospecha que la culpable es una alergia, visite a su médico.

Recomendaciones generales

Tome las cosas con calma y, si es posible, descanse en cama. Si el dolor persiste o si sospecha que su infección es por estreptococos, consulte con su médico. Lo más indicado para las infecciones de garganta causadas por estreptococos es tomar antibióticos. (Para mayor información, ver INFECCIONES en la Segunda Parte.) Recuerde que si por cualquier razón usted está tomando antibióticos, también debe tomar alguna fuente de acidófilos, como yogur.

Modificaciones dietéticas

1. Haga la Dieta de apoyo inmunológico. (Ver página 322.)

2. Disminuya el consumo de azúcares simples, entre ellas los jugos de fruta. El azúcar reduce la capacidad que tienen los glóbulos blancos de destruir las bacterias.

3. ***Beba líquidos en abundancia, como caldos y jugos de vegetales diluidos.*** Hacer el Ayuno de jugos durante el primer día o los dos primeros días es provechoso para las personas mayores de diecisiete años. (Ver página 330.)

4. ***Incremente su consumo de ajo, un antibiótico natural.*** El *allicin*, un componente del ajo, destruye eficazmente la bacteria estreptocócica.

5. ***Agréguele jengibre a su dieta.*** El jengibre es un agente antiinflamatorio natural.

6. ***Tome sorbos de jugo de piña.*** Se ha demostrado que el *bromelain*, una enzima que sólo se encuentra en la piña cruda, reduce la inflamación y el edema. La piña es un remedio tradicional para el dolor de garganta.

7. Ver también RESFRIADO COMÚN en la Segunda Parte.

Nutrientes que ayudan

❑ *Bromelain*: Reduce la inflamación y el edema.

❑ **Vitamina C y bioflavonoides:** Estos nutrientes fortalecen el sistema inmunológico y le ayudan al organismo a combatir la infección.

❑ **Betacaroteno:** Protege el sistema inmunológico.

Alimentos provechosos

❑ Piña es la única fuente de *bromelain*, un agente antiinflamatorio.

❑ *Kale*, brócoli y *red pepper* son fuentes de vitamina C bajas en azúcar.

❑ *Cabbage* y tomate son fuentes de bioflavonoides bajas en azúcar.

❑ Zanahoria, hojas de *collard* y *kale* son fuentes de betacaroteno.

❑ Ajo es un antibiótico natural.

❑ Jengibre es un agente antiinflamatorio natural.

Sugerencias de jugos/Dolor de garganta

Gargarismo tahitiano

1   limón entero

Pase el limón por el exprimidor. Haga gárgaras con el jugo.

Alivio calientico

1/2 limón
1   cucharadita de miel
     (no utilizar para niños
     menores de 1 año)
     Agua caliente

Haga jugo con el limón, agregue la miel y mezcle con agua caliente en una taza. Bébalo lentamente.

Soothing pops

3   tajadas de piña con cáscara
1   tajadita de jengibre de
     1/4 de pulgada
1   pera firme
     Vasos de papel de 3 onzas
     Palitos de madera para
     paleta

Haga jugo con la piña, el jengibre y la pera. Vierta el jugo en los vasos, coloque los palitos y congele.

Sopa instantánea

2-3 dientes de ajo
1   atado de espinacas
1/2 pepino
1   palito de apio
2   cucharadas de espinaca y
     apio finamente picados
1   ramito de perejil para
     decorar

Envuelva los dientes de ajo con las espinacas y empuje por el hopper con el pepino y el apio. Coloque el jugo en un perol, agrege los vegetales picados y caliente a fuego moderado. Decore con el ramito de perejil. Sirva caliente.

Reconstituyente del sistema inmunológico

1	manojo de perejil
1	diente de ajo
5	zanahorias sin hojas
3	palitos de apio

Junte el perejil y empújelo por el hopper con el ajo, las zanahorias y el apio.

Té de menta aromatizado

1	atado de menta
1	tajadita de jengibre de 1/2 pulgada
1	naranja pelada (dejar el pellejo blanco)
	Agua

Junte la menta y colóquela en el hopper con el jengibre y la naranja. Vierta en una taza 2 onzas de jugo y agregue 4 onzas de agua hirviendo.

Tónico aromático de Maureen

1/4	piña con cáscara
1/2	manzana sin semillas
1	tajadita de jengibre de 1/4 de pulgada

Introduzca en el hopper la piña, la manzana y el jengibre

Ginger roger

3	tajadas de piña con cáscara
1	tajadita de jengibre de 1/4 de pulgada

Empuje entre el hopper las tajadas de piña y el jengibre.

ECCEMA (DERMATITIS ATÓPICA)

Este desorden se ha vuelto sinónimo de dermatitis crónica. En las primeras etapas la piel se enrojece y se inflama, y se puede presentar prurito, al igual que pequeñas ampollas con secreción. Más adelante, la piel se suele llenar de costras, se vuelve escamosa y se engruesa. Pueden presentarse otros síntomas, como ardor, pápulas y una tendencia a la colonización bacteriana. Las investigaciones han revelado que el eccema es, por lo menos en parte, una respuesta alérgica. Bajos niveles de ácidos estomacales (hipoclorhidria) se han asociado tanto con el eccema como con las alergias alimenticias. El estrés también puede contribuir al eccema.

Recomendaciones generales

El control de las alergias alimenticias es un aspecto muy importante para controlar el eccema. Si usted sospecha que es alérgico a algunos alimentos, pero no sabe a cuáles, pídale a su médico que le ordene las pruebas correspondientes. Las pruebas cutáneas no siempre son eficaces para determinar qué alergias alimenticias existen; muchos médicos de orientación nutricional recomiendan los exámenes de sangre *RAST* o *ELISA*. Quizás usted desee probar la Dieta de eliminación (ver página 325), la cual le ayudará a identificar los alimentos que le pueden estar ocasionando problemas.

Modificaciones dietéticas

1. *Aumente el consumo de pescados grasosos de agua fría, como caballa, arenque, sardinas, bluefish, salmón, atún, ostras del Pacífico, anchoas europeas y calamar.* Se ha demostrado que el metabolismo de los ácidos grasos esenciales es deficiente en los pacientes de eccema. Al parecer, este defecto hace que disminuya la producción de substancias antiinflamatorias. Estudios han encontrado que aumentar la ingesta de ácidos grasos esenciales mediante el consumo de pescados grasosos por lo menos dos veces por semana mitiga los síntomas del eccema, al igual que suplementar la dieta con aceites de pescado, de *evening primrose* y de linaza (que no haya sido sometido a un proceso de calentamiento). A la vez, se debe reducir el consumo de grasa animal porque este tipo de grasa produce substancias que dan origen a agentes inflamatorios.

2. *Aumente su consumo de avena, pues se ha encontrado que tiene propiedades antiinflamatorias muy beneficiosas*

para el manejo del eccema. Tanto la avena cruda como la cocinada son beneficiosas. Las compresas faciales a base de avena también son provechosas. (Mezcle media taza de avena con agua o con un poquito de yogur, y apliquese esa pasta en la cara o en las áreas afectadas por el eccema. Deje secar durante quince minutos. Enjuague bien y mantenga la piel afectada muy limpia y seca.) Si hay alguna señal de infección, consulte con su médico. No trate de manejarse usted mismo las infecciones.

3. *Utilice la Dieta de eliminación para identificar alergias alimenticias.* (Ver página 325.)

Nutrientes que ayudan

❑ **Betacaroteno:** Su deficiencia puede hacer que la piel se vuelva vulnerable al engrosamiento, como ocurre cuando hay eccema.

❑ **Bioflavonoides:** Beneficiosos para controlar la inflamación y la alergia.

❑ **Selenio:** Puede haber deficiencia.

❑ **Cinc:** Los suplementos pueden ayudar.

Alimentos provechosos

❑ Zanahoria, *kale,* perejil y espinaca son fuentes de betacaroteno, que el organismo convierte en vitamina A de acuerdo con sus necesidades.

❑ Perejil, *cabbage, sweet pepper* y tomate son fuentes de bioflavonoides.

❑ *Red Swiss chard,* nabo, ajo y naranja son fuentes de selenio.

❑ Jengibre, perejil, papa, ajo y zanahoria son fuentes de cinc.

❑ Pepino se ha utilizado tradicionalmente para proporcionarle alivio a la piel.

Sugerencias de jugos/Eccema

Expreso del beauty spa

1	manojo pequeño de perejil
1	manojo de espinacas
4-5	zanahorias sin hojas
1/2	manzana sin semillas

Junte el perejil y las espinacas y coloque en el hopper con las zanahorias y la manzana.

Expreso para un cutis fresco

2	tajadas de piña con cáscara
1/2	pepino
1/2	manzana sin semillas

Empuje la piña, el pepino y la manzana entre el hopper.

Refresco de pepino

1	tomate
1	pepino
2	palitos de apio
1	ramito de perejil para decorar

Haga jugo con el tomate, colóquelo en una cubeta de hacer hielo e introduzca en el congelador. Haga jugo con el pepino y el apio y viértalo en un vaso alto. Agregue el tomate congelado y decore con el ramito de perejil.

Digestivo especial

1	manojo de espinacas
4-5	zanahorias sin hojas

Junte las hojas de espinaca e introdúzcalas en el hopper con las zanahorias.

Caldo de potasio

1	manojo de perejil
1	manojo de espinacas
4-5	zanahorias sin hojas
2	palitos de apio

Junte el perejil y las hojas de espinaca, y coloque en el hopper con las zanahorias y el apio.

Ensalada especial de la huerta

3	flores de brócoli
1	diente de ajo
4-5	zanahorias o 2 tomates
2	palitos de apio
1/2	green pepper

Coloque el brócoli y el ajo en el hopper, con las zanahorias o los tomates. Continúe con el apio y el green pepper.

Hopper de jengibre

1	tajadita de jengibre de 1/4 de pulgada
4-5	zanahorias sin hojas
1/2	manzana sin semillas

Introduzca en el hopper el jengibre, las zanahorias y la manzana

EDEMA

Ver RETENCIÓN DE LÍQUIDO.

ENCÍAS SENSIBLES

Ver ENFERMEDAD PERIODONTAL.

ENFERMEDAD CARDIOVASCULAR

Ver ARTERIOSCLEROSIS, COLESTEROLEMIA, HIPERTENSIÓN, PROBLEMAS CIRCULATORIOS Y TROMBOSIS.

ENFERMEDAD DE ALZHEIMER

La enfermedad de Alzheimer, también conocida como demencia presenil, se parece a la demencia senil pero se presenta entre los cuarenta y los sesenta años. Esta enfermedad se caracteriza por pérdida de memoria, intensos cambios anímicos, cambio de personalidad, incapacidad para concentrarse, incapacidad para comunicarse y percepción distorsionada del tiempo y el espacio. Autopsias realizadas en víctimas de esta enfermedad han revelado la existencia de grandes cantidades de aluminio y silicona tanto en los nudos neurofibrilares como en las placas seniles del cerebro. También se ha encontrado exceso de calcio, bromo y azufre. Igualmente, se ha visto que las víctimas de esta enfermedad tienen deficiencias de potasio, selenio, boro, cinc y vitamina B_{12}. En este momento, la única "curación" es la prevención.

Recomendaciones generales

Por la relación que se ha encontrado entre la enfermedad de Alzheimer y cantidades excesivas de aluminio en el cerebro, se recomienda retirar de la vida del paciente todas las fuentes de aluminio. Entre ellas están el agua potable contaminada con aluminio, la aspirina *buffered*, algunos antiácidos, algunas duchas, muchos antiperspirantes para las axilas, algunos cosméticos, algunas marcas de dentífricos, medicamentos para la diarrea, champús anticaspa, envases de aluminio como latas de cerveza, *aluminum foil* y polvo de hornear con aluminio.

Para prevenir esta enfermedad o detener su avance en etapas tempranas conviene hacerse con regularidad exámenes de sangre para medir los niveles de minerales y de metales pesados. El análisis del cabello es eficaz para determinar la presencia de metales pesados, como el aluminio. Con base en los resultados de los exámenes, su médico y usted podrán tomar medidas para corregir las deficiencias y eliminar los excesos.

Modificaciones dietéticas

1. *Haga la Dieta básica.* (Ver página 315.)

2. *Evite las comidas rápidas, especialmente las que han sido preparadas con queso procesado.* La mayor parte de los quesos procesados contienen aluminio. Los alimentos fritos también se deben evitar porque contienen substancias tóxicas conocidas como radicales libres, que se producen mientras se fríen los alimentos.

3. *Evite los alimentos y las bebidas que se hayan cocinado o almacenado en recipientes de aluminio.*

4. *Siga una dieta alta en fibra.*

5. *Programe un Ayuno de jugos (ver página 330) varias veces al año, o haga la Dieta de limpieza de seis semanas (página 344) una vez al año, para ayudarle a su organismo a eliminar los metales pesados.*

6. *Incluya en su dieta sardinas, caballa y salmón, porque estos alimentos son ricos en coenzima Q_{10}, un antioxidante que favorece el transporte del oxígeno a las células.*

7. *Consuma alimentos ricos en azufre, como cebolla, ajo, fríjol y huevos.* Estos alimentos liberan el organismo de los metales pesados. Otros agentes desintoxicantes que pueden ayudar son la pectina, el *guar gum*, las semillas de *psyllium* y el *oat bran*.

8. Ver también PÉRDIDA DE MEMORIA en la Segunda Parte.

Nutrientes que ayudan

❑ **Betacaroteno:** Este antioxidante le ayuda al organismo a desintoxicarse.

❑ **Vitamina C:** Este antioxidante destruye los radicales libres.

❑ **Bioflavonoides:** Aumentan la eficacia de la vitamina C y favorecen la circulación.

❑ **Vitamina E:** Este antioxidante mejora la circulación y ayuda a reparar los tejidos.

❑ **Selenio:** Este antioxidante le ayuda al organismo a desintoxicarse.

Alimentos provechosos

❑ Zanahoria, *kale*, perejil y espinaca son fuentes de betacaroteno.

❑ *Kale*, perejil, *green pepper* y espinaca son fuentes de vitamina C.

❑ Uva, cereza, toronja y limón son fuentes de bioflavonoides. (Ver ENVEJECIMIENTO, Segunda Parte, donde encontrará una lista más extensa.)

❑ Espinaca, espárrago y zanahoria son fuentes de Vitamina E.

❑ Nabo, ajo y naranja son fuentes de selenio.

Sugerencias de jugos/
Prevención de la Enfermedad de Alzheimer

Caldo de potasio

1 manojo de perejil	*Junte el perejil y las hojas de*
1 manojo de espinacas	*espinaca y coloque en el*
4-5 zanahorias sin hojas	*hopper con las zanahorias y el*
2 palitos de apio	*apio.*

Cóctel muy vegetariano

1 manojo de *wheatgrass*	*Junte el wheatgrass, el perejil y*
1/2 manojo de perejil	*los berros y empuje todo por el*
1 manojo de berros	*hopper con las zanahorias, el*
4 zanahorias sin hojas	*apio, el hinojo y la manzana.*
3 palitos de apio	
1/2 taza de hinojo picado	
1/2 manzana sin semillas	

Cóctel de limpieza de Cherie

1 tajadita de jengibre de
   1/4 de pulgada
1 remolacha
1/2 manzana sin semillas
4 zanahorias sin hojas

*Coloque en el hopper el
jengibre, la remolacha, la
manzana y las zanahorias.*

Tónico primaveral

1 manojo de perejil
4 zanahorias sin hojas
1 diente de ajo
2 palitos de apio

*Junte el perejil e introdúzcalo
en el hopper con las
zanahorias, el ajo y el apio.*

Cóctel de ensalada de frutas

1 racimo mediano de uvas
1/2 manzana sin semillas
1/4 limón

*Introduzca las uvas en el
hopper y continúe con la
manzana y el limón.*

ENFERMEDAD DE CROHN

La enfermedad de Crohn es un trastorno inflamatorio crónico del intestino que generalmente se presenta entre los quince y los treinta y cinco años de edad. Se caracteriza por ataques intermitentes de diarrea, fiebre moderada, anorexia, pérdida de peso, sensibilidad abdominal, flatulencia y malestar. Entre las causas de la enfermedad de Crohn están la predisposición genética, agentes infecciosos, anormalidades inmunológicas y factores dietéticos. Cuando la enfermedad dura varios años, la función intestinal se puede deteriorar. Esta situación produce una mala absorción de los nutrientes, lo que debilita el sistema inmunológico y retarda la curación. Este trastorno también puede aumentar el riesgo de contraer cáncer de colon.

Recomendaciones generales

En lo posible, evite el estrés. Durante los ataques, descanse. Las compresas calientes ayudan a aliviar el dolor. Es de suma importancia que el intestino se mueva todos los días. La dieta es un factor esencial.

Modificaciones dietéticas

1. *Se ha demostrado que una dieta alta en fibra y en carbohidratos complejos da muy buenos resultados.* El salvado de trigo podría ser demasiado irritante, pero la mayor parte de los alimentos ricos en fibra son bien tolerados, entre ellos las frutas, los vegetales, los granos enteros, las semillas y las nueces. Incluir fibra en la dieta produce un efecto positivo en la flora intestinal.

2. *Cuando la enfermedad de Crohn está activa, una dieta elemental es un sustitutivo no tóxico de los corticosteriodes.* En una dieta elemental, como las que son habituales en los hospitales, la proteína se suministra a través de aminoácidos en estado libre o predigeridos.

3. *Para las enfermedades inflamatorias y crónicas del intestino, lo más recomendable es hacer una dieta de eliminación.* Estas dietas permiten identificar los alimentos perjudiciales, a fin de eliminarlos de la dieta (ver página 325 para obtener detalles). Entre esos alimentos, los que hay que excluir de la dieta con más frecuencia son el trigo y los productos lácteos. También puede ayudar una dieta de rotación. Recomendamos *The Rotation Game*, de Sally Rockwell.

4. *Evite todos los productos que contengan carragaen, el cual se extrae de un alga marina comestible.* Por su capacidad estabilizadora de las proteínas de la leche, el carragaen se adiciona a los productos lácteos, como el helado, el queso tipo *cottage* y la leche de chocolate. Sujetos animales de investigación que fueron alimentados con soluciones de carragaen desarrollaron diarrea sanguinolenta y colitis ulcerativa.

5. *Beba mucho líquido, como agua purificada, jugos frescos y tés de hierbas.*

6. *Evite los alimentos fritos, grasosos y con alto contenido de grasa; las especias, la pimienta, el tabaco, la cafeína, el alcohol, los productos lácteos, la margarina, las bebidas gaseosas, las proteínas de origen animal (a excepción del pescado blanco) y los carbohidratos refinados, en particular los dulces.*

Nutrientes que ayudan

❑ **Ácido fólico:** Puede haber deficiencia debido a mala absorción o a una dieta inadecuada.

❑ **Vitamina A:** Puede haber deficiencia.

❑ **Vitamina B$_{12}$:** Puede haber deficiencia. Hable con su médico sobre la conveniencia de tomar suplementos de esta vitamina, puesto que no se obtiene en los jugos.

❑ **Vitamina C:** Puede haber deficiencia.

❑ **Vitamina D:** Puede haber deficiencia. Hable con su médico sobre la conveniencia de tomar suplementos de esta vitamina, ya que no se puede obtener en los jugos.

❑ **Vitamina K:** Puede haber deficiencia.

❑ **Calcio:** Puede haber deficiencia.

❑ **Magnesio:** Puede haber deficiencia.

❑ **Selenio:** Puede haber deficiencia.

❑ **Cinc:** Puede haber deficiencia.

Alimentos provechosos

❑ Espinaca, *kale*, hojas de remolacha y brócoli son fuentes de ácido fólico.

❑ Zanahoria, *kale*, perejil y espinaca son fuentes de betacaroteno, que el organismo convierte en vitamina A.

❑ *Kale*, perejil, *green pepper* y brócoli son fuentes de vitamina C.

❑ Hojas de nabo, brócoli, lechuga y *cabbage* son fuentes de vitamina K.

❑ Perejil, berros, hojas de remolacha y brócoli son fuentes de calcio.

❑ Hojas de remolacha, espinaca, perejil y ajo son fuentes de magnesio.

❑ *Red Swiss chard,* ajo y naranja son fuentes de selenio.

❑ Jengibre, perejil, ajo y zanahoria son fuentes de cinc.

Sugerencias de jugos/Enfermedad de Crohn

Cóctel rico en calcio
---

3   hojas de *kale*
1 · manojo pequeño de perejil
4-5 zanahorias sin hojas
1/2 manzana sin semillas

Junte el kale y el perejil, e introduzca en el hopper con las zanahorias y la manzana.

Digestivo especial
---

1   manojo de espinacas
4-5 zanahorias sin hojas

Junte el manojo de espinacas e introdúzcalo en el hopper con las zanahorias.

Caldo de potasio
---

1   manojo de perejil
1   manojo de espinacas
4-5 zanahorias sin hojas
2   palitos de apio

Junte el perejil y las hojas de espinaca, e introduzca en el hopper con las zanahorias y el apio.

Cóctel de clorofila
---

3   hojas de remolacha
1   manojo de perejil
1   manojo de espinacas
4   zanahorias sin hojas
1/2 manzana sin semillas

Junte las hojas de remolacha, el perejil y las espinacas, y coloque en el hopper con las zanahorias y la manzana.

Sopa de cosecha

2-3	dientes de ajo	
1	hoja de *kale*	
1	tomate grande	
2	palitos de apio	
1	hoja de *collard* picada	
1	cucharada de *croutons*	

Envuelva los dientes de ajo con la hoja de kale e introduzca en el hopper con el tomate y el apio. Vierta el jugo en un perol, agregue la hoja de collard picada y caliente un poquito. Decore con los croutons.

Expreso de ajo

1	manojo de perejil
1	diente de ajo
4-5	zanahorias sin hojas
2	palitos de apio

Junte el perejil e introdúzcalo en el hopper con el ajo, las zanahorias y el apio.

Ginger fizz

1	tajadita de jengibre de 1/4 de pulgada
1	manzana sin semillas
	Agua con gas

Introduzca el jengibre y la manzana en el hopper. Vierta el jugo en un vaso con hielo y termine de llenarlo con agua con gas.

ENFERMEDAD DE LYME

El origen del nombre de esta enfermedad es la ciudad de Lyme, Connecticut, donde fue descubierta. Esta enfermedad se encuentra principalmente en áreas donde vive el venado de cola blanca. La enfermedad de Lyme es transmitida por una pequeña garrapata de la cual son portadores esos venados. Las mascotas caseras pueden llevar la garrapata a los hogares y transmitirla a los residentes humanos, a quienes también se les puede prender caminando por áreas boscosas. En la zona oriental de Estados Unidos, el huésped principal es el ratoncito de campo de patas blancas. En los estados occidentales del país, las lagartijas y las liebres son los principales portadores de esa garrapata. Si las picaduras no se detectan, se puede desarrollar la enfermedad. Uno de sus primeros signos es la aparición de un sarpullido pocos días después de la picadura, tras lo cual aparece una pápula roja en la piel. Entre otros posibles síntomas están la fiebre, el escalofrío, las náuseas y el vómito. Es urgente consultar con un médico tan pronto como aparecen estos síntomas. Un examen de sangre permite identificar el problema. Si no se trata, la enfermedad de Lyme puede producir artritis y afectar a los sistemas cardiovascular y nervioso central. Entre los signos de estas alteraciones están fatiga, síntomas como de resfriado, rigidez en el cuello, dolor de cabeza, vómito y náuseas.

Recomendaciones generales

En la actualidad existe una terapia a base de antibióticos para la enfermedad de Lyme. Además, usted puede proteger y fortalecer su sistema inmunológico con una buena nutrición. El calor es eficaz para aliviar el dolor de las articulaciones; dése baños calientes o utilice un *whirlpool*. Por último, trate de evitar al máximo las situaciones estresantes por los efectos devastadores que produce en el sistema inmunológico.

Modificaciones dietéticas

1. *Haga la Dieta de apoyo inmunológico.* (Ver página 322.)

2. *Evite todas las azúcares simples, entre ellas la glucosa, la fructosa, la sacarosa, la miel, el maple syrup, los concentrados de jugo de fruta, el corn syrup, la dextrosa y todos los demás edulcorantes.* Evite, también, el jugo de naranja por su alto contenido de azúcar. Los edulcorantes debilitan el sistema inmunológico. También se deben evitar los edulcorantes artificiales. Y ¡cuidado con su afición por el dulce si es que desea mejorarse! Si sigue con antojos incontrolables de comer cosas dulces, trate de eliminarlos haciendo la dieta correspondiente. (Ver ANTOJOS INCONTROLABLES en la Segunda Parte.)

3. *Incluya en su dieta ajo y jengibre en abundancia.* Estos alimentos actúan como antibióticos naturales y son poderosos estimulantes del sistema inmunológico.

Nutrientes que ayudan

❑ **Betacaroteno:** Este nutriente, que el organismo convierte en vitamina A, estimula numerosos procesos inmunológicos. Es un excelente antioxidante.

❑ **Vitamina B$_6$:** Su deficiencia disminuye la inmunidad.

❑ **Vitamina C:** Esta vitamina, que tiene propiedades antivirales y antibacterianas, durante las infecciones es expulsada rápidamente de los glóbulos blancos (la primera línea defensiva del organismo).

❑ **Vitamina E:** Es un importante antioxidante.

❑ **Cinc:** Este nutriente tiene una importancia crítica para la inmunidad del organismo.

❑ **Selenio:** Es un importante antioxidante.

❑ **Clorofila:** Es un purificador de la sangre que puede ser beneficioso.

Alimentos provechosos

❑ Zanahoria, *kale*, perejil y espinaca son fuentes de betacaroteno.

❑ *Kale*, espinaca y *sweet pepper* son fuentes de vitamina B$_6$.

❑ *Kale*, perejil, *green pepper* y brócoli son fuentes de vitamina C.

❑ Espinaca, espárrago y zanahoria son fuentes de vitamina E.

❑ Jengibre, perejil, potasio, ajo y zanahoria son fuentes de cinc.

❑ Nabo, ajo, rábano y uva son fuentes de selenio.

❑ Vegetales verdes son fuentes de clorofila.

Sugerencias de jugos/Enfermedad de Lyme

Hopper de jengibre

1 tajadita de jengibre de 1/4 de pulgada	*Introduzca en el hopper el jengibre, las zanahorias y la manzana*
4-5 zanahorias sin hojas	
1/2 manzana sin semillas	

Reconstituyente del sistema inmunológico

1 manojo de perejil	*Junte el perejil e introdúzcalo*
1 diente de ajo	*en el hopper con el ajo, las*
5 zanahorias sin hojas	*zanahorias y el apio.*
3 palitos de apio	

Ensalada especial de la huerta

3 flores de brócoli	*Ponga el brócoli y el ajo en el*
1 diente de ajo	*hopper con las zanahorias o*
4-5 zanahorias o 2 tomates	*los tomates. Continúe con el*
2 palitos de apio	*apio y el green pepper.*
1/2 green pepper	

Expreso de tomate

1 manojo de espinacas	*Junte las espinacas y el*
1 manojo de perejil	*perejil. Introduzca en el hopper*
2 tomates	*con los tomates y el green*
1/2 green pepper	*pepper. Agregue las gotas de*
Gotas de salsa Tabasco	*salsa Tabasco.*

Cóctel de navidad

2 manzanas sin semillas	*Coloque en el hopper las*
1 racimo grande de uvas	*manzanas, las uvas y el*
1 tajada de limón	*limón.*

Tónico mineral

1 manojo de perejil	*Envuelva el perejil con las*
2 hojas de nabo	*hojas de nabo y de kale, e*
1 hoja de *kale*	*introduzca en el hopper con las*
4-5 zanahorias sin hojas	*zanahorias.*

ENFERMEDAD DE RAYNAUD

Ver PROBLEMAS CIRCULATORIOS.

ENFERMEDAD FIBROQUÍSTICA DE LOS SENOS

Ver SÍNDROME PREMENSTRUAL.

ENFERMEDAD PERIODONTAL

Gingivitis es la inflamación de las encías. Se considera que es una etapa temprana de la enfermedad periodontal, y es causada por la placa bacteriana depositada sobre los dientes. La acumulación de placa bacteriana hace que las encías se infecten y se inflamen. Si no se trata, la gingivitis puede evolucionar hasta convertirse en periodontitis, una condición en la cual la inflamación se extiende hasta el hueso. La periodontitis, también conocida como piorrea, es una de las principales causas de pérdida de la dentadura en los adultos, y puede ser resultado de mala higiene dental, mala nutrición, consumo excesivo de alimentos dulces, consumo excesivo de alcohol, drogas y tabaco. Esta enfermedad debe ser tratada por un odontólogo. El papel que desempeña la nutrición es el de fortalecer los tejidos y construir mecanismos de defensa para impedir que las toxinas producidas por bacterias entren en las encías.

Recomendaciones generales

Además de una dieta saludable, su mejor arma contra la enfermedad periodontal es una buena higiene dental. Utilice todos los días seda dental para limpiar las encías y estimularlas, y cepíllese después de cada comida. Utilice un cepillo suave para cepillarse tanto los dientes como las encías.

Cuando empieza a manifestarse, la enfermedad periodontal debe ser tratada por un odontólogo. Si usted sospecha que tiene esta enfermedad, visite a su odontólogo y luego pruebe algunos de los remedios que proponemos a continuación.

Modificaciones dietéticas

1. *Haga la Dieta de apoyo inmunológico.* (Ver página 322.)

2. *Haga una dieta alta en fibra.* Este tipo de dieta aumenta la secreción de saliva, lo que puede ejercer efectos protectores.

3. *Elimine de su dieta las azúcares simples.* El azúcar inhibe el funcionamiento de los glóbulos blancos. Así mismo, propicia la caries dental.

4. *Reduzca el consumo de jugos de frutas distintas de las berries.*

5. Ver también INFECCIONES en la Segunda Parte.

Nutrientes que ayudan

❑ **Betacaroteno y cinc:** Estos dos nutrientes trabajan juntos. La vitamina A es necesaria para la síntesis de los tejidos; el cinc, para la curación de las heridas. El betacaroteno es la forma predilecta de vitamina A por sus propiedades antioxidantes y porque no es tóxico.

❑ **Vitamina C:** Fortalece el sistema inmunológico y disminuye la permeabilidad de las células gingivales.

❑ **Bioflavonoides:** Son los compuestos más importantes para el tratamiento de la enfermedad periodontal. Son supremamente eficaces para reducir la inflamación y estabilizar las estructuras colágenas (el colágeno forma el tejido conjuntivo).

❑ **Ácido fólico:** Reduce la inflamción del tejido gingival.

Alimentos provechosos

❑ *Kale*, perejil y hojas de *collard* son fuentes de betacaroteno bajas en azúcar.

❑ Perejil y ajo son fuentes de cinc.

❑ *Kale*, perejil y hojas de *collard* son fuentes de vitamina C.

❑ *Blueberry, cabbage* y tomate son fuentes de bioflavonoides.

❑ Espinaca, *kale* y hojas de remolacha son fuentes de ácido fólico.

❑ Jengibre es un agente antiinflamatorio natural.

❑ Piña es un agente antiinflamatorio natural.

Sugerencias de jugos/Enfermedad periodontal

Bebida picante de tomate con hielo

1 tomate
1 red pepper
Goticas de salsa picante
4 hojas de lechuga
1 tronquito de brócoli
1 ramito de perejil para decorar

Pase el tomate y el red pepper por el exprimidor, agregue las goticas de salsa picante, coloque en una cubeta de hacer hielo y congele. Haga jugo con la lechuga y el brócoli. Vierta el jugo en un vaso alto, agregue los cubos de tomate y decore con el ramito de perejil.

Sopa de cosecha

2-3 dientes de ajo
1 hoja de *kale*
1 tomate grande
2 palitos de apio
1 hoja de *collard* picada
1 cucharada de *croutons*

Envuelva los dientes de ajo con la hoja de kale e introduzca en el hopper con el tomate y el apio. Vierta el jugo en un perol, agregue la hoja de collard picada y caliente un poquito. Decore con los croutons.

Bluemint fizz

1   manojo de menta
1   *pint* de *blueberries*
    Agua con gas
1   ramito de menta para
    decorar

Junte la menta y coloque entre el hopper con las blueberries. Vierta el jugo en un vaso alto con hielo. Termine de llenar con agua con gas. Decore con el ramito de menta.

Tónico mineral

1   manojo de perejil
2   hojas de nabo
1   hoja de *kale*
4-5 zanahorias sin hojas

Envuelva el perejil con las hojas de nabo y de kale, e introduzca en el hopper con las zanahorias.

Hopper de jengibre

1   tajadita de jengibre de
    1/4 de pulgada
4-5 zanahorias sin hojas
1/2 manzana sin semillas

Introduzca en el hopper el jengibre, las zanahorias y la manzana.

ENVEJECIMIENTO

El envejecimiento no es una enfermedad, a pesar de que mucha gente cree que lo es. La buena noticia es que el envejecimiento no tiene por qué presentarse prematuramente. Aunque no existe un elíxir mágico para revertir este proceso, la investigación ha mostrado que determinados nutrientes no sólo ayudan a retardar la aparición de los signos visibles del envejecimiento, sino que previenen muchas enfermedades y prolongan la expectativa de vida.

Recomendaciones generales

A la Dieta Norteamericana Estándar se le atribuyen las cinco causas principales de enfermedad en Estados Unidos. Además, contribuye a acelerar el proceso de envejecimiento más que cualquier otro factor individual. La Dieta Norteamericana Estándar es alta en carbohidratos refinados, colesterol, grasas saturadas y alimentos procesados. En cambio, es baja en vegetales, frutas, granos enteros, legumbres, semillas y nueces, todo lo cual proporciona fibra dietética y la mayor parte de las vitaminas y los minerales que combaten el envejecimiento.

Además del exceso de alimentos que violentan el organismo y de la cantidad insuficiente de alimentos que lo nutren, la Dieta Norteamericana Estándar es perjudicial porque aumenta el número de substancias conocidas como radicales libres. Los radicales libres se producen dentro de nuestro organismo, proceden del medio ambiente y los consumimos con los alimentos. Provienen de los pesticidas que se utilizan para fumigar los alimentos, de los alimentos fritos, asados a la barbacoa y al carbón, del alcohol, el café y los aditivos. Los radicales libres son moléculas altamente reactivas que pueden causarles daño a las células. Este proceso nocivo conduce a muchos desórdenes y contribuye, además, al envejecimiento. A pesar de la importancia de eliminar los radicales libres, los nutrientes que ayudan a retardar el envejecimiento (como, por ejemplo, las vitaminas C y E, el betacaroteno y el mineral selenio, los cuales se encuentran en frutas y vegetales) infortunadamente tienen muy poca acogida en la Dieta Norteamericana Estándar.

Es evidente que se requiere una dieta distinta. En su libro *Raw Energy*, Leslie y Susannah Kenton afirman que los alimentos crudos tienen un enorme potencial para mejorar no sólo la apariencia del individuo, sino también la calidad de su vida. Por ejemplo, dicen que los alimentos sin cocinar son una de las razones por las cuales los *health spas* atraen tanta gente. Sostienen que seguir durante dos semanas una dieta cruda hace que la persona se vea varios años más joven, que la piel se afirme, que las líneas faciales se suavicen y que la piel, los ojos y el cabello adquieran un brillo saludable. Seguir durante dos años una dieta rica en alimentos crudos puede transformar por completo la apariencia de la persona y restaurar la salud. Si esto no basta para que usted se emocione con los alimentos crudos, ¡entonces usted no se emociona con nada!

Modificaciones dietéticas

1. *Siga una dieta rica en frutas y vegetales crudos y sus jugos.* Lo ideal es que el 50 por ciento de la dieta consista en alimentos crudos.

2. *Aumente la cantidad de fibra generadora de substancias gelatinosas incrementando su consumo de semillas de linaza, oat bran, salvado de arroz y pectina, que se encuentran en frutas y vegetales.*

3. *Agréguele a su dieta jugo de black currant.* Se ha demostrado que este jugo, rico en bioflavonoides, propicia la longevidad.

4. *Consuma más cabbage, yogur y aceite de oliva, porque se ha demostrado que propician la longevidad.*

5. *Sazone sus platos con tomillo y espliego. Estas hierbas se han utilizado tradicionalmente para retardar el proceso de envejecimiento.*

6. *Reduzca su consumo de alimentos refinados, como harina blanca y los productos elaborados con ella.* Sí, aquí queda prohibido el *sourdough bread* que tanto le gusta, el *donut* del desayuno y la pasta de harina blanca. Sin embargo, son muchas las recompensas por consumir pan, panecillos y pasta integrales.

7. *Evite el azúcar refinada y los productos elaborados con ella.* Esto incluye las *chocolate chip cookies*, el yogur congelado y sus golosinas favoritas. No obstante, piense en las arrugas que no le saldrán gracias a que fue capaz de decir "No".

8. *Reduzca su consumo de grasas saturadas, colesterol y proteína de origen animal.* Y aquí viene una sorpresa: la mantequilla es mejor que la margarina. Algunos estudios han revelado que la margarina contiene substancias que contribuyen al cáncer. Por fin, usted podrá decir que sí existe algo que sabe mejor y que, *además,* es mejor para usted. Pero no celebre esto con demasiada mantequilla. La pauta general es no sobrepasar cuatro cucharadas de grasa saturada al día.

9. **Haga dieta vegetariana uno o dos días por semana.** Esos días prepare fríjoles, lentejas, arveja seca y productos de soya, como tofu. Así mismo, incorpore en su dieta diaria más proteínas vegetales de éstas.

10. **Utilice únicamente aceites vegetales que no hayan sido sometidos a un proceso de calentamiento y aumente su consumo de aceite de pescado.**

11. **Prefiera los snacks nutritivos, como nueces, semillas, mantequilla de nueces o de semillas, palitos de vegetales crudos, crackers integrales, popcorn sin mantequilla y frutas frescas.**

12. **Reduzca la cafeína eliminando o restringiendo su consumo de café, té negro y chocolate.**

13. **Reduzca considerablemente el alcohol, o evítelo del todo.**

14. **Evite en lo posible todos los alimentos procesados.**

15. **Incluya en su estilo de vida un programa de desintoxicación.** Haga el Ayuno de jugos u otra dieta eficaz de limpieza para eliminar de su organismo las toxinas. (Ver Dietas de limpieza en la página 328.)

Nutrientes que ayudan

❑ **Vitaminas C y E y selenio:** Estos antioxidantes protegen las células del daño ocasionado por los radicales libres y, en consecuencia, previenen el envejecimiento prematuro. En otras palabras, los antioxidantes se devoran a los chicos malos antes de que lleguen a sus células.

❑ **Betacaroteno y otros carotenos (han sido identificados más de 500):** Antioxidantes que el organismo convierte en vitamina A, de acuerdo con sus necesidades. Estos poderosos interceptores protegen el organismo del *singlet oxygen,* un radical libre del oxígeno particularmente perjudicial. Los carotenos también previenen eficazmente el encogimiento del timo (glándula que participa de la función inmunitaria del organismo) y, por tanto, fortalecen el sistema inmunológico.

❑ **Bioflavonoides:** Impiden que los radicales libres causen daño. Al igual que los carotenos, estos nutrientes, que se encuentran en las plantas, son considerados antioxidantes.

❑ **Metionina y cisteína:** Estos aminoácidos, que contienen azufre, puede promover la longevidad. El azufre abunda en los fríjoles, el pescado, el hígado, los huevos, la levadura de cerveza, el *cabbage* y las nueces.

Alimentos provechosos

❑ *Kale*, perejil, *green pepper* y brócoli son fuentes de vitamina C.

❑ Espinaca, espárrago y zanahoria son fuentes de vitamina E.

❑ *Red Swiss chard*, nabo, ajo y naranja son fuentes de selenio.

❑ Zanahoria, *kale*, perejil y espinaca son fuentes de betacaroteno y otros carotenos.

❑ Albaricoque, *black currant*, *blackberry*, brócoli, *cabbage*, melón *cantaloupe*, cereza, uva, toronja, limón, naranja, papaya, perejil, ciruela, ciruela pasa, *sweet pepper* y tomate son fuentes de bioflavonoides.

Sugerencias de jugos/Envejecimiento

Expreso del spa de belleza

---

1 manojo pequeño de perejil
1 manojo de espinacas
4-5 zanahorias sin hojas
1/2 manzana sin semillas

Junte el perejil y las espinacas, y coloque en el hopper con las zanahorias y la manzana.

Expreso para un cutis fresco

---

2 tajadas de piña con cáscara
1/2 pepino
1/2 manzana sin semillas

Introduzca la piña, el pepino y la manzana en el hopper.

Bebida rica en calcio

3 hojas de *kale*
1 manojo pequeño de perejil
4-5 zanahorias sin hojas

Junte el kale y el perejil e introduzca en el hopper con las zanahorias.

Ensalada especial de la huerta

3 flores de brócoli
1 diente de ajo
4-5 zanahorias o 2 tomates
2 palitos de apio
1/2 *green pepper*

Coloque el brócoli y el ajo en el hopper con las zanahorias o los tomates. Continúe con el apio y el green pepper.

Batido de melón cantaloupe

1/2 melón *cantaloupe* con
    cáscara

Corte el melón en tajadas e introdúzcalas en el hopper.

Cóctel de ensalada de frutas

1 racimo mediano de uvas
1/2 manzana sin semillas
1/4 limón

Introduzca las uvas en el hopper y continúe con la manzana y el limón.

EPILEPSIA

La epilepsia es una enfermedad crónica que se caracteriza por ataques que pueden presentarse con pérdida de consciencia y una sucesión de convulsiones. Mientras que algunos pacientes tienen ataques todos los días, otros duran un año o dos sin presentar ninguno. Muchos niños a los que les han diagnosticado epilepsia superan su problema y no vuelven a presentar ataques después de que les suspenden los medicamentos.

Los ataques epilépticos varían en severidad. En el *petit mal*, los ataques son relativamente suaves y comienzan con la pérdida repentina de la consciencia. Es posible que se presenten contracciones musculares o pérdida de tono muscular. En el *grand mal*, los ataques son mucho más intensos: la persona se cae al piso, pierde la consciencia y convulsiona.

Existen muchas formas de epilepsia y cada una tiene sus síntomas característicos. Entre las muchas posibles causas de esta enfermedad están diversas lesiones del sistema nervioso central, sensibilidades alimenticias, toxicidad por metales pesados, lesiones en la cabeza, hipoglicemia o desnutrición, para mencionar unas pocas. Sea cual sea la causa, en todos los tipos de epilepsia las células nerviosas del cerebro producen descargas eléctricas descontroladas, anormales. Este desorden afecta a aproximadamente el 1 por ciento de la población de Estados Unidos.

Recomendaciones generales

Estudios han revelado que identificar las sensibilidades alimenticias y hacer los cambios dietéticos necesarios ayuda a controlar eficazmente, o, incluso, a reducir significativamente, los ataques epilépticos. Las pruebas de alergias alimenticias (se recomiendan los exámenes de sangre *ELISA* o *RAST*) son muy útiles para controlar este desorden. La Dieta de eliminación también puede ayudar (ver página 325).

Hacer ejercicio con regularidad es muy importante para mejorar la circulación hacia el cerebro. También se debe tratar de reducir el estrés y la tensión. Es importante tener en cuenta que los medicamentos para controlar los ataques convulsivos a menudo producen efectos secundarios, entre ellos problemas hepáticos, alteración de la memoria y fatiga. Hable con su médico para que le formule la dosis más baja posible de medicamento, y haga una dieta especial para mantener los ataques bajo control.

Modificaciones dietéticas

1. *Haga la Dieta básica.* (Ver página 315.) Las comidas se deben hacer a intervalos regulares y deben ser pequeñas y bien balanceadas. No consuma grandes cantidades de alimentos o fluidos durante una sola comida. Puede comer *snacks* pequeños y nutritivos entre una y otra comida.

2. ***Evite el aspartame (NutraSweet) y otros edulcorantes artificiales, las bebidas alcohólicas, la cafeína, la nicotina, el
azúcar y los alimentos refinados.***

3. ***Reduzca su consumo de proteínas de origen animal.***

4. ***Beba todos los días varios vasos de jugo de vegetales
verdes, como kale, hojas de remolacha, lechuga, chard,
arveja y fríjol verde.*** Estos jugos se pueden mezclar con otros
de sabor más suave, como jugo de zanahoria o de tomate.

Nutrientes que ayudan

❑ **Ácido fólico:** Los suplementos son beneficiosos.

❑ **Vitamina B$_6$:** Los suplementos son beneficiosos.

❑ **Magnesio:** Puede ayudar a suprimir los ataques epilépticos.

❑ **Manganeso:** Puede haber deficiencia de este nutriente.

❑ **Cinc:** Puede haber deficiencia. Los anticonvulsionantes pueden
producir deficiencia de este nutriente.

❑ **Colina:** Los suplementos pueden ser provechosos.

❑ **Taurina:** Los suplementos de este aminoácido pueden ser
beneficiosos.

Alimentos provechosos

❑ Espinaca, *kale,* hojas de remolacha y brócoli son fuentes de
ácido fólico.

❑ *Kale,* espinaca, *sweet pepper* y papa son fuentes de vitamina
B$_6$.

❑ Hojas de remolacha, espinaca, perejil y ajo son fuentes de magnesio.

❑ Espinaca, hojas de nabo, hojas de remolacha y zanahoria son
fuentes de manganeso.

❑ Jengibre, nabo, perejil, ajo y zanahoria son fuentes de cinc.

❑ Guisante, papa, fríjol verde y *cabbage* son fuentes de colina.

Sugerencias de jugos/Epilepsia

Cóctel de siete vegetales

2   hojas de *kale*
2   hojas de remolacha
1   manojo de espinacas
3-4 zanahorias sin hojas
1   palito de apio
1   diente de ajo pequeño
1   chalota
1/2 taza de *cabbage*

Junte el kale, las hojas de remolacha y las espinacas. Introduzca en el hopper con las zanahorias, el apio, el ajo, la chalota y el cabbage.

Ensalada especial de la huerta

3   flores de brócoli
1   diente de ajo
4-5 zanahorias o 2 tomates
2   palitos de apio
1/2 *green pepper*

Coloque el brócoli y el ajo en el hopper con las zanahorias o los tomates. Continúe con el apio y el green pepper.

Caldo de potasio

1   manojo de perejil
1   manojo de espinacas
4-5 zanahorias sin hojas
2   palitos de apio

Junte el perejil y las hojas de espinaca, e introduzca en el hopper con las zanahorias y el apio.

Jugo alcalino especial

1/4 *cabbage* (rojo o verde)
3   palitos de apio

Coloque el cabbage y el apio en el hopper.

```
┌─────────────────────────────────────────────────────────┐
│                  Hopper de jengibre                     │
└─────────────────────────────────────────────────────────┘
```

1   tajadita de jengibre de   *Introduzca en el hopper el*
    1/4 de pulgada   *jengibre, las zanahorias y la*
4-5 zanahorias sin hojas   *manzana.*
1/2 manzana sin semillas

ESTREÑIMIENTO

Se habla de estreñimiento cuando la defecación es infrecuente, cuando la movilización de la materia fecal es difícil o cuando es excesivamente dura y seca. La frecuencia del movimiento intestinal varía y no se puede hablar de una frecuencia correcta. Sin embargo, los médicos de orientación nutricional consideran que uno o dos movimientos diarios es lo adecuado. Cuando la materia fecal permanece demasiado tiempo en el colon, substancias nocivas producidas por las bacterias intestinales pueden contribuir a diversas dolencias, entre ellas flatulencia, celulitis, hernias, hemorroides, várices, indigestión, obesidad, diverticulitis, insomnio, halitosis, dolor de cabeza y cáncer colorrectal. El estreñimiento crónico también se ha asociado con una alta incidencia de cáncer de colon.

El estreñimiento puede deberse a malos hábitos alimenticios, insuficiente consumo de líquidos, sensibilidad a determinados alimentos, vida sedentaria, falta de ejercicio, embarazo, vejez, tabletas de hierro, determinadas drogas, desórdenes metabólicos, problemas endocrinos, obstrucciones, enfermedades intestinales, desórdenes sicogénicos, exposición a insecticidas y abuso de laxantes.

Recomendaciones generales

Se han identificado dos clases de estreñimiento: atónico (intestino perezoso) y espástico (estrechamiento del colon con heces pequeñas y acintadas). Para el estreñimiento atónico se recomienda seguir una dieta alta en fibra y aumentar el consumo de líquidos.

Cuando el estreñimiento haya sido corregido, es necesario volver a entrenar el intestino, para lo cual hay que observar cuatro reglas. Primero, no se debe suprimir el deseo de defecar. Segundo, se debe establecer un horario fijo para tratar de evacuar todos los días. Tercero, se debe hacer ejercicio por lo menos cuatro veces por semana durante un mínimo de veinte minutos cada vez. Cuarto, se deben suspender los laxantes y los enemas. (El aceite mineral no es recomendable en ningún momento porque interfiere con las vitaminas solubles en grasa.) Lo más conveniente es entrenar al intestino para que funcione por sí solo.

El estreñimiento espástico puede ser causado por una obstrucción. Visite a su médico para descartar esta clase de complicaciones. Una causa más frecuente es el nerviosismo o la ansiedad. Los ejercicios de relajación pueden ayudar mucho, al igual que tener una actitud positiva ante la vida.

Modificaciones dietéticas

1. *Numerosos estudios han puesto en evidencia los beneficios de las dietas altas en fibra para prevenir y tratar el estreñimiento.* Las dietas bajas en fibra pueden producir estreñimiento. Aumente su consumo de vegetales y frutas frescos, legumbres, granos enteros, semillas y nueces. Los alimentos que contienen celulosa (por ejemplo, granos, frutas, vegetales y semillas) son particularmente eficaces por su volumen. El salvado es la forma más concentrada de fibra de celulosa. Empiece con una cucharada de salvado al día y aumente gradualmente su consumo a cinco o seis cucharadas al día. Pero ¡cuidado! Demasiado salvado podría reducir la capacidad de su organismo de absorber el calcio, el magnesio, el hierro y el cinc.

2. *Evite los alimentos y las bebidas que producen estreñimiento, como queso, alimentos fritos, dulces, harina blanca, sal, junk food, carne de res, leche pasteurizada, vino, bebidas gaseosas y café.*

3. *Si sufre de estreñimiento espástico, quizás deba reducir su consumo de fibra mientras el problema persiste.* En este caso, los jugos de frutas y vegetales son una excelente manera de obtener los nutrientes adecuados.

4. **La cáscara de la semilla del psyllium es un laxante inocuo.** Mezcle una o dos cucharaditas en un vaso de agua y bébalo después de las comidas. Las ciruelas y el jugo de ciruela contienen una substancia laxante que estimula el movimiento intestinal. Las manzanas también producen este efecto.

5. **Tome lactobacido acidófilo o megadófilo para que las bacterias amigables se vuelvan a establecer en el intestino.** El abuso de laxantes y enemas puede acabar con las bacterias beneficiosas y contribuir al estreñimiento crónico.

6. **Hacer un ayuno de jugos durante varios días puede ser muy provechoso.** (Ver Ayuno de jugos, página 330.)

Nutrientes que ayudan

❑ **Ácido fólico:** Es beneficioso si existe deficiencia.

❑ **Tiamina (vitamina B$_1$):** Es beneficiosa si existe deficiencia.

Alimentos provechosos

❑ Espinaca, *kale*, hojas de remolacha y *cabbage* son fuentes de ácido fólico.

❑ Ajo contiene una cantidad considerable de tiamina. (La tiamina se encuentra, básicamente, en semillas, nueces, fríjoles y granos enteros.)

❑ Ciruela, pera y manzana producen un efecto laxante.

Sugerencias de jugos/Estreñimiento

Regulador nocturno

2 manzanas sin semillas	*Introduzca en el hopper las*
1 pera	*tajadas de manzana y de*
	pera, alternándolas.

Jugo alcalino especial

1/4	cabbage (rojo o verde)	*Introduzca el cabbage y el apio*
3	palitos de apio	*en el hopper.*

Tropical squeeze

1   papaya firme, pelada
1   tajadita de jengibre de
     1/4 de pulgada
1   pera

Pase la papaya por el
exprimidor, y continúe con el
jengibre y la pera.

Cóctel de limpieza de Cherie

1   tajadita de jengibre de
     1/4 de pulgada
1   remolacha
1/2 manzana sin semillas
4   zanahorias sin hojas

Coloque en el hopper el
jengibre, la remolacha, la
manzana y las zanahorias.

Tónico primaveral

1   manojo de perejil
4   zanahorias sin hojas
1   diente de ajo
2   palitos de apio

Junte el perejil e introdúzcalo
en el hopper con las
zanahorias, el ajo y el apio.

ESTRÉS

El estrés ha sido llamado *the wear and tear of life*. Puede ser causado por muchas cosas: problemas financieros, enfermedades, relaciones interpersonales, trabajar con mucha presión y soledad. El estrés es una reacción altamente personal. Algo que llena de entusiasmo a una persona puede estresar a otra. Este desorden inunda al organismo de hormonas de lucha o huida, y si el estrés se prolonga puede descender el nivel de energía, la resistencia a las infecciones se puede debilitar y se pueden presentar dolores de cabeza, problemas gastrointestinales, presión arterial alta, vértigo y pérdida del apetito. El tratamiento consiste en identificar y reducir los factores que desencadenan el estrés, y en volverle a suministrar al organismo los nutrientes que gastó en esa respuesta.

Recomendaciones generales

Tómese el tiempo que necesite para identificar las fuentes de estrés que hay en su vida y para encontrar mecanismos que le permitan hacerles frente a las situaciones estresantes que no puede evitar. Practique técnicas de relajación, duerma bien y adquiera el hábito de respirar profundamente. El ejercicio físico, como caminar, es una gran ayuda para aliviar el estrés. Los pasatiempos también sirven para desahogar la energía reprimida en épocas de estrés.

Modificaciones dietéticas

1. *Haga la Dieta de apoyo inmunológico.* (Ver página 322.) Una buena dieta le ayuda muchísimo al organismo a afrontar el estrés.

2. *Aumente su consumo de fibra.* Mientras que el estrés eleva los niveles de colestrol, la fibra reduce su absorción.

3. *Reduzca su consumo de azúcar.* El azúcar aumenta el estrés del sistema inmunológico porque agota el cromo y reduce la eficacia de los glóbulos blancos.

4. *Aumente el consumo de alimentos que adelgazan la sangre, como jengibre, ajo y melón cantaloupe.* La respuesta de estrés espesa la sangre y vuelve al organismo más propenso a sufrir un ataque cardiaco o apoplejía.

5. *Evite la cafeína, el alcohol y las drogas.* Aunque estas substancias ofrecen alivio temporal, a la larga pueden agravar el estrés.

Nutrientes que ayudan

❑ **Ácido pantoténico:** Se pierde durante la respuesta de estrés y se le debe volver a suministrar al organismo.

❑ **Vitamina C:** Se pierde durante la respuesta de estrés y es necesario volvérsela a suministrar al organismo. Este nutriente también es un antioxidante y, por tanto, protege al organismo durante la respuesta de estrés.

❑ **Cinc:** Se pierde durante la respuesta de estrés y debe proporcionársele nuevamente al organismo.

❑ **Magnesio:** Se pierde durante la respuesta de estrés y es preciso volvérselo a suministrar al organismo.

❑ **Potasio:** Se pierde durante la respuesta de estrés y se le debe volver a suministrar al organismo.

❑ **Cromo:** Se pierde durante la respuesta de estrés y debe suministrársele nuevamente al organismo. La levadura de cerveza es una buena fuente de cromo.

❑ **Betacaroteno:** Es un antioxidante y, como tal, ayuda a proteger al organismo durante la respuesta de estrés.

❑ **Vitaminas del complejo B:** Se conocen como las vitaminas antiestrés. Consúltele a su médico sobre la conveniencia de tomar suplementos.

Alimentos provechosos

❑ Brócoli y *kale* son fuentes de ácido pantoténico.

❑ *Red pepper, kale* y hojas de *collard* son fuentes de vitamina C.

❑ Jengibre, perejil y zanahoria son fuentes de cinc.

❑ Hojas de *collard* y perejil son magníficas fuentes de magnesio.

❑ Perejil, *Swiss chard* y espinaca son fuentes de potasio.

❑ Zanahoria, hojas de *collard* y perejil son excelentes fuentes de betacaroteno.

❑ Ajo, melón *cantaloupe* y jengibre son fuentes de compuestos que adelgazan la sangre.

Sugerencias de jugos/Estrés

Hopper de jengibre

1 tajadita de jengibre de
  1/4 de pulgada
4-5 zanahorias sin hojas
1/2 manzana sin semillas

Introduzca en el hopper el jengibre, las zanahorias y la manzana.

Bebida de magnesio

1 diente de ajo
1 manojo pequeño de perejil
4-5 zanahorias sin hojas
2 palitos de apio
1 ramito de perejil para
  decorar

Envuelva el ajo en el perejil y empuje por el hopper con las zanahorias y el apio. Vierta el jugo en un vaso y decore con el ramito de perejil.

Batido de fresas

1 *pint* de fresas
1/2 pera firme
1 banano maduro
1 cucharada de levadura de
  cerveza

Introduzca en el hopper las fresas y la pera. Ponga en el blender o en el procesador el jugo, el banano y la levadura y mezcle hasta que esté suave.

Batido aromático de melón cantaloupe

1 tajadita de jengibre de
  1/4 de pulgada
1/2 melón *cantaloupe*

Introduzca en el hopper el jengibre y el melón.

Bebida super antiestresante

1	hoja de *kale*
1	hoja de *collard*
1	manojo pequeño de perejil
1	palito de apio
1	zanahoria sin hojas
1/2	*red pepper*
1	tomate
1	flor de brócoli
	Apio para decorar

Junte las hojas y el perejil, e introduzca en el hopper con el apio y la zanahoria. Continúe con el red pepper, el tomate y el brócoli. Decore con apio.

Expreso de ajo

1	manojo de perejil
1	diente de ajo
4-5	zanahorias sin hojas
2	palitos de apio

Junte el perejil e introdúzcalo en el hopper con el ajo, las zanahorias y el apio.

Poción tradicional para dormir

3-4	hojas de lechuga
1	palito de apio

Junte las hojas de lechuga e introdúzcalas en el hopper con el apio. Beba esta poción 30 minutos antes de acostarse.

Caldo de potasio

1	manojo de perejil
1	manojo de espinacas
4-5	zanahorias sin hojas
2	palitos de apio

Junte el perejil y las hojas de espinaca, e introduzca en el hopper con las zanahorias y el apio.

FALTA DE PESO

Para poder aumentar de peso, ante todo es necesario conocer la causa de la pérdida inicial de peso. Algunas personas están programadas genéticamente para ser delgadas, y engordar es sumamente difícil para ellas. Desde el punto de vista estadístico, las personas a las cuales les falta peso viven más y presentan menos problemas de salud que aquellas a las cuales les sobra peso. Sin embargo, en los adultos la delgadez puede ser resultado de la desnutrición.

Recomendaciones generales

La pérdida súbita de peso siempre debe ser evaluada por el médico. La pérdida de peso originada en el cáncer exige atención especial (ver CÁNCER en la Segunda Parte). La pérdida de peso por falta de apetito es frecuente entre quienes siguen terapias a base de drogas. Consulte con su médico o con su farmacéutico si sospecha que ésa puede ser la raíz del problema. El ejercicio es la mejor manera en que las personas delgadas pueden moldear la figura. Como las drogas "recreativas" y el alcohol pueden hacer perder peso, la abstinencia es la única solución en estos casos. Si usted fuma, deje ya ese hábito. La nicotima aumenta la tasa metabólica.

Modificaciones dietéticas

1. *Haga la Dieta básica.* (Ver página 315.)

2. *Aumente su ingesta de calorías agregándole a su dieta carbohidratos complejos, como pasta integral, papa y banano.* No le agregue a su dieta una cantidad alta de grasa, ya que esto aumentaría su riesgo de enfermar de cáncer o del corazón.

3. *No se coma las calorías; bébalas.* Pruebe los reconstituyentes altos en calorías que le sugerimos a continuación. A veces es más fácil ingerir una mayor cantidad de alimentos a través de bebidas que de comidas.

4. Elimine de su dieta las bebidas que contienen cafeína, como el café, el té y algunas colas. Estas bebidas aceleran el metabolismo.

Nutrientes que ayudan

❑ **Cinc:** Su deficiencia produce pérdida del sentido del gusto y, por tanto, puede contribuir a la pérdida del apetito.

Alimentos provechosos

❑ Jengibre, perejil y zanahoria son fuentes de cinc.

❑ Limón es un estimulante tradicional del apetito.

❑ Zanahoria, *kale* y perejil en jugo contienen minerales que proporcionan los nutrientes que el organismo necesita para nutrirse.

❑ Melón *cantaloupe*, piña y uva son fuentes naturales de azúcar y, en consecuencia, elevan los niveles calóricos.

Sugerencias de jugos/Falta de peso

Lemon spritzer

1 limón pequeño Agua con gas	*Introduzca el limón en el hopper. Sirva el jugo en un vaso con hielo y termine de llenar con agua con gas.*

Batido de fresas

1 *pint* de fresas 1/2 pera firme 1 banano maduro 1 cucharada de levadura de cerveza	*Introduzca en el hopper las fresas y la pera. Ponga en el blender o en el procesador el jugo, el banano y la levadura y mezcle hasta que esté suave.*

Crema agridulce de cereza

1 taza de cerezas sin pepa	*Haga jugo con las cerezas.*
4 onzas de yogur sin grasa	*Coloque el jugo y el yogur en el blender o en el procesador y mezcle hasta que esté suave.*

Néctar tropical

1 *passion fruit* pelada	*Introduzca en el hopper la*
1/2 papaya pelada	*passion fruit, la papaya y la*
1 nectarina	*nectarina. Ponga el jugo, el*
1 banano	*banano y hielo en el blender o*
1 tajada de naranja para decorar	*en el procesador y mezcle. Decore con la tajada de naranja.*

Tónico mineral

1 manojo de perejil	*Envuelva el perejil con las*
2 hojas de nabo	*hojas de nabo y de kale, e*
1 hoja de *kale*	*introduzca en el hopper con las*
4-5 zanahorias sin hojas	*zanahorias.*

Red crush

1 racimo mediano de uvas rojas	*Introduzca en el hopper las uvas, las cerezas y las*
1/2 taza de cerezas sin pepa	*blueberries. Vierta el jugo en un*
1/2 taza de *blueberries*	*vaso o en un tazón sobre hielo*
1 puñado de *berries* (cualquier clase)	*picado. Decore con las berries y cómalo con cuchara.*

Batido de blueberries

1   pint de *blueberries*
1   banano maduro
2   cucharadas de polvo pro-
    teínico

Haga jugo con las blueberries.
Ponga el jugo, el banano y el
polvo proteínico en el blender o
en el procesador y mezcle
hasta que esté suave.

Hopper de jengibre

1   tajadita de jengibre de
      1/4 de pulgada
4-5   zanahorias sin hojas
1/2   manzana sin semillas

Introduzca en el hopper el
jengibre, las zanahorias y la
manzana.

FATIGA

Ver SÍNDROME DE FATIGA CRÓNICA.

GASES

Ver COLITIS E INDIGESTIÓN.

GINGIVITIS

Ver ENFERMEDAD PERIODONTAL.

Gota

A menudo llamada la enfermedad de los hombres ricos, la gota es una de las dolencias más antiguas que registra la historia de la medicina. Esta enfermedad se presenta cuando el organismo produce ácido úrico en exceso y no puede eliminarlo. Ese exceso de ácido úrico es el producto final del metabolismo de la purina, un compuesto que se encuentra en muchos alimentos pero, fundamentalmente, en los de origen animal. El resultado es un nivel sanguíneo de ácido úrico entre tres y quince veces más elevado que el nivel normal. El exceso de ácido úrico se cristaliza en las articulaciones y en otros tejidos, y actúa como un abrasivo que produce edema e intenso dolor, habitualmente en la primera articulación del dedo grande del pie. También puede haber escalofrío y fiebre. El primer ataque suele presentarse por la noche, después de haber consumido mucho alcohol o alimentos ricos en purina, o después de un trauma, una cirugía o la utilización de determinadas drogas.

Recomendaciones generales

Baje de peso y manténgase entre un 10 y un 15 por ciento por debajo del peso ideal para usted. No debe perder peso de una manera drástica, sino de una manera gradual y constante a lo largo de varios meses. Una reducción abrupta de calorías puede precipitar un ataque agudo de gota. Por esta razón se deben evitar los ayunos estrictos de agua. Así mismo, como el estrés puede precipitar un ataque de gota, es conveniente practicar relajación y algunas otras técnicas para reducir el estrés. De gran importancia es seguir una dieta que no incluya ningún alimento rico en purina.

Modificaciones dietéticas

1. Elimine de su dieta los alimentos ricos en purina, entre los cuales están las carnes, las vísceras, las gravies, los mariscos, el arenque, las sardinas, la caballa, las

anchoas y la levadura. Los alimentos que contienen cantidades moderadas de purina — como el pescado, las aves, las
legumbres, los espárragos, los hongos y las espinacas — se
deben consumir únicamente en pequeñas porciones (una porción de 2 a 3 onzas de pescado o pollo, o 1/2 taza de vegetales
que contienen purina al día). Una dieta baja en purina reduce
considerablemente los niveles sanguíneos de ácido úrico. Una
buena porción de proteínas debe provenir de los productos
lácteos, los huevos, los vegetales y los granos enteros.

2. *Evite todas las bebidas alcohólicas.* El etanol aumenta la
producción de ácido úrico. (Estudios con pacientes de gota han
revelado que muchos de ellos consumen alcohol en cantidades
superiores al promedio.)

3. *Restrinja su consumo de grasas.* Se cree que las grasas
reducen la excreción normal del ácido úrico.

4. *Aumente su consumo de carbohidratos complejos.* Trate de
consumir por lo menos 100 gramos diarios aumentando su
ingesta de granos enteros como arroz integral, *millet* (rico en
proteína), avena, *popcorn* y vegetales. Una dieta alta en carbohidratos complejos favorece la excreción del ácido úrico.

5. *Evite la fructosa porque aumenta la producción de ácido
úrico.* Restrinja su consumo de jugos de fruta.

6. *Consuma cantidades generosas de fluidos para mantener
diluida la orina.* Beba cada día entre seis y ocho vasos de
agua de ocho onzas, como mínimo. Igualmente, beba todos los
días tres o cuatro vasos de jugo de vegetales (pero utilice al
mínimo los que tienen un alto contenido de purina, como se
anotó antes).

7. *Pruebe el viejo remedio popular de consumir un pequeño
plato de cerezas ácidas todos los días durante tres semanas.* La investigación ha confirmado que consumir media libra
de cerezas frescas o enlatadas al día es una manera eficaz de
bajar los niveles de ácido úrico y de prevenir los ataques de
gota.

8. *Disminuya la reacción inflamatoria consumiendo una porción de tres onzas de pescado grasoso de agua fría.* Los
pescados grasosos de agua fría, como el salmón y el atún,

tienen un alto contenido de ácidos grasos Omega-3, que, como se ha demostrado, reducen la incidencia de desórdenes inflamatorios. (Para mayor información, ver INFLAMACIONES en la Segunda Parte.)

Nutrientes que ayudan

❑ **Ácido fólico:** Se afirma que reduce la producción de ácido úrico.

❑ **Vitamina C:** Reduce el ácido úrico de la sangre aumentando su excreción. Sin embargo, las dosis demasiado altas de vitamina C no son recomendables porque pueden aumentar los niveles de ácido úrico en algunos individuos.

❑ *Bromelain:* Eficaz agente antiinflamatorio, esta enzima sólo se encuentra en la piña.

❑ **Ácidos grasos Omega-3:** Reducen la inflamación.

Alimentos provechosos

❑ *Kale,* hojas de remolacha y brócoli son fuentes de ácido fólico.

❑ *Kale,* perejil, *sweet pepper* y fresa son fuentes de vitamina C.

❑ Piña es la única fuente de *bromelain.*

❑ Vegetales verdes son fuentes de ácidos grasos Omega-3.

❑ Cereza y fresa ayudan a neutralizar el ácido úrico.

Sugerencias de jugos/Gota

Cóctel de cereza

4 puñados de cerezas sin pepa

1/2 taza de fresas

Introduzca las cerezas y las fresas en el hopper.

Sorpresa verde

1	hoja grande de *kale*
2-3	manzanas verdes sin semillas
1	tirita de cáscara de lima para decorar

Introduzca en el hopper la hoja de kale y las manzanas. Decore con la tirita de cáscara de lima. ¡La sorpresa es que usted no notará el kale!

Expreso de wheatgrass

1	manojo de *wheatgrass*
2	ramitos de menta
1	tajada de piña de 3 pulgadas, con cáscara

Junte el wheatgrass y la menta, y coloque en el hopper con la piña.

Ensalada Waldorf

1	manzana verde sin semillas
1	palito de apio

Coloque la manzana y el apio en el hopper.

Batido de fresas y melón cantaloupe

1/2	melón *cantaloupe* con cáscara
5-6	fresas

Introduzca el melón y las fresas en el hopper.

Delicia de fresas y manzana

1-2	manzanas sin semillas
6	fresas

Coloque la manzana y las fresas en el hopper. Decore con una fresa.

Cóctel de clorofila

3	hojas de remolacha	
1	manojo de perejil	
1	manojo de espinacas	
4	zanahorias sin hojas	
1/2	manzana sin semillas	

Junte las hojas de remolacha, el perejil y las espinacas, y coloque en el hopper con las zanahorias y la manzana.

HEMORROIDES

Ver VÁRICES.

HERIDAS, CURACIÓN DE

Ver PREPARACIÓN PARA LA CIRUGÍA.

HERPES SIMPLE I Y II

El herpes simple es una infección viral que produce agrupación de vesículas (pequeñas ampollas). Por lo general, el herpes tipo I se presenta en la parte superior del cuerpo, y se suele manifestar a través de fuegos en los labios. El herpes tipo II se presenta habitualmente en la parte inferior del cuerpo, y se conoce como herpes genital. El herpes genital se transmite por vía sexual y es la infección por herpes de mayor prevalencia. Una vez entra en el organismo, el virus nunca lo abandona aunque permanezca adormecido durante largos períodos. Durante los episodios se forman ampollas dolorosas alrededor de la boca y en los genitales.

Mientras no se hayan curado, esas ampollas son altamente infecciosas. El herpes genital puede ocasionar graves complicaciones durante el embarazo. Las mujeres que hayan tenido un episodio de herpes tipo II en cualquier momento de su vida deben hacérselo saber a su médico. Como aún no se conoce la manera de acabar con este virus, el tratamiento se basa en reducir la frecuencia y la severidad de los episodios.

Recomendaciones generales

Definitivamente, en este trastorno "la prevención es la mejor medicina". Evite todo contacto con las ampollas. Si un adulto que tiene un fuego besa a un niño en la boca, le estará transmitiendo a ese niño una infección viral para toda la vida. Cuando la infección original se ha curado, hay estímulos que pueden reactivar el virus, como las quemaduras de sol, el estrés o las alergias alimenticias. Las técnicas de reducción del estrés son muy útiles. Aplicar el aceite de la vitamina E sobre las ampollas acelera la curación.

Modificaciones dietéticas

1. *Haga la Dieta de apoyo inmunológico (ver página 322) y modifíquela de acuerdo con las indicaciones que siguen.*

2. *Consuma porciones generosas de mariscos, pollo, pavo, huevos, vísceras, papa, levadura de cerveza y productos lácteos (si los tolera bien).* Estos alimentos tienen un alto contenido de lisina, un aminoácido que retarda el crecimiento del virus del herpes. Si usted sufre de herpes, siempre debe consumir una buena cantidad de estos alimentos, e incluso debe aumentar la cantidad durante los episodios. Conviene, además, que consulte con su médico sobre la necesidad de suplementar su dieta con lisina como un aminoácido en estado libre.

3. *Durante los episodios agudos, no consuma granos enteros ni productos elaborados con ellos (cereales, panes, pasta y pancakes); legumbres (fríjol de soya y productos de soya, lentejas, guisantes, etc.); maíz; brotes y alimentos que contengan semillas (berenjena, tomate, squash — variedad de calabaza —, etc.).* En esas circunstancias, estos alimentos se

deben excluir de la dieta porque contienen cantidades aproximadamente iguales de lisina, que retarda el desarrollo del virus, y del aminoácido arginina, que, al parecer, es necesario para la replicación del virus del herpes. Estos alimentos se pueden consumir con moderación entre episodios, si se equilibran con alimentos ricos en lisina o con suplementos de este aminoácido.

4. **En todo momento evite el chocolate, las nueces (maní, almendra, nueces del Brasil, cashews, filberts — avellanas—, pecans, walnuts, etc.), la mantequilla de nueces, el azúcar, los pasteles y otros productos dulces; el alcohol, el café y el té; los productos a base de semillas (tahini y mantequilla de ajonjolí), las semillas de girasol, el coco y los alimentos a base de harina blanca.** Algunos de estos alimentos — por ejemplo, el chocolate y las nueces — deben evitarse por su alto contenido de arginina. Los demás — entre ellos el azúcar, el alcohol, el café, el té y los productos elaborados con harina blanca — inhiben la respuesta del sistema inmunológico.

Nutrientes que ayudan

❑ **Betacaroteno:** Aumenta la acción del interferón, una substancia que el organismo utiliza para detener la reproducción de los virus. Además, estimula a los glóbulos blancos para que exterminen más virus.

❑ **Vitamina C y bioflavonoides:** Constituyen otro grupo de apoyo del sistema inmunológico.

❑ **Cinc:** Inhibe la replicación del virus y fortalece el sistema inmunológico.

❑ **Polifenoles:** Estos *anutrients* desactivan los virus en el tubo de ensayo y podrían hacer lo mismo en el organismo humano.

❑ **Lisina:** Este aminoácido retarda el crecimiento del virus del herpes. Consulte con su médico acerca de la conveniencia de tomar suplementos.

Alimentos provechosos

❑ Melón *cantaloupe*, zanahoria y *kale* son magníficas fuentes de betacaroteno.

❑ Frutas cítricas (dejando intacto el pellejo blanco) son fuentes de vitamina C y complejos bioflavonoides.

❑ Jengibre, zanahoria y perejil son fuentes de cinc.

❑ Manzana, uva y *blueberry* son buenas fuentes de polifenoles.

Sugerencias de jugos/Herpes simple I y II

Very berry virus chaser

1   racimo grande de uvas verdes
1   racimo grande de uvas rojas
1   *quart* de *blueberries* o *blackberries*

Pase por el exprimidor las uvas verdes. Vierta el jugo en una cubeta para hielo y congele. Introduzca en el hopper las uvas rojas y las berries y vierta el jugo en un vaso alto. Agregue los cubos de uva congelados y decore con un ramito de uvas.

Gingerberry pops

1   *quart* de *blueberries*
1   tajadita de jengibre de 1 pulgada
1   racimo mediano de uvas verdes
   Vasos de papel de 3 onzas
   Palitos de madera para paletas

Ponga en el hopper las blueberries, el jengibre y las uvas. Vierta el jugo en los vasos, coloque los palitos y congele.

Applemint fizz

4-6 ramitos de menta fresca	*Junte la menta e introduzca*
2 manzanas verdes sin semillas	*en el hopper con las manzanas y el limón. Pase el jugo*
1 tajada pequeña de limón	*directamente a una jarra*
Agua con gas	*pequeña con bastante hielo.*
1 ramito de menta para decorar	*Vierta el jugo en un vaso alto y termine de llenar con agua con gas. Decore con un ramito de menta.*

4-6 ramitos de menta fresca
2 manzanas verdes sin
semillas
1 tajada pequeña de limón
Agua con gas
1 ramito de menta para
decorar

Junte la menta e introduzca en el hopper con las manzanas y el limón. Pase el jugo directamente a una jarra pequeña con bastante hielo. Vierta el jugo en un vaso alto y termine de llenar con agua con gas. Decore con un ramito de menta.

Té de frutas

1 naranja pelada (dejar el
pellejo blanco)
1 manzana roja sin semillas
1 tajada de lima
1 *quart* de agua

Haga jugo con las frutas. Colóquelo en un perol, agregue agua y caliente.

Cóctel vegetariano

1 manojo de perejil
3 hojas de remolacha
2 palitos de apio
4 zanahorias sin hojas

Junte el perejil con las hojas de remolacha y coloque en el hopper con el apio y las zanahorias.

Bebida rica en calcio

3 hojas de *kale*
1 manojo pequeño de perejil
4-5 zanahorias sin hojas

Junte el kale y el perejil e introduzca en el hopper con las zanahorias.

Hipertensión

Cuando en repetidas ocasiones la tensión arterial es superior a 150/90, se habla de hipertensión, o tensión arterial alta. Aunque en más del 90 por ciento de los casos se desconoce la causa de este desorden, el exceso de peso, el consumo alto de sodio, un nivel alto de colesterol y una historia familiar de tensión arterial alta son factores que aumentan el riesgo de padecer este desorden. En algunas personas los cambios dietéticos hacen descender la tensión arterial; sin embargo, investigaciones recientes señalan que las modificaciones dietéticas no producen este mismo efecto en todos los individuos. A pesar de que su caso podría ameritar toda una investigación, vale la pena porque lo que está en juego es su vida. La hipertensión se asocia con un riesgo aumentado de enfermedades cardiacas y muerte. Anteriormente se prescribían medicamentos para bajar la tensión arterial, pero al ir surgiendo inquietudes en torno a la seguridad de este tipo de tratamiento, en la actualidad muchos pacientes prefieren manejar su problema haciendo cambios en su dieta y en su estilo de vida.

Recomendaciones generales

Es importante hacer ejercicio con regularidad. Caminar es un buen comienzo. Es necesario dejar de fumar definitivamente, y el alcohol y la cafeína se deben reducir o, aún mejor, eliminar de la dieta. Algunas técnicas de reducción del estrés, como *biofeedback* y yoga, pueden ser beneficiosas para algunas personas. Si usted tiene exceso de peso, pierda esos kilos que le sobran. Bajar de peso reduce la tensión arterial en quienes presentan sobrepeso.

Modificaciones dietéticas

1. *Haga la Dieta básica. (Ver página 315.)*
2. *Reduzca su consumo de sal.* No le agregue sal a su comida y evite los alimentos procesados por su alto contenido de sal. Sin embargo, tenga en cuenta que reducir la sal no es eficaz en todos los casos.

3. *Aumente su consumo de cebolla y ajo.* Además de que estos alimentos ayudan a bajar el colesterol y a adelgazar la sangre, también contribuyen a bajar la tensión arterial.

Nutrientes que ayudan

❏ **Calcio:** En grandes cantidades se relaciona con tensión arterial baja.

❏ **Magnesio:** En pequeñas cantidades se relaciona con tensión arterial alta.

❏ **Potasio:** En grandes cantidades se relaciona con tensión arterial baja.

Alimentos provechosos

❏ *Kale*, hojas de *collard* y hojas de nabo son fuentes de calcio.

❏ Hojas de *collard*, perejil y ajo son fuentes de magnesio.

❏ Apio, *Swiss chard*, zanahoria y melón *cantaloupe* son fuentes de potasio.

❏ Cebolla y ajo tienen propiedades reductoras de la tensión arterial.

Sugerencias de jugos/Hipertensión

Batido dulce de potasio

1/4 melón *cantaloupe*
1 banano

Haga jugo con el melón cantaloupe. Coloque el jugo y el banano en el blender o en el procesador y mezcle hasta que esté suave.

Batido dulce de calcio

1   *pint* de fresas
6   onzas de tofu *silken*

Pase las fresas por el exprimidor. Coloque el jugo y el tofu en el blender o en el procesador y mezcle hasta que esté suave. Decore con una fresa.

Bebida dulce de magnesio

1   *pint* de *blackberries*
1   banano maduro
2   onzas de tofu *silken*
1   cucharada de levadura de cerveza

Pase las blackberries por el exprimidor. Coloque el jugo, el banano, el tofu y la levadura en el blender o en el procesador y mezcle hasta que esté suave. Decore con blackberries. Tómelo 1 hora antes de acostarse.

Cóctel rico en calcio

3   hojas de *kale*
1   manojo pequeño de perejil
4-5 zanahorias sin hojas
1/2 manzana sin semillas

Junte el kale y el perejil, y coloque en el hopper con las zanahorias y la manzana.

Caldo de potasio

1   manojo de perejil
1   manojo de espinacas
4-5 zanahorias sin hojas
2   palitos de apio

Junte el perejil y las hojas de espinaca, e introduzca en el hopper con las zanahorias y el apio.

Sopa de cosecha

2-3 dientes de ajo
1 hoja de *kale*
1 tomate grande
2 palitos de apio
1 hoja de *collard* picada
1 cucharada de *croutons*

Envuelva los dientes de ajo con la hoja de kale e introduzca en el hopper con el tomate y el apio. Vierta el jugo en un perol, agregue la hoja de collard picada y caliente un poquito. Decore con los croutons.

Expreso de ajo

1 manojo de perejil
1 diente de ajo
4-5 zanahorias sin hojas
2 palitos de apio

Junte el perejil e introdúzcalo en el hopper con el ajo, las zanahorias y el apio.

Bebida de magnesio

1 diente de ajo
1 manojo pequeño de perejil
4-5 zanahorias sin hojas
2 palitos de apio
1 ramito de perejil para decorar

Envuelva el ajo con el perejil e introduzca en el hopper con las zanahorias y el apio. Vierta el jugo en un vaso y decore con el ramito de perejil.

HIPERTROFIA DE LA PRÓSTATA

La próstata es una glándula sexual masculina en forma de *donut* y del tamaño de un *chestnut*. Se ubica sobre el cuello de la vejiga y rodea la uretra, el delgado conducto por el cual se movilizan la orina y la esperma. La próstata secreta el fluido blanquecino y viscoso que transporta y protege la esperma. Alrededor del 60 por ciento de los hombres mayores de cuarenta años presentan hipertrofia de esta glándula (condición que se conoce como hipertrofia benigna de la próstata). Este trastorno estrangula gradualmente la uretra y produce una necesidad cada vez mayor de orinar, a la vez que reduce el flujo de la orina y la fuerza con la que se expulsa. Si esta condición no se trata, llega un momento en que esta glándula en crecimiento obstruye completamente el flujo de la orina. El tratamiento usual es la cirugía.

Recomendaciones generales

Al parecer, la causa de la hipertrofia benigna de la próstata es una disminución de los niveles hormonales. El estrés puede afectar a estos niveles; por tanto, practicar técnicas de reducción del estrés puede ser de gran ayuda. Los baños de asiento alivian las molestias temporalmente.

Modificaciones dietéticas

1. *Haga la Dieta básica. (Ver página 315.)*

2. *Elimine de su dieta la cerveza.* La cerveza tiene la capacidad de elevar los niveles de la prolactina, una hormona pituitaria. Niveles bajos de prolactina suelen traducirse en reducción de los síntomas.

3. *Reduzca los niveles del colesterol sanguíneo.* Un estudio reveló que el colesterol inhibe la degradación de las células prostáticas, lo que puede dar por resultado hipertrofia de esta glándula. (Ver COLESTEROLEMIA en la Segunda Parte.)

4. *Incluya en su dieta abundantes alimentos enteros.* Al aumentar la cantidad de toxinas en el medio ambiente, también ha aumentado la incidencia de hipertrofia de la próstata. Los alimentos enteros contienen vitaminas, minerales, fibra y *anutrients*, que son desintoxicantes naturales.

5. *Agréguele a su dieta alimentos altos en cinc, como semillas de calabaza, pecans, arveja seca, granos enteros y lima beans (una especie de judía).* Se ha demostrado que el cinc reduce el tamaño de la próstata y los síntomas en algunos individuos. Además, la deficiencia de cinc se ha asociado con cáncer de la próstata.

Nutrientes que ayudan

❏ **Cinc:** Reduce el tamaño de la próstata, al igual que los síntomas en algunos individuos. Las semillas de calabaza son una excelente fuente de cinc y de ácidos grasos esenciales.

❏ **Ácidos grasos esenciales:** Su deficiencia se ha relacionado con hipertrofia de la próstata. Tome dos cucharaditas de aceite de linaza al día. (Los ácidos grasos esenciales no se pueden obtener en los jugos.)

❏ **Vitamina B$_6$:** Implicada en el metabolismo hormonal, trabaja con el cinc para reducir los niveles de prolactina.

Alimentos provechosos

❏ Jengibre, perejil y zanahoria son fuentes de cinc.

❏ *Kale*, espinaca y hojas de nabo son fuentes de bitamina B$_6$.

Sugerencias de jugos/Hipertrofia de la próstata

Ensalada combinada

1	hoja de *kale*	*Junte las hojas y las*
1	hoja de nabo	*espinacas e introduzca en el*
1	manojo de espinacas	*hopper con los tomates. Decore*
2	tomates	*con el tomatico cherry.*
1	tomate *cherry* para decorar	

Batido de fresas

1	*pint* de fresas	*Introduzca en el hopper las*
1/2	pera firme	*fresas y la pera. Ponga en el*
1	banano maduro	*blender o en el procesador el*
1	cucharada de levadura de cerveza	*jugo, el banano y la levadura y mezcle hasta que esté suave.*

Hopper de jengibre

1   tajadita de jengibre de   *Introduzca en el hopper el*
     1/4 de pulgada   *jengibre, las zanahorias y la*
4-5 zanahorias sin hojas   *manzana*
1/2 manzana sin semillas

Batido energético

1   manojo de perejil   *Junte el perejil e introdúzcalo*
4-6 zanahorias sin hojas   *en el hopper con las*
1   ramito de perejil para   *zanahorias. Decore con el*
     decorar   *ramito de perejil.*

Ginger ale

1   tajadita de limón   *Introduzca en el exprimidor el*
1   tajadita de jengibre de   *limón, el jengibre y las uvas.*
     1/4 de pulgada   *Vierta el jugo en un vaso alto*
1   racimo mediano de uvas   *con hielo. Termine de llenar*
     verdes   *con agua con gas.*
     Agua con gas

HIPOGLICEMIA

La hipoglicemia es un desorden en el cual el páncreas secreta una cantidad excesiva de insulina, lo que produce niveles anormalmente bajos de glucosa (azúcar) en la sangre. Este descenso del nivel de azúcar en la sangre priva al cerebro de su combustible principal — la glucosa — ante lo cual el cerebro responde produciendo diversas hormonas, entre ellas adrenalina. La adrenalina es la causante de los síntomas de la hipoglicemia: ansiedad, temblor, sudor y aceleración del pulso. Muchas personas también experimentan dolor de cabeza, falta de concentración, tinnitus (sonidos inexplicables) e irritabilidad. Estos síntomas siempre mejoran consumiendo algún carbohidrato simple. El tratamiento de la hipoglicemia se basa en mantener estables los niveles de azúcar en la sangre y en cuidar el páncreas.

Advertencia: Debido a la administración de cantidades muy altas de insulina, las personas diabéticas presentan de vez en cuando bajos niveles de azúcar en la sangre. Cuando esto ocurre, deben entrar inmediatamente en contacto con su médico y *no* deben seguir las sugerencias que se dan más adelante para este desorden.

Recomendaciones dietéticas

1. **Haga la Dieta para el desorden metabólico del azúcar.** (Ver página 318.) La dieta para la hipoglicemia es alta en carbohidratos complejos (entre el 55 y el 60 por ciento de las calorías totales) y baja en proteínas (entre el 10 y el 12 por ciento de las calorías totales) y en grasas (30 por ciento de las calorías totales).

2. *Consuma alimentos ricos en carbohidratos complejos y en fibra soluble, como pasta integral, oat bran, fríjol y lenteja.* Estos alimentos se digieren con lentitud y sólo elevan ligeramente los niveles de glucosa sanguínea.

3. *Haga comidas más frecuentes y menos abundantes.*

4. *Evite el café, el té, las bebidas gaseosas que contienen cafeína, el alcohol y el tabaco.* Estas substancias aceleran la digestión y, por tanto, liberan azúcar con más rapidez en el torrente sanguíneo.

5. *Beba únicamente jugos de fruta muy diluidos y no más de tres vasos a la semana.* Nunca consuma nada de sabor dulce con el estómago vacío.

6. *Utilice generosamente la canela, los clavos, las hojas de laurel y el turmeric.* Se sabe que estas especias ayudan a regular la actividad de la insulina.

7. *Cuando se le presente una reacción hipoglicémica, no consuma alimentos ricos en azúcar para aliviar los síntomas.* Aunque hacerlo eleva inicialmente el nivel de azúcar en la

sangre, después se presenta un descenso muy fuerte porque se produce una excesiva secreción de insulina en respuesta al consumo del alimento dulce. Esto da por resultado un efecto ping-pong que hace que la persona se sienta super energizada. Maneje sus síntomas consumiendo algún alimento que contenga una pequeña cantidad de azúcar natural y mucha fibra para desacelerar la liberación de azúcar. (Los fríjoles son un buen ejemplo de lo que se debe consumir en esos momentos.) Esto alivia los síntomas y previene su reaparición.

Nutrientes que ayudan

❑ **Cromo:** Ayuda a regular los efectos de la insulina en el metabolismo de la glucosa. Los estudios científicos no han identificado la forma de cromo que el organismo necesita para este propósito, por lo que conviene tomar suplementos de este mineral consumiendo levadura de cerveza rica en cromo.

❑ **Factor estimulante de la insulina:** Mejora la tolerancia a la glucosa en los animales que presentan deficiencia de cromo. Entre los alimentos ricos en este factor aún no identificado están el atún, la mantequilla de maní, los clavos, las hojas de laurel, la especia para *apple pie*, la canela y el *turmeric*.

❑ **Manganeso:** También interviene en el metabolismo de la glucosa.

Alimentos provechosos

❑ *Green pepper,* manzana y espinaca son fuentes de cromo.

❑ Hojas de nabo, hojas de remolacha y zanahoria son fuentes de manganeso.

Sugerencias de jugos/Hipoglicemia

Sopa fácil y rápida

---

1   diente de ajo
1   manojo de espinacas
2   palitos de apio
1/2 pepino
2   cucharadas de hojas de
    nabo, de remolacha o de
    espinaca finamente
    picadas
1   cucharada de levadura de
    cerveza
1   ramito de perejil para
    decorar

Envuelva el ajo con las espinacas y empuje entre el hopper con el apio y el pepino. Coloque el jugo en un perol, agregue los vegetales picados y caliente ligeramente. Riegue la levadura por encima y decore con el ramito de perejil. Sirva caliente.

Pie de manzana caliente

---

1   manzana ácida sin
    semillas
    Agua
    Especia para *apple pie*
1   astilla de canela para
    decorar

Pase la manzana por el exprimidor. En un perol pequeño hierva 2 onzas de jugo y 4 onzas de agua. Sazone con una buena cantidad de especia. Sirva en una taza de té. Decore con la astilla de canela.

Cóctel rico en calcio

---

3   hojas de *kale*
1   manojo pequeño de perejil
4-5 zanahorias sin hojas
1/2 manzana sin semillas

Junte el kale y el perejil, y coloque en el hopper con las zanahorias y la manzana.

Tónico para el páncreas

3	hojas de lechuga
4-5	zanahorias sin hojas
1	puñado de fríjoles verdes
2	coles de Bruselas

Junte las hojas de lechuga e introdúzcalas en el hopper con las zanahorias, los fríjoles verdes y las coles de Bruselas.

Pop bajo en azúcar

1	manzana sin semillas
1/4	lima
	Agua con gas

Haga jugo con la manzana y la lima y viértalo en un vaso alto con hielo. Termine de llenar el vaso con agua con gas.

Refresco de pepino

1	tomate
1	pepino
2	palitos de apio
1	ramito de perejil para decorar

Haga jugo con el tomate, coloque en una cubeta de hacer hielo e introduzca en el congelador. Haga jugo con el pepino y el apio y viértalo en un vaso alto. Agregue los cubos de tomate y decore con el ramito de perejil.

Tónico de la huerta de Popeye

1	manojo de espinacas
3	palitos de apio
2	palitos de espárrago
1	tomate grande
1	tomatico *cherry* para decorar

Junte las hojas de espinaca e introduzca en el hopper con el apio. Haga jugo con los espárragos y el tomate. Mezcle los jugos en un vaso alto y decore con el tomatico cherry.

INDIGESTIÓN

Indigestión, o dispepsia, es un término que describe los molestos síntomas que acompañan los desórdenes del tracto digestivo. Entre esos síntomas están los gases, el dolor abdominal, la acidez, la sensación de llenura y las náuseas. Aunque más adelante brindaremos algunas recomendaciones para manejar este trastorno, si lo que se busca es un alivio duradero, es importante descubrir y tratar las causas de los síntomas. Entre las causas de la indigestión están el estrés, comer demasiado rápido, no masticar bien los alimentos, consumir alimentos ricos en grasa, comer en exceso, determinados medicamentos (entre ellos algunos que se compran sin prescripción médica, como la aspirina), exceso de alcohol, fumar y mucha o poca producción de ácido estomacal. La indigestión también puede ser una señal de alarma de que existe algún problema más grave. Si la indigestión persiste, debe consultar con su médico.

Recomendaciones generales

Las técnicas de reducción del estrés son beneficiosas para el manejo de la indigestión. Tambien conviene dejar el tabaco y el alcohol porque contienen substancias irritantes para el estómago. Pídale a su médico que le ordene una evaluación de acidez estomacal.

Modificaciones dietéticas

1. *Haga la Dieta básica.* (Ver página 315.)

2. *Haga comidas pequeñas y frecuentes, mastique muy bien los alimentos y asegúrese de que las comidas sean ratos tranquilos.* Coma menos en períodos de estrés.

3. *Evite el café, pues puede producir síntomas de indigestión que se confunden con síntomas de úlcera.* Se debe eliminar de la dieta tanto el café regular como el descafeinado.

4. *Si usted tiene hipoclorhidria (bajo nivel de ácido estomacal), beba muy poco líquido — o ninguno — con las comidas,*

excepto jugo fresco de piña o papaya. La piña contiene *bromelain*, una enzima que favorece la digestión de las proteínas, y la papaya es fuente de la enzima papaína. Estas dos frutas contribuyen a la buena digestión.

5. *Beba un vaso de agua aromatizado con jugo de limón media hora antes de las comidas.* El jugo fresco de limón es un tónico utilizado tradicionalmente para estimular el apetito e incrementar las secreciones salival y gástrica.

6. *La acidez, que se produce cuando ácido estomacal salpica en el esófago, se puede controlar eliminando de la dieta el alcohol, el café y el chocolate, e ingiriendo carminativos (substancias que ayudan a eliminar los gases), como jengibre y aceites de peppermint y de spearmint.* Estas substancias les sirven a algunas personas para relajar el músculo estomacal superior, lo que permite que el ácido salga del esófago.

7. *Utilice carminativos, como aceite de peppermint, para aliviar el dolor producido por los gases intestinales.* Así mismo, es posible eliminar los gases producidos por los vegetales utilizando un producto enzimático llamado *Beano*. Usted puede conseguir este producto, que es fabricado por *Lactaid Corporation*, a través de su farmacia o en las tiendas naturistas.

8. *Mantenga siempre una buena reserva de jengibre.* Esta raíz se ha utilizado como carminativo durante miles de años. El jengibre también se utiliza como remedio para las náuseas que suelen experimentar por la mañana las mujeres embarazadas, y para prevenir el mareo. Estudios recientes indican que el jengibre tiene la capacidad de proteger el tejido que recubre el estómago del daño ocasionado por los medicamentos antiinflamatorios no esteroideos, como la aspirina y el *Naprosyn* (*naproxen*).

9. *Tome jugo de cabbage.* El factor curativo de la úlcera que contiene el jugo fresco de *cabbage* también sirve para la gastritis. (Para obtener más información, ver ÚLCERAS en la Segunda Parte.)

10. *Consuma banano.* Estudios realizados con animales han revelado que el banano protege el estómago de los ácidos estomacales.

11. Ver también COLITIS Y DIARREA en la Segunda Parte.

Nutrientes que ayudan

❑ ***Bromelain:*** Esta enzima favorece la digestión de las proteínas.

❑ **Papaína:** Esta enzima también favorece la digestión de las proteínas.

Alimentos provechosos

❑ *Cabbage* y apio son fuentes del factor curativo de las úlceras.

❑ Jengibre contiene un carminativo que también protege el estómago.

❑ Piña es la única fuente de la enzima *bromelain*.

❑ Jugo fresco de papaya verde contiene la enzima papaína.

❑ Jugo fresco de kiwi contiene una enzima digestiva.

❑ Limón es un conocido estimulante del apetito.

Sugerencias de jugos/Indigestión

Lemon spritzer

1	limón pequeño Agua con gas	*Introduzca el limón en el hopper. Vierta el jugo en un vaso con hielo y termine de llenar con agua con gas.*

Calmante para la acidez

1/4	cabbage	*Introduzca los vegetales en el*
1	palito de apio	*"hopper". Beba tres veces al*
2	zanahorias sin hojas	*día.*

Tropical squeeze

1   papaya firme, pelada
1   tajadita de jengibre de
    1/4 de pulgada
1   pera

*Pase la papaya por el
exprimidor. Luego introduzca
el jengibre y la pera.*

Kiwi crush

1   kiwi firme, pelado
1   manzana verde sin semillas
1   racimo pequeño de uvas
1   tajadita de kiwi para decorar

*Introduzca el kiwi en el hopper
con la manzana y las uvas.
Vierta el jugo en un vaso alto
con hielo. Decore con la
tajadita de kiwi.*

Monkey shake

1/2 naranja pelada (dejar
     el pellejo blanco)
1/2 papaya pelada
1   banano
1   tirita de cáscara de
     naranja para decorar

*Introduzca en el hopper la
naranja con la papaya. Ponga
el jugo en el blender o en el
procesador, agregue el banano
y mezcle hasta que esté
suave. Decore con la tirita de
cáscara de naranja.*

Ayudante de la digestión

1/4 piña con cáscara

*Haga jugo de piña. Tome con
las comidas como única
bebida.*

Ginger fizz

1   tajadita de jengibre de
    1/4 de pulgada
1   manzana sin semillas
    Agua con gas

*Introduzca el jengibre y la
manzana en el hopper. Vierta
el jugo en un vaso con hielo y
termine de llenarlo con agua
con gas.*

Tónico de la huerta

1/4 *cabbage*
2 palitos de apio
1 tronquito de brócoli
1 ramito de perejil para decorar

Pase los vegetales por el exprimidor y decore con el ramito de perejil.

INFECCIÓN DE LAS VÍAS URINARIAS

Ver INFECCIÓN DE LA VEJIGA.

INFECCIÓN DE LA VEJIGA (CISTITIS)

El término médico para la infección de la vejiga es cistitis. Se trata de una dolencia en la cual la vejiga es invadida por un microorganismo que se multiplica y produce inflamación. Entre los síntomas de esta infección están escozor al orinar, aumento en la frecuencia de la necesidad de orinar, excesiva necesidad de orinar durante la noche, orina de color oscuro o de olor fuerte y dolor en la parte baja del abdomen.

Modificaciones dietéticas

1. *Haga la Dieta de apoyo inmunológico.* (Ver página 322.)

2. *Beba grandes cantidades de líquidos.* Es conveniente consumir todos los días por lo menos dieciséis onzas de jugo de *cranberry* sin endulzar. Usted puede preparar este jugo utilizando *cranberries* frescas y agregando manzanas frescas para endulzarlo de manera natural. Si no encuentra *cranberries*, compre jugo concentrado en alguna tienda naturista y agrégueselo al jugo de manzana preparado por usted. Como es concentrado, una cucharada es suficiente para treinta y dos onzas de jugo de manzana (si esta mezcla le parece demasido fuerte, agregue más jugo de manzana y la siguiente vez disminuya la cantidad de concentrado de *cranberry*). El jugo de *cranberry* contiene una substancia que cubre las bacterias e impide que se adhieran a la vejiga y la infecten. Así mismo, el jugo de *cranberry* aumenta la acidez de la orina, lo que inhibe el desarrollo de las bacterias.

3. *Un remedio popular es tomar dos veces al día media taza de jugo de pomegranate mezclado con media taza de agua.*

4. *Evite todos los alimentos dulces, incluyendo las galletas que se consiguen en las tiendas naturistas.* Diluya todos los jugos de fruta con agua, excepto el de *cranberry* y manzana hecho en casa. Evite todos los carbohidratos refinados, entre ellos el pan blanco, la masa corriente de pizza y la pasta corriente.

5. *Incluya en su dieta cantidades generosas de ajo y cebolla.* Estos alimentos tienen propiedades antimicrobianas que ayudan a combatir la infección.

6. *Utilice extracto de goldenseal, una hierba que combate eficazmente los microbios.*

Nutrientes que ayudan

❑ **Vitamina C:** Protege contra la infección y fortalece el sistema inmunológico.

❑ **Betacaroteno:** Ayuda a fortalecer la inmunidad y protege contra la infección.

❑ **Bioflavonoides:** Favorecen la absorción de la vitamina C y producen efectos antibacterianos.

❑ **Cinc:** Promueve la salud del sistema inmunológico.

Alimentos provechosos

❑ *Kale*, perejil, *green pepper* y brócoli son fuentes de vitamina C.

❑ Zanahoria, hojas de *collard*, perejil y espinaca son fuentes de betacaroteno.

❑ Melón *cantaloupe*, *black currant*, papaya y limón son fuentes de bioflavonoides.

❑ Jengibre, perejil, ajo y zanahoria son fuentes de cinc.

❑ *Cranberry* contiene el "factor *cranberry*", que inhibe el desarrollo de las bacterias.

❑ *Pomegranate* en jugo es un remedio popular para la cistitis.

Sugerencias de jugos/Infección de la vejiga

Cóctel de cranberry

1/2 taza de *cranberries*
3-4 manzanas sin semillas (agregue más manzanas si le parece demasiado ácido)

Introduzca en el hopper las cranberries y las manzanas. Si no encuentra cranberries frescas ni congeladas, utilice 1 cucharada de jugo concentrado por treinta y dos onzas de jugo de manzana.

Ginger fizz

1 tajadita de jengibre de 1/4 de pulgada
1 manzana sin semillas
Agua con gas

Introduzca el jengibre y la manzana en el hopper. Vierta el jugo en un vaso con hielo y termine de llenarlo con agua con gas.

Hopper de jengibre

1 tajadita de jengibre de 1/4 de pulgada
4-5 zanahorias sin hojas
1/2 manzana sin semillas

Introduzca en el hopper el jengibre, las zanahorias y la manzana.

Ensalada especial de la huerta

3   flores de brócoli
1   diente de ajo
4-5 zanahorias o 2 tomates
2   palitos de apio
1/2 *green pepper*

Coloque el brócoli y el ajo en el hopper con las zanahorias o los tomates. Continúe con el apio y el green pepper.

Batido de melón cantaloupe

1/2 melón *cantaloupe* con cáscara

Corte el melón en tajadas e introdúzcalas en el hopper.

INFECCIONES

Una infección es la invasión del organismo por gérmenes extraños. El organismo cuenta con un ejército cuya labor es identificar y destruir a los invasores peligrosos. Ese ejército es el sistema inmunológico. Al igual que todos los ejércitos, éste necesita estar bien nutrido para poder funcionar. Mantenga bien aprovisionados a los soldados de su sistema inmunológico poniendo en práctica las ideas que le ofrecemos más adelante. Recuerde que los medicamentos para el *"flu"* que se compran sin prescripción médica únicamente enmascaran los síntomas. Los remedios naturales que le proponemos actúan fortaleciendo a los soldados de su sistema inmunológico para que protejan sus células más eficazmente contra las infecciones.

Recomendaciones generales

Cuando esté enfermo, en lo posible guarde cama. El sueño le da al sistema inmunológico la posibilidad de renovarse. Si la tos, el dolor de garganta o la fiebre no ceden con el tratamiento que le sugerimos, llame a su médico. Los antibióticos pueden ser necesarios para tratar las infecciones causadas por bacterias. Como los antibióticos pueden destruir las bacterias beneficiosas del colon, no deje de incluir en su dieta alguna fuente de bacteria acidófila. La aspirina ha sido relacionada con un desorden bastante inusual llamado Síndrome de Reye, que suele afectar a las personas menores de dieciocho años. Cuando un niño o un adolescente tenga alguna infección, no le dé aspirina por ningún motivo.

Modificaciones dietéticas

1. *Haga la Dieta de apoyo inmunológico.* (Ver página 322.)

2. *Restrinja su consumo de alimentos dulces, entre ellos los jugos de fruta.* Así es: incluso el jugo de naranja está prohibido cuando hay infección. El azúcar les resta capacidad a los glóbulos blancos para destruir las bacterias o los virus.

3. *Beba abundantes líquidos, como caldos y jugos diluidos de vegetales o, simplemente, agua.* Durante el primer día o los dos primeros días, un ayuno de jugos puede ser muy provechoso para las personas mayores de diecisiete años (ver página 330).

4. *Incluya ajo en su dieta.* El ajo contiene *allicin*, un eficaz antibiótico.

5. *Aumente su consumo de cabbage, porque estimula al organismo a producir más anticuerpos para combatir las infecciones.* En el laboratorio, el *cabbage* destruye eficazmente virus y bacterias.

6. *Los anthocyanins son anutrients con propiedades antivirales y antibacterianas.* Los *blueberries* y los *black currants* tienen altas concentraciones de estos compuestos.

7. *Los taninos se cuentan entre los nutrientes que destruyen los virus en el laboratorio.* Los taninos de la uva son particularmente eficaces para exterminar el virus del herpes simple.

8. *Aumente su consumo de manzana y jugo de manzana, los cuales se han asociado con una menor incidencia de resfriado en estudiantes universitarios.* Se ha comprobado que el jugo de manzana tiene propiedades antivirales.

9. Ver también CANDIDIASIS, DOLOR DE GARGANTA, HERPES SIMPLE I Y II, RESFRIADO COMÚN Y SÍNDROME DE FATIGA CRÓNICA en la Segunda Parte.

Nutrientes que ayudan

❑ **Potasio:** Se pierde cuando hay fiebre, vómito y diarrea.

❑ **Sodio:** Se pierde cuando hay fiebre, vómito y diarrea.

❑ **Vitamina C:** Estimula de diversas maneras el sistema inmunológico y tiene propiedades antivirales y antibacterianas.

❑ **Bioflavonoides:** Además de sus propiedades antivirales, intensifica el efecto de la vitamina C.

❑ **Betacaroteno:** Fortalece poderosamente el sistema inmunológico y tiene propiedades antivirales.

❑ **Cinc:** Es muy importante para el adecuado funcionamiento de las células exterminadoras naturales del sistema inmunológico.

Alimentos provechosos

❑ *Blueberry* y *black currant* contienen agentes antibacterianos que también son antidiarreicos.

❑ Uva, manzana y *cabbage* contienen compuestos antivirales y antibacterianos.

❑ Ajo es el antibiótico natural más poderoso que hay.

❑ El jugo fresco de piña contiene la enzima *bromelain,* un agente antiinflamatorio eficaz para el dolor de garganta.

❑ Apio, zanahoria y *Swiss chard* contienen grandes cantidades de potasio y sodio.

❑ *Kale, red pepper* y hojas de *collard* son fuentes de vitamina C bajas en azúcar.

❑ Tomate, *cabbage* y *sweet pepper* son fuentes de bioflavonoides bajas en azúcar.

❑ Zanahoria, *kale* y espinaca son fuentes de betacaroteno bajas en azúcar.

❑ Jengibre, perejil y zanahoria son fuentes de cinc.

Sugerencias de jugos/Infecciones

Reconstituyente del sistema inmunológico

1   manojo de perejil
1   diente de ajo
5   zanahorias sin hojas
3   palitos de apio

Junte el perejil e introdúzcalo en el hopper con el ajo, las zanahorias y el apio.

Caldo de potasio

1   manojo de perejil
1   manojo de espinacas
4-5 zanahorias sin hojas
2   palitos de apio

Junte el perejil y las hojas de espinaca, e introduzca en el hopper con las zanahorias y el apio.

Cóctel de navidad

2   manzanas sin semillas
1   racimo grande de uvas
1   tajada de limón

Coloque en el hopper las manzanas, las uvas y el limón.

Bluemint fizz

1   manojo de menta
1   *pint de blueberries*
    Agua con gas
1   ramito de menta para
    decorar

Junte la menta y coloque en el hopper con las blueberries. Vierta el jugo en un vaso alto con hielo. Termine de llenar con agua con gas. Decore con el ramito de menta.

Pop bajo en azúcar

1   manzana sin semillas
1/4 lima
    Agua con gas

Haga jugo con la manzana y la lima y viértalo en un vaso alto con hielo. Termine de llenar el vaso con agua con gas.

Crema agridulce de cereza

1	taza de cerezas sin pepa	*Haga jugo con las cerezas.*
4	onzas de yogur sin grasa	*Coloque el jugo y el yogur en el blender o en el procesador y mezcle hasta que esté suave.*

Batido proteínico de piña

3	tajadas de piña con cáscara	*Pase la piña por el hopper.*
4	onzas de leche de soya	*Ponga el jugo, la leche de soya, el banano y el polvo proteínico*
1	banano maduro	*en el blender o en el procesador*
2-3	cucharadas de polvo proteínico	*y mezcle hasta que esté suave.*
1	trocito de piña para decorar	*Vierta el jugo en un vaso alto y decore con el trocito de piña.*

Sopa de cosecha

2-3	dientes de ajo	*Envuelva los dientes de ajo con*
1	hoja de *kale*	*la hoja de kale e introduzca en*
1	tomate grande	*el hopper con el tomate y el*
2	palitos de apio	*apio. Vierta el jugo en un perol,*
1	hoja de *collard* picada	*agregue la hoja de collard*
1	cucharada de *croutons*	*picada y caliente un poco. Decore con los croutons.*

INFECCIONES POR HONGOS

Ver CANDIDIASIS.

INFLAMACIONES

Inflamación es la reacción del tejido ante una lesión. La lesión puede ser producida por bacterias o virus, por una intervención quirúrgica o un accidente. Todos estamos familiarizados con los síntomas de las inflamaciones: enrojecimiento, dolor, edema y sensación de calor. Estos síntomas no son causados por la lesión en sí misma, sino que son el resultado de la movilización del sistema de protección del organismo — el ejército inmunológico — para auxiliar el área lesionada. La inflamación puede ser útil (como cuando hay una infección bacteriana) o nociva (como en la artritis). Los remedios naturales que proponemos más adelante pueden ayudar a reducir la inflamación y, por tanto, a mitigar algunos de los efectos dolorosos, sin afectar a los aspectos positivos de la respuesta inflamatoria.

Recomendaciones generales

Para la inflamación originada en una lesión es preciso hacer tres cosas: dejar que el área lesionada descanse, aplicar hielo envuelto en una toalla y, por último, proteger el área lesionada hasta que sea posible visitar al médico. El hielo se puede aplicar durante treinta minutos, con descansos de quince minutos, hasta por ocho horas si el edema persiste. Después de transcurridas las primeras veinticuatro horas, se puede aplicar calor.

Para la inflamación causada por enfermedad — por ejemplo, una enfermedad autoinmune como la artritis — hacer una dieta de eliminación sirve para identificar alergias alimenticias. En este caso, la causa de la inflamación es la respuesta del sistema inmunológico a un invasor imaginario. Algunos investigadores piensan que las alergias someten al sistema inmunológico a un exceso de estimulación, lo que empeora los síntomas.

Modificaciones dietéticas

1. *Haga la Dieta de apoyo inmunológico.* (Ver página 322.)

2. *Si sospecha que alguna o algunas alergias están agravando su problema, haga la Dieta de eliminación.* (Ver página 325.)

3. *Incorpórele a su dieta una buena cantidad de pescado grasoso de agua fría, como caballa, arenque y salmón.* Un estudio reveló que los ácidos grasos Omega-3 que se encuentran en estos pescados mitigan los síntomas de los desórdenes inflamatorios de la piel.

4. *Incluya jengibre en su dieta.* El jengibre protege el estómago de las úlceras producidas por los medicamentos antiinflamatorios no esteroideos. El jengibre también tiene propiedades antiinflamatorias.

5. *Añádale piña a su dieta.* El *bromelain*, una enzima que sólo se encuentra en la piña, tiene propiedades antiinflamatorias. Acuérdese de la piña cada vez que tenga alguna inflamación.

6. *Para la sinusitis, evite los productos lácteos (excepto el yogur natural) y tome bebidas calientes para reducir la congestión.*

7. Ver también ARTRITIS, DOLOR DE GARGANTA Y SÍNDROME DEL TÚNEL CARPIANO en la Segunda Parte.

Nutrientes que ayudan

❑ **Bioflavonoides:** Inhiben la liberación de histamina, una substancia que es liberada en respuesta a las infecciones y a las reacciones alérgicas.

❑ **Vitamina C:** Estabiliza las membranas celulares y contiene un antihistamínico.

❑ **Vitamina E:** Tiene propiedades antiinflamatorias.

❑ **Cinc:** Interviene en muchos procesos antiinflamatorios.

❑ **Ácidos grasos Omega-3:** Se encuentran en los pescados grasosos de agua fría y reducen la inflamación disminuyendo la síntesis de prostaglandinas.

❑ **Ácidos grasos Omega-6:** Se encuentran en el aceite de *evening primrose* y se ha demostrado que reducen las reacciones inflamatorias agudas.

Alimentos provechosos

❑ El jengibre, un agente antiinflamatorio, protege el estómago de los efectos nocivos de los medicamentos antiinflamatorios no esteroideos.

❑ El jugo fresco de piña contiene la enzima antiinflamatoria *bromelain.*

❑ *Red pepper*, perejil y naranja son fuentes de vitamina C y bioflavonoides.

❑ Espinaca, espárrago y kiwi son fuentes de vitamina E.

❑ Perejil, ajo y zanahoria son fuentes de cinc.

Sugerencias de jugos/Inflamaciones

Hawaiian fizz
---

3   rodajas de piña con
    cáscara
1   tajadita de jengibre de
    1/4 de pulgada
1/2 pera
    Agua con gas
    Trocito de piña para
    decorar

Introduzca en el hopper las rodajas de piña, el jengibre y la pera. Vierta el jugo en un vaso alto y termine de llenarlo con agua con gas. Decore con el trocito de piña.

Hopper de jengibre
---

1   tajadita de jengibre de
    1/4 de pulgada
4-5 zanahorias sin hojas
1/2 manzana sin semillas

Introduzca en el hopper el jengibre, las zanahorias y la manzana.

Tónico de la huerta de Popeye

1   manojo de espinacas
3   palitos de apio
2   espárragos
1   tomate grande
1   tomatico *cherry* para
    decorar

Junte las hojas de espinaca y colóquelas en el hopper con el apio. Haga jugo con los espárragos y el tomate. Mezcle los jugos en un vaso alto y decore con el tomatico cherry.

Ensalada combinada

1   hoja de *kale*
1   hoja de nabo
1   manojo de espinacas
2   tomates
1   tomatico *cherry* para
    decorar

Junte las hojas y las espinacas e introduzca en el hopper con los tomates. Decore con el tomatico cherry.

Té aromatizado de naranja

1   tajadita de jengibre de
    1/2 pulgada
1   naranja pelada (dejar el
    pellejo blanco)
    Agua
1   astilla de canela para
    decorar

Pase por el exprimidor el jengibre y la naranja. Vierta 2 onzas de jugo en una taza y termine de llenar con agua hirviendo. Decore con la astilla de canela.

Expreso de ajo

1   manojo de perejil
1   diente de ajo
4-5 zanahorias sin hojas
2   palitos de apio

Junte el perejil e introdúzcalo en el hopper con el ajo, las zanahorias y el apio.

INSOMNIO

Insomnio es la dificultad para conciliar el sueño, para dormir un número suficiente de horas o para dormir ininterrumpidamente. Este trastorno, que es sumamente frustrante para quienes lo padecen, afecta a todo el mundo en algún momento. Los problemas sicológicos son la causa del 50 por ciento de todas las alteraciones del sueño. Entre las substancias que alteran el sueño o que impiden conciliarlo están los medicamentos para la tiroides, los bloqueadores beta, la marihuana, el café y el alcohol.

Recomendaciones generales

Recurra a lo que le sirva, siempre y cuando que no le cause más problemas. Hacer ejercicio regularmente propicia el sueño profundo y ayuda a reducir el estrés diario. Una buena idea es buscar ayuda profesional para el manejo de los problemas sicológicos. Si usted está tomando algún medicamento, averigüe con su médico o con el farmacéutico si le podría estar ocasionando insomnio.

Modificaciones dietéticas

1. *Haga la Dieta básica.* (Ver página 315.)

2. *Elimine de su dieta las colas y las bebidas que contienen cafeína, como el café y el té.* Reemplácelas con alguna de las bebidas para los nervios que sugerimos más adelante.

3. *No beba alcohol.* Algunas personas suelen tomar uno o dos *drinks* antes de irse a la cama para relajarse. Esto quizás les ayuda a conciliar el sueño, pero a menudo hace que se despierten pocas horas después, porque el alcohol altera los patrones del sueño.

4. *Piense en la posibilidad de que la hipoglicemia nocturna sea la causante de su problema.* Ver HIPOGLICEMIA en la Segunda Parte.

5. *Beba un jugo de fruta con alto contenido de glucosa o de sacarosa antes de irse a la cama.* Esto puede aumentar los

niveles de serotonina, una substancia química del cerebro que induce el sueño. Haga esto únicamente si está seguro de que la causa del problema no es la hipoglicemia.

Nutrientes que ayudan

❑ **Niacina, vitamina B$_6$ y magnesio:** Intervienen en la conversión del aminoácido triptofán en serotonina, una substancia química del cerebro que induce el sueño.

❑ **Calcio:** Propicia la relajación muscular.

❑ *Folate:* Disminuye los movimientos involuntarios de las piernas durante el sueño, un problema que contribuye al insomnio.

Alimentos provechosos

❑ Brócoli, tomate y zanahoria son fuentes de niacina.

❑ Espinaca, zanahoria y guisante son fuentes de vitamina B$_6$.

❑ Perejil, hojas de *collard* y *blackberry* son fuentes de magnesio.

❑ *Kale,* hojas de *collard* y brócoli son buenas fuentes de calcio.

❑ Espárrago, espinaca y *kale* son buenas fuentes de *folate*.

❑ Lechuga y apio son remedios tradicionales para el insomnio.

❑ Uva y piña son ricas en glucosa y sacarosa.

Sugerencias de jugos/Insomnio

Poción tradicional para dormir

3-4 hojas de lechuga
1   palito de apio

Junte las hojas de lechuga e introdúzcalas en el hopper con el apio. Beba esta poción 30 minutos antes de acostarse.

Cóctel rico en calcio

3	hojas de *kale*
1	manojo pequeño de perejil
4-5	zanahorias sin hojas
1/2	manzana sin semillas

Junte el kale y el perejil, y coloque en el hopper con las zanahorias y la manzana.

Tónico de la huerta de Popeye

1	manojo de espinacas
3	palitos de apio
2	espárragos
1	tomate grande
1	tomatico *cherry* para decorar

Junte las hojas de espinaca e introdúzcalas en el hopper con el apio. Haga jugo con los espárragos y el tomate. Mezcle los jugos en un vaso alto y decore con el tomatico cherry.

Bebida dulce de magnesio

1	*pint* de *blackberries*
1	banano maduro
2	onzas de tofu *silken*
1	cucharada de levadura de cerveza

Pase las blackberries por el exprimidor. Coloque el jugo, el banano, el tofu y la levadura en el blender o en el procesador y mezcle hasta que esté suave. Decore con blackberries. Tómelo 1 hora antes de acostarse.

Calmante tradicional para los nervios

1	palito de apio
3-4	zanahorias sin hojas

Haga jugo con el apio y las zanahorias. Beba 1 hora antes de acostarse.

Especial de bromelain

1/4 piña con cáscara

Introduzca la piña en el hopper.

Ensalada especial de la huerta
---

3 flores de brócoli
1 diente de ajo
4-5 zanahorias o 2 tomates
2 palitos de apio
1/2 green pepper

Coloque el brócoli y el ajo en el hopper con las zanahorias o los tomates. Continúe con el apio y el green pepper.

INTESTINO IRRITABLE, SÍNDROME DE

Ver COLITIS.

LYME, ENFERMEDAD DE

Ver ENFERMEDAD DE LYME.

MANCHAS RELACIONADAS CON EL ENVEJECIMIENTO

Las manchas relacionadas con el envejecimiento, también conocidas como manchas del hígado, son las manchas planas de color pardusco oscuro que aparecen en la piel a medida que ésta envejece. Suelen ser producidas por cambios en los radicales libres de la piel, y pueden indicar que el organismo ha acumulado productos de desecho. Las manchas relacionadas con el envejecimiento pueden ser causadas por una dieta deficiente, excesiva exposición al sol, inadecuada función hepática y falta de ejercicio.

Recomendaciones generales

Abordar el problema desde una perspectiva amplia es la mejor manera de deshacerse de las manchas relacionadas con el envejecimiento. Es recomendable hacer ejercicio aeróbico por lo menos cuatro veces por semana, treinta minutos cada vez. Caminar es una excelente opción. Limite su exposición al sol. Un remedio popular es frotarse todos los días aceite de castor o vitamina E en las manchas. Las recomendaciones dietéticas que siguen también son muy importantes.

Modificaciones dietéticas

1. *Programe un plan de desintoxicación.* Ver Dietas de limpieza en la página 328.

2. *Entre el 50 y el 70 por ciento de su dieta debe consistir en alimentos crudos.*

3. *Evite consumir aceites rancios.* Refrigere todos los aceites. Una vez abiertos, nunca se deben guardar fuera del refrigerador a temperatura ambiente. Guarde todas las nueces y las semillas en el refrigerador o en el congelador, porque se rancian con facilidad. Los granos se deben guardar en un lugar frío y seco. Evite los alimentos fritos. La grasa caliente y los aceites de cocina tienen un alto contenido de substancias perjudiciales para la piel.

4. *Evite las golosinas, la cafeína, el alcohol, el tabaco y el junk food.*

5. *Limpie su hígado.* Tome jugo de remolacha. Al principio de su programa de limpieza, dos o tres onzas bastarán. Al irse desintoxicando su hígado, podrá aumentar el consumo de jugo de remolacha a seis onzas. Haga té con media cucharadita de diente de león. Empiece con una taza al día y aumente a dos tazas. Es recomendable que haga la Dieta de siete días para limpiar el hígado (ver página 343).

Nutrientes que ayudan

❑ **Betacaroteno:** Antioxidante que retarda el proceso de envejecimiento.

❑ **Vitamina C:** Antioxidante que ayuda a reparar los tejidos.

❑ **Bioflavonoides:** Trabajan sinérgicamente con la vitamina C para reparar los tejidos.

❑ **Vitamina E:** Antioxidante que retarda el envejecimiento y favorece la reparación de los tejidos.

Alimentos provechosos

❑ Zanahoria, *kale*, perejil y espinaca son fuentes de betacaroteno.

❑ *Kale*, perejil, *green pepper* y espinaca son fuentes de vitamina C.

❑ Uva, cereza, toronja y limón son fuentes de bioflavonoides. (En ENVEJECIMIENTO, Segunda Parte, hallará una lista más extensa.)

❑ Espinaca, espárrago y zanahoria son fuentes de vitamina E.

Sugerencias de jugos/Manchas relacionadas con el envejecimiento

---

Expreso del beauty spa

---

1 manojo pequeño de perejil
1 manojo de espinacas
4-5 zanahorias sin hojas
1/2 manzana sin semillas

Junte el perejil y las espinacas y coloque en el hopper con las zanahorias y la manzana.

Expreso para un cutis fresco

---

2 tajadas de piña con cáscara
1/2 pepino
1/2 manzana sin semillas

Introduzca en el hopper la piña, el pepino y la manzana.

Cóctel de limpieza de Cherie

1	tajadita de jengibre de 1/4 de pulgada
1	remolacha
1/2	manzana sin semillas
4	zanahorias sin hojas

Coloque en el hopper el jengibre, la remolacha, la manzana y las zanahorias.

Ensalada especial de la huerta

3	flores de brócoli
1	diente de ajo
4-5	zanahorias o 2 tomates
2	palitos de apio
1/2	green pepper

Coloque el brócoli y el ajo en el hopper con las zanahorias o los tomates. Continúe con el apio y el green pepper.

Tónico mañanero

1	toronja pelada (dejar el pellejo blanco)
1	manzana sin semillas

Introduzca en el hopper la toronja y la manzana.

MAREO

¿Se pone usted verde ante la sola idea de salir a pasear en automóvil? ¿Siente que las olas del mar se agolpan contra su estómago cuando se aventura a dar un paseo en lancha? Si esto le ocurre, entonces usted es una de las muchas personas que experimentan desde severos dolores de cabeza hasta vértigo, náuseas y vómito cuando vuelan, navegan o viajan en automóvil, bus o tren. Haga caso omiso de los medicamentos que venden sin fórmula médica; podrían causarle somnolencia. Pruebe, más bien, estos "remedios" naturales; son tan suaves como eficaces. Si de pronto usted se vuelve propenso a los mareos sin haber tenido antes ese problema, consulte con su médico. Podría tratarse de un problema del oído interno.

Recomendaciones generales

Evite el humo del cigarrillo; no fume ni deje que le fumen cerca. Evite los olores de los alimentos y las habitaciones demasiado calientes y mal ventiladas. Si está en el mar, acuéstese y cierre los ojos a la primera indicación de mareo.

Modificaciones dietéticas

1. *Coma con mucha moderación cuando viaje.* Evite los alimentos ricos en grasa y en azúcar.

2. *Elimine de su dieta el alcohol.* Puede ser irritante para un estómago que ya está estresado.

3. *Empaque en un termo alguna bebida a base de jengibre (ver recetas al final de esta sección) y llévela con usted.*

4. *Coma a pequeños bocados crackers integrales antes y durante el viaje.*

Nutrientes que ayudan

❑ **Vitamina B$_6$:** Sirve para aliviar las náuseas. La levadura de cerveza es una rica fuente natural de esta vitamina.

❑ **Vitaminas C y K:** Se afirma que alivian las náuseas del embarazo cuando se toman al mismo tiempo.

Alimentos provechosos

❑ Estudios realizados en *Brigham Young University* revelaron que el jengibre es más eficaz que la dramamina para prevenir el mareo. La dramamina es un medicamento para el mareo que se consigue sin fórmula médica. En esas investigaciones utilizaron cápsulas de jengibre en polvo, pero hacer jugo con el jengibre y mezclarlo con otro jugo es más barato y definitivamente más agradable al paladar. Se ha demostrado que el jengibre es eficaz para tratar el mareo y las náuseas propias del embarazo.

❑ *Kale* y espinaca son fuentes de vitamina B$_6$.

❑ *Sweet pepper, kale* y fresa son fuentes de vitamina C.

❑ Hojas de nabo, brócoli y lechuga son fuentes de vitamina K.

Sugerencias de jugos/Mareo

Gingerberry pops

1   *quart* de *blueberries*
1   tajadita de jengibre de
    1 pulgada
1   racimo mediano de uvas
    verdes
    Vasos de papel de 3 onzas
    Palitos de madera para
    paleta

Ponga en el hopper las blueberries, el jengibre y las uvas. Vierta el jugo en los vasos, coloque los palitos y congele.

Té de jengibre

1   tajadita de jengibre de
    2 pulgadas
1/4 limón
1   *pint* de agua
1   astilla de canela, partida
4-5 clavos
1   pizca de nuez moscada o
    cardamomo

Pase por el exprimidor el jengibre y el limón. Coloque el jugo en un perol y agregue el agua, la canela y los clavos. Hierva a fuego lento. Agregue la nuez moscada o el cardamomo.

Hopper de jengibre

1   tajadita de jengibre de
    1/4 de pulgada
4-5 zanahorias sin hojas
1/2 manzana sin semillas

Introduzca en el hopper el jengibre, las zanahorias y la manzana.

Ginger fizz

1   tajadita de jengibre de   *Introduzca el jengibre y la*
    1/4 de pulgada   *manzana en el hopper. Vierta*
1   manzana sin semillas   *el jugo en un vaso con hielo y*
    Agua con gas   *termine de llenarlo con agua*
                                     con gas.

Ginger ale

1   tajadita de limón   *Pase por el exprimidor el*
1   tajadita de jengibre de   *limón, el jengibre y las uvas.*
    1/4 de pulgada   *Vierta el jugo en un vaso alto*
1   racimo mediano de uvas   *con hielo. Termine de llenar el*
    verdes   *vaso con agua con gas.*
    Agua con gas

K-cooler

1   hoja de nabo   *Haga jugo con los vegetales y*
1   tronquito de brócoli   *la manzana y sírvalo en un*
1   manzana verde sin   *vaso con hielo. Decore con el*
    semillas   *ramito de perejil.*
1   ramito de perejil para
    decorar

Batido de fresas

1   *pint* de fresas   *Introduzca en el hopper las*
1/2 pera firme   *fresas y la pera. Ponga en el*
1   banano maduro   *blender o en el procesador el*
1   cucharada de levadura   *jugo, el banano y la levadura,*
    de cerveza   *y mezcle hasta que esté*
                                     suave.

MENOPAUSIA

Ver SÍNTOMAS MENOPÁUSICOS.

MIGRAÑA

Desde la época de Hipócrates se ha sospechado que existe una relación entre la dieta y el dolor de cabeza. La migraña produce un dolor severo y pulsante en uno o ambos lados de la cabeza, y puede presentarse con náuseas y vómito. Otros síntomas frecuentes son sensibilidad a la luz, hormigueo, vértigo, pitidos en los oídos, escalofrío y sudor. Este tipo de dolor de cabeza a menudo hace que el paciente tenga que guardar cama y permanecer a oscuras, y puede durar entre dos horas y tres días. Al parecer, la causa de la migraña es la contracción y súbita dilatación de los vasos sanguíneos en el interior del cerebro. Algunos alimentos desencadenan este proceso en muchas personas. El tratamiento consiste en identificar y eliminar de la dieta las substancias perjudiciales que desencadenan el dolor de cabeza. Aunque esto implica un trabajo detectivesco, los resultados justifican el esfuerzo.

Recomendaciones generales

Tomar clases de *biofeedback* les ayuda a algunas personas a reducir la severidad y duración de sus migrañas. La hierba *feverfew* es eficaz para aliviar la migraña en algunos individuos.

Modificaciones dietéticas

1. Haga la Dieta básica. (Ver página 315.)

2. Investigue si la causa del problema es alguna alergia alimenticia o intolerancia a algún alimento. Investigaciones indican que las alergias a determinados alimentos pueden ser la causa principal de la migraña. Haga la Dieta de eliminación (ver página 325) para identificar los alimentos que podrían estarle causando reacciones alérgicas.

3. ***Evite los alimentos que contienen tiramina.*** Esta substancia natural puede producirles vasodilatación (ensanchamiento de los vasos sanguíneos) a algunos individuos. Se calcula que hasta el 10 por ciento de las personas que sufren de migraña son sensibles a la tiramina. Entre los alimentos que contienen esta substancia están todas las bebidas alcohólicas (en particular, el vino tinto), el pan de levadura hecho en casa, la crema agria, el queso maduro, la ciruela roja, los higos, la carne seca, el hígado (incluyendo el de pollo), las carnes enlatadas, el *salami*, las salchichas, el pescado salado seco, el arenque conservado en salmuera, los *Italian broad beans*, los *green bean pods*, la berenjena, la salsa de soya, los concentrados de *yeast* (se encuentran en los cubos para sopa), los *gravies* comerciales y los extractos de carne.

4. ***Evite otros alimentos que suelen desencadenar la migraña.*** Entre esos alimentos están: leche de vaca, leche de cabra, trigo, chocolate, huevos, naranjas, ácido benzoico, tomate, tartrazina (un colorante para alimentos), centeno, arroz, pescado, avena, azúcar de caña, *yeast*, uva, cebolla, soya, cerdo, maní, *walnuts*, carne de res, té, café, nueces y maíz.

5. ***Elimine de su dieta las fuentes de monosodium glutamate.*** Este aditivo alimenticio les produce dolor de cabeza a las personas susceptibles. Se utiliza para intensificar los sabores y se encuentra en alimentos procesados que venden congelados y empacados, y en muchos de los platos que ofrecen los restaurantes chinos.

6. ***Suspenda el aspartame (NutraSweet).*** Este sustitutivo del azúcar les produce severos dolores de cabeza a algunas personas.

7. ***Aumente su consumo de alimentos que reducen la viscosidad de las plaquetas, como el pescado grasoso de agua fría (por ejemplo, caballa, salmón, sardinas y anchoas).*** Las plaquetas son las células sanguíneas responsables de la coagulación de la sangre. Se ha demostrado que los alimentos que inhiben la coagulación de la sangre también reducen la migraña.

Nutrientes que ayudan

❑ **Magnesio:** Es un relajante de los músculos lisos.

❑ **Ácidos grasos Omega-3:** Inhiben la coagulación de la sangre, lo que redunda en una disminución de la incidencia y severidad de las migrañas. La mejor fuente de este nutriente es el pescado grasoso de agua fría.

Alimentos provechosos

❑ Hojas de *collard*, ajo y perejil son fuentes de magnesio.

❑ Jengibre, melón *cantaloupe* y ajo reducen la viscosidad de las plaquetas sanguíneas.

Sugerencias de jugos/Migraña

Batido aromático de melón cantaloupe

1 tajadita de jengibre de 1/4 de pulgada

1/2 melón *cantaloupe*

Introduzca en el hopper el jengibre y el melón.

Bebida de magnesio

1 diente de ajo
1 manojo pequeño de perejil
4-5 zanahorias sin hojas
2 palitos de apio
1 ramito de perejil para decorar

Envuelva el ajo con el perejil e introduzca en el hopper con las zanahorias y el apio. Vierta el jugo en un vaso y decore con el ramito de perejil.

Sopa instantánea

2-3 dientes de ajo
1   atado de espinacas
1/2 pepino
1   palito de apio
2   cucharadas de espinaca y
    apio finamente picados
1   ramito de perejil para
    decorar

*Envuelva los dientes de ajo
con las espinacas, y coloque
en el hopper con el pepino y el
apio. Vierta el jugo en un
perol, agregue los vegetales
picados y caliente a fuego
moderado. Decore con el
ramito de perejil. Sirva
caliente.*

Hopper de jengibre

1   tajadita de jengibre de
    1/4 de pulgada
4-5 zanahorias sin hojas
1/2 manzana sin semillas

*Introduzca en el hopper el
jengibre, las zanahorias y la
manzana.*

Ginger fizz

1   tajadita de jengibre de
    1/2 de pulgada
1   manzana sin semillas
    Agua con gas

*Introduzca el jengibre y la
manzana en el hopper. Sirva el
jugo en un vaso con hielo y
termine de llenar con agua
con gas.*

Té de jengibre

1   tajadita de jengibre de
    2 pulgadas
1/4 limón
1   *pint* de agua
1   astilla de canela, partida
4-5 clavos
1   pizca de nuez moscada o
    cardamomo

*Pase por el exprimidor el
jengibre y el limón. Coloque el
jugo en un perol y agregue el
agua, la canela y los clavos.
Hierva a fuego lento. Agregue
la nuez moscada o el
cardamomo.*

Bebida dulce de magnesio

1   *pint* de *blackberries*
1   banano maduro
2   onzas de tofu *silken*
1   cucharada de levadura
    de cerveza

Pase las blackberries por el exprimidor. Coloque el jugo, el banano, el tofu y la levadura en el blender o en el procesador y mezcle hasta que esté suave. Decore con blackberries. Tómelo 1 hora antes de acostarse.

Ensalada Waldorf

1   manzana verde sin
    semillas
1   palito de apio

Introduzca la manzana y el apio en el hopper.

Náuseas

Ver MAREO.

Obesidad

Ver SOBREPESO/OBESIDAD.

Osteoartritis

Ver ARTRITIS.

OSTEOPOROSIS

La osteoporosis es la pérdida gradual de masa ósea, junto con adelgazamiento del tejido óseo y la aparición de pequeños huecos en el hueso. Este desorden puede dar por resultado fracturas, pérdida de estatura, dolor en las caderas y en la espalda y encorvamiento de la columna vertebral. Gran parte de la información que se divulga acerca de la osteoporosis culpa de este desorden a la deficiencia de calcio. No obstante, este mineral no es el único componente de los huesos. Factores que no tienen que ver con la dieta, como falta de ejercicio y deficiencia de estrógeno, desempeñan un papel importante en el desarrollo de la osteoporosis. Parece que el calcio da mejores resultados cuando se combina con otros tratamientos.

Recomendaciones generales

Hacer ejercicio, pero especialmente caminar, es de suma importancia pues favorece la regeneración de los huesos. Aquí aplica muy bien el dicho *"use it or lose it"*. Como el tabaco también puede alterar el equilibrio del calcio, conservar este mineral es una razón adicional para dejar de fumar. Drogas como el *isoniazid* (un antibiótico), los corticosteroides, la tetraciclina y las que se utilizan para la tiroides también pueden llevar a la pérdida de calcio, y los antiácidos que contienen aluminio pueden reducir su absorción.

Modificaciones dietéticas

1. *Haga la Dieta básica.* (Ver página 315.) Su alto contenido de fibra ayuda a prevenir la pérdida de hueso.

2. *Hágase exámenes para determinar si tiene hipoglicemia.* Hay cierta evidencia de que personas que padecen de osteoporosis pueden presentar intolerancia a la glucosa. (Ver HIPOGLICEMIA en la Segunda Parte.)

3. *Evite las gaseosas con alto contenido de fosfato, como las colas, y las bebidas que contienen cafeína, como el café y el té.* Estas bebidas pueden incrementar la pérdida de calcio.

4. **Reduzca su consumo de sal.** La sal hace que aumente la pérdida de calcio.

5. **Limite su consumo de carne.** Algunos estudios han indicado que una dieta alta en carne puede propiciar la osteoporosis. Consuma carne sólo una vez al día y reemplácela por otros alimentos varios días de la semana.

6. **Evite las bebidas alcohólicas.** Incluso en cantidades moderadas, el alcohol aumenta el riesgo de fractura de cadera.

Nutrientes que ayudan

❑ **Calcio:** Es el mineral más abundante en los huesos. Hay mucha evidencia de que consumir calcio durante la adolescencia es supremamente importante. Mucha gente no tolera los productos lácteos y no sabe que vegetales como el *kale* y el brócoli son ricos en este mineral. El calcio del *kale* se absorbe igual de bien, o mejor, que el de la leche.

❑ **Magnesio:** Al igual que el calcio, se encuentra en los huesos y es importante para prevenir la pérdida ósea.

❑ **Boro:** Es un micromineral necesario para activar determinadas hormonas que tienen un efecto regulatorio en la regeneración de los huesos.

❑ **Vitamina K:** Permite que la proteína de los huesos se agarre a las moléculas de calcio.

❑ **Vitamina D:** Interviene en el equilibrio mineral de los huesos. El organismo produce esta vitamina cuando la piel está expuesta a la luz del sol. La mejor fuente alimenticia de vitamina D es el pescado grasoso de agua fría, como el arenque y el atún.

❑ ***Anthocyanins y proanthocyanidins:*** Estos pigmentos flotan en el fluido celular. Son compuestos que le ayudan al organismo a construir estructuras colágenas sólidas y, por tanto, contribuyen a la estabilidad de la estructura ósea.

Alimentos provechosos

❑ *Kale,* hojas de *collard* y perejil son excelentes fuentes de calcio.

❑ Hojas de *collard,* perejil y *blackberry* son fuentes de magnesio.

❑ *Kale*, hojas de *collard* y hojas de nabo son fuentes de boro.

❑ Hojas de nabo, brócoli, lechuga y *cabbage* son magníficas fuentes de vitamina K.

❑ Uva roja y *blueberry* son fuentes de *anthocyanins*.

Sugerencias de jugos/Osteoporosis

Cóctel rico en calcio

3	hojas de kale	*Junte el kale y el perejil, y*
1	manojo pequeño de perejil	*coloque en el hopper con las*
4-5	zanahorias sin hojas	*zanahorias y la manzana.*
1/2	manzana sin semillas	

K-cooler

1	hoja de nabo	*Haga jugo con los vegetales y*
1	tronquito de brócoli	*la manzana. Vierta el jugo en*
1	manzana verde sin semillas	*un vaso con hielo y decore con*
1	ramito de perejil para decorar	*el perejil.*

Bebida de magnesio

1	diente de ajo	*Envuelva el ajo con el perejil e*
1	manojo pequeño de perejil	*introduzca en el hopper con las*
4-5	zanahorias sin hojas	*zanahorias y el apio. Vierta el*
2	palitos de apio	*jugo en un vaso y decore con*
1	ramito de perejil para decorar	*el ramito de perejil.*

Red crush

1 racimo mediano de uvas rojas 1/2 taza de cerezas sin pepa 1/2 taza de *blueberries* 1 puñado de *berries* (cualquier clase)	*Introduzca en el hopper las uvas, las cerezas y las blueberries. Vierta el jugo en un vaso o tazón sobre hielo bien picado. Decore con las berries y cómalo con cuchara.*

Batido dulce de calcio

1 *pint* de fresas 6 onzas de tofu *silken*	*Pase las fresas por el exprimidor. Coloque el jugo y el tofu en el blender o en el procesador y mezcle hasta que esté suave. Decore con una fresa.*

Cóctel vegetariano

1 manojo de perejil 3 hojas de remolacha 2 palitos de apio 4 zanahorias sin hojas	*Junte el perejil con las hojas de remolacha y coloque en el hopper con el apio y las zanahorias.*

Crema agridulce de cereza

1 taza de cerezas sin pepa 4 onzas de yogur sin grasa	*Haga jugo con las cerezas. Coloque el jugo y el yogur en el blender o en el procesador, y mezcle hasta que esté suave.*

PÉRDIDA DE MEMORIA

En algún momento de la vida todos experimentamos una inexplicable disminución de nuestra capacidad mental. Infortunadamente, perder algo de memoria o de habilidad para pensar suele considerarse un fenómeno "normal" en las personas mayores. Sin embargo, nosotras no compartimos este punto de vista. El cerebro es sumamente sensible al estado general de salud del organismo. Cuando el organismo se debilita, el cerebro se afecta inevitablemente. Factores como una dieta deficiente en nutrientes, desequilibrios hormonales, desórdenes glandulares o toxicidad por metales pesados (como el plomo o el mercurio) pueden causar problemas de memoria. Si de vez en cuando pasa una hora buscando por toda su casa las gafas que tiene colocadas sobre la cabeza, pruebe algunas de las ideas que le brindamos más adelante. Podrían ayudarle a despejar las nebulosidades de la memoria.

Recomendaciones generales

El estrés, las alergias alimenticias y la hipoglicemia pueden ser la causa de que los pensamientos sean "confusos" o "nebulosos". A veces, la deficiencia de vitaminas es la culpable del problema. Con frecuencia, la vitamina B_{12} es difícil de absorber en individuos muy mayores y los suplementos inyectados aclaran la mente de una manera extraordinaria. Si usted sospecha que tiene algún desorden físico, como un desequilibrio hormonal o toxicidad por metales pesados, consulte con su médico.

Modificaciones dietéticas

1. *Haga la Dieta básica.* (Ver página 315.) Esta dieta contribuirá a revitalizar su organismo y su cerebro.

2. *Si a veces olvida lo que está leyendo, consuma un snack alto en grasa.* La grasa estimula la liberación del neurotransmisor colecistoquinina, el cual ayuda a "fijar" la información en la memoria. Las semillas y las mantequillas de nueces son la alternativa más indicada por su "sano" contenido de aceite.

3. Ver también ALERGIAS, ESTRÉS E HIPOGLICEMIA en la Segunda Parte.

Nutrientes que ayudan

❑ **Tiamina:** Se conoce como la vitamina de los nervios. Incluso leves déficits de este nutriente han sido relacionados con algún grado de deterioro de la actividad cerebral. El *yeast*, el germen de trigo y las semillas de girasol son ricos en tiamina.

❑ **Riboflavina:** Ha sido relacionada con la capacidad mental. Individuos con niveles adecuados de esta vitamina B se desempeñaron mejor en pruebas de memoria que individuos con niveles inadecuados.

❑ **Caroteno:** Ha sido relacionado con mejoramiento de la memoria. Personas con niveles adecuados de este pigmento de color anaranjado tuvieron un desempeño mejor en pruebas cognoscitivas o de pensamiento que quienes tenían deficiencias incluso leves.

❑ **Vitamina B$_{12}$:** Su deficiencia ha sido relacionada con problemas de memoria. Se encontró una correlación entre niveles bajos de esta vitamina y puntajes bajos en una prueba. Las proteínas de origen animal son la mejor fuente de esta vitamina.

❑ *Folate:* Su deficiencia se ha vinculado a problemas de memoria. Niveles bajos de este nutriente se asociaron con puntajes bajos en una prueba.

❑ **Hierro:** Se ha relacionado con una excelente capacidad mental. Las ondas cerebrales de adultos mayores con altos niveles de hierro mostraron la misma actividad que las ondas cerebrales de adultos jóvenes.

❑ **Vitamina C:** Aumenta la absorción del hierro.

Alimentos provechosos

❑ Hojas de *collard*, *kale* y perejil son fuentes de riboflavina.

❑ Zanahoria, *kale* y melón *cantaloupe* son magníficas fuentes de caroteno.

❑ Espárrago, espinaca y *kale* son fuentes de *folate*.

❑ *Kale* y perejil son buenas fuentes de hierro.

❑ *Red pepper, kale* y perejil son buenas fuentes de vitamina C.

Sugerencias de jugos/Pérdida de memoria

Néctar de durazno

2	duraznos firmes, sin hueso	*Pase los duraznos y la lima*
1/2	lima	*por el exprimidor. Coloque el*
1	banano maduro	*jugo, el banano y la levadura*
1	cucharada de levadura de cerveza	*en el blender o en el procesador, y mezcle hasta que esté suave.*

Batido de melón cantaloupe

1/2	melón *cantaloupe* con cáscara	*Corte el melón en tajadas e introdúzcalas en el hopper.*

Sorpresa verde

1	hoja grande de *kale*	*Introduzca en el hopper la hoja*
2-3	manzanas verdes sin semillas	*de kale y las manzanas.* *Decore con la tirita de cáscara*
1	tirita de cáscara de lima para decorar	*de lima. ¡La sorpresa es que no notará el kale!*

Reforzador cerebral

1	manzana ácida grande y sin semillas	*Haga jugo con la manzana.* *Ponga el jugo y los cashews en*
1	taza de *cashews*	*el blender o en el procesador, y mezcle hasta que esté suave. Enfríe para que espese. Sirva sobre crackers integrales.*

Sopa de cosecha

2-3 dientes de ajo	*Envuelva los dientes de ajo con*
1 hoja de *kale*	*la hoja de kale e*
1 tomate grande	*introduzca en el hopper con el*
2 palitos de apio	*tomate y el apio. Vierta el jugo*
1 hoja de *collard* picada	*en un perol, agregue la hoja de*
1 cucharada de *croutons*	*collard picada y caliente un*
	poquito. Decore con los croutons.

Tónico mineral

1 manojo de perejil	*Envuelva el perejil con las*
2 hojas de nabo	*hojas de nabo y de kale, e*
1 hoja de *kale*	*introduzca en el hopper con las*
4-5 zanahorias sin hojas	*zanahorias.*

Tónico de la huerta de Popeye

1 manojo de espinacas	*Junte las hojas de espinaca e*
3 palitos de apio	*introdúzcalas en el hopper con*
2 espárragos	*el apio. Haga jugo con los*
1 tomate grande	*espárragos y el tomate. Mezcle*
1 tomatico *cherry* para	*los jugos en un vaso alto y*
decorar	*decore con el tomatico cherry.*

PESO, PROBLEMAS DE

Ver FALTA DE PESO Y SOBREPESO/OBESIDAD.

Piel, problemas de

Ver ACNÉ, ECCEMA, MANCHAS RELACIONADAS CON EL ENVEJECIMIENTO Y PSORIASIS.

Preparación para la cirugía

La rapidez con que se recupera el organismo se relaciona de manera directa con lo bien nutrido que esté. Una nutrición adecuada reviste especial importancia al planear una cirugía. Cuando el organismo está preparado para afrontar el estrés que representa una cirugía, se pueden esperar mejores resultados y un período de recuperación más corto. Las sugerencias que brindamos a continuación sirven para prevenir las infecciones fortaleciendo el sistema inmunológico y proporcionándole a su organismo los nutrientes que necesita para reconstruir el tejido lesionado. Si usted ya se sometió a una cirugía y está en proceso de recuperación, estos secretos le serán igualmente valiosos.

Recomendaciones generales

Cuando esté empacando sus efectos personales para llevar al hospital, ¡no olvide el exprimidor! Haga por anticipado los arreglos necesarios con su médico y con el hospital, y pídale a un amigo o pariente que se encargue de prepararle los jugos en su habitación.

Modificaciones dietéticas

1. *Haga la Dieta de apoyo inmunológico.* (Ver página 322.)
2. *Asegúrese de consumir cantidades generosas de proteína antes y después de la cirugía.* La proteína es el componente fundamental de las células.
3. *Consuma vegetales oscuros y hojosos.* Estos vegetales son fuente de vitamina K, que se requiere para la adecuada coagulación sanguínea, y de hierro, que se necesita para fortalecer el sistema inmunológico.

4. *El ajo y el jengibre son adelgazantes naturales de la san-gre y deben consumirse con moderación antes de la cirugía.* Cuando ya esté en su casa, puede utilizar generosamente el ajo como antibiótico natural, y el jengibre como agente antiinflamatorio natural.

5. *Añádale a su dieta jugo de piña.* Este jugo contiene la enzima *bromelain*, que ayuda a reducir el edema en la boca tras una cirugía dental. El jugo de piña también ayuda a reducir la inflamación en cualquier parte del cuerpo.

6. Ver también INFECCIONES E INFLAMACIONES en la Segunda Parte.

Nutrientes que ayudan

❑ **Betacaroteno:** Es un nutriente curativo.

❑ **Vitamina E:** Es un nutriente curativo. Hable con su médico acerca de la conveniencia de tomar suplementos en cantidades terapéuticas.

❑ **Cinc:** Es un nutriente curativo. Hable con su médico acerca de la conveniencia de tomar suplementos en cantidades terapéuticas.

❑ **Vitamina C:** Este antioxidante promueve la formación de nuevo tejido.

❑ **Vitamina K:** Es necesaria para la adecuada coagulación de la sangre.

❑ **Hierro:** Refuerza el sistema inmunológico.

❑ ***Bromelain:*** Ayuda a reducir el edema.

Alimentos provechosos

❑ *Kale*, zanahoria, melón *cantaloupe* y perejil son ricos en betacaroteno.

❑ *Kale*, *red pepper* y fresa son ricos en vitamina C.

❑ Hojas de nabo, brócoli y lechuga son ricos en vitamina K.

❑ Perejil y *kale* son ricos en hierro.

❑ Piña es fuente de *bromelain* cuando se consume fresca.

❑ Ajo es un antibiótico natural. Puede consumirse con generosi-dad después de la cirugía. Sin embargo, antes de la interven-ción se debe consumir con moderación, pues es un adelgazante natural de la sangre.

❑ Jengibre es un agente antiinflamatorio natural. Preparado en jugo se puede consumir con generosidad después de la cirugía. No obstante, antes de la intervención se debe consumir en pe-queña cantidad, ya que es un adelgazante natural de la sangre.

Sugerencias de jugos/Preparación para la cirugía

Helado hawaiiano

1/2 piña con cáscara
1   tajadita de jengibre de
    1/4 de pulgada
1   manzana sin semillas
    Vasos de papel de 3 onzas
    Palitos de madera para
    paleta

Haga jugo con las frutas, vierta en los vasos, coloque los palitos y congele. Buena alternativa para quienes han sido sometidos a cirugía dental.

Bebida picante de tomate con hielo

1   tomate
1   *red pepper*
    Goticas de salsa picante
4   hojas de lechuga
1   tronquito de brócoli
1   ramito de perejil para
    decorar

Pase el tomate y el red pepper por el exprimidor, agregue las goticas de salsa picante, coloque en una cubeta de hacer hielo y congele. Haga jugo con la lechuga y el brócoli. Vierta el jugo en un vaso alto, agregue los cubos de tomate y decore con el ramito de perejil.

Expreso de ajo

1 manojo de perejil
1 diente de ajo
4-5 zanahorias sin hojas
2 palitos de apio

Junte el perejil e introdúzcalo en el hopper con el ajo, las zanahorias y el apio.

Hopper de jengibre

1 tajadita de jengibre de
   1/4 de pulgada
4-5 zanahorias sin hojas
1/2 manzana sin semillas

Introduzca en el hopper el jengibre, las zanahorias y la manzana.

K-cooler

1 hoja de nabo
1 tronquito de brócoli
1 manzana verde sin
   semillas
1 ramito de perejil para
   decorar

Haga jugo con los vegetales y la manzana. Vierta el jugo en un vaso con hielo y decore con el perejil.

Enriquecedor sanguíneo

1 hoja de nabo
1 hoja de *kale*
1 manojo de perejil
4-5 zanahorias sin hojas

Junte las hojas y el perejil y coloque en el hopper con las zanahorias. Esta bebida tiene un alto contenido de vitamina C y hierro. Tome todos los días empezando una o dos semanas antes de la cirugía.

Presión arterial alta

Ver HIPERTENSIÓN.

Problemas circulatorios

La mala circulación puede ser causada por diversos problemas, como arteriosclerosis (estrechamiento de las arterias producido por depósitos grasos), enfermedad de Buerger (inflamación de las venas y las arterias en la parte inferior del cuerpo, que se caracteriza por sensación de hormigueo en los dedos de las manos y los pies), enfermedad de Raynaud (constricción y espasmos de los vasos sanguíneos de las extremidades) o várices. Si la mala circulación no mejora, consulte con su médico. El frío en las manos y los pies, fenómeno que experimentan principalmente las mujeres y que se suele atribuir a mala circulación, puede deberse a una baja reserva de hierro en los tejidos. Es mejor no aumentar las reservas de hierro ingiriendo suplementos en tabletas, sino consumiendo alimentos ricos en hierro y sus jugos.

Recomendaciones generales

Es importante hacer bastante ejercicio con regularidad. Impóngase la meta de hacer ejercicio aeróbico cuatro veces a la semana durante un mínimo de treinta minutos cada vez. Caminar es una excelente opción. Mejora el flujo de la sangre y ayuda a que las arterias se mantengan flexibles y libres de obstrucciones. Los masajes también ayudan a mejorar la circulación. Algunos tipos de masaje, como el sueco, mejoran tanto el flujo sanguíneo como el flujo linfático. En su casa, dése masajes con un cepillo largo de cerdas naturales o con un guante de estropajo. Empiece masajeando los pies y trabaje en dirección ascendente hacia el corazón. Estos masajes son muy estimulantes antes del baño o de la ducha. También son eficaces para mantener un peso normal.

Modificaciones dietéticas

1. *Haga la Dieta básica.* (Ver página 315.)

2. *Siga una dieta alta en fibra: abundantes frutas, vegetales, granos enteros, legumbres (fríjol, lenteja y arveja seca), semillas y nueces.*

3. *Evite los alimentos altos en grasa, como la carne roja y los productos lácteos.*

4. *Elimine de su dieta los alimentos refinados, entre ellos el azúcar y los productos elaborados con harina blanca.*

5. *Evite los estimulantes, entre ellos el café, el té negro, las colas y el tabaco.*

6. *Evite el alcohol.*

7. *Restrinja su consumo de alimentos muy condimentados.*

8. Ver también ARTERIOSCLEROSIS Y VÁRICES en la Segunda Parte.

Nutrientes que ayudan

❑ **Vitaminas del complejo B:** Mejoran la circulación.

❑ **Germanio:** Favorece el transporte del oxígeno a los tejidos.

❑ **Clorofila:** Mejora la circulación.

Alimentos provechosos

❑ Hojas son la mejor fuente de muchas vitaminas del complejo B. (Algunas de éstas, como la B_{12}, se encuentran principalmente en productos de origen animal.)

❑ Ajo y cebolla son fuentes de germanio.

❑ Hojas son excelentes fuentes de clorofila.

Sugerencias de jugos/Problemas circulatorios

Caldo de potasio

1   manojo de perejil
1   manojo de espinacas
4-5 zanahorias sin hojas
2   palitos de apio

Junte el perejil y las hojas de espinaca, y coloque en el hopper con las zanahorias y el apio.

Ensalada especial de la huerta

3   flores de brócoli
1   diente de ajo
4-5 zanahorias o 2 tomates
2   palitos de apio
1/2 *green pepper*

Coloque el brócoli y el ajo en el hopper con las zanahorias o los tomates. Continúe con el apio y el green pepper.

Green goddess

1   manojo de espinacas
3   hojas de *collard*
4   zanahorias sin hojas
2   palitos de apio
1/2 pepino
1   manzana sin semillas

Junte las espinacas y las hojas de collard, e introduzca en el hopper con las zanahorias, el apio, el pepino y la manzana.

Cóctel muy vegetariano

1   manojo de *wheatgrass*
1/2 manojo de perejil
1   manojo de berros
4   zanahorias sin hojas
3   palitos de apio
1/2 taza de hinojo picado
1/2 manzana sin semillas

Junte el wheatgrass con el perejil y los berros, y coloque en el hopper con las zanahorias, el apio, el hinojo y la manzana.

Tónico primaveral

1	manojo de perejil
4	zanahorias sin hojas
1	diente de ajo
2	palitos de apio

Junte el perejil e introdúzcalo en el hopper con las zanahorias, el ajo y el apio.

PROBLEMAS MENSTRUALES

Los períodos menstruales prolongados y abundantes son un problema para muchas mujeres, y ocasionan la pérdida de muchos y valiosos minerales. Afortunadamente, este desorden responde bien a la intervención nutricional. Las sugerencias dietéticas que brindamos más adelante contribuirán a que disminuya su sangrado menstrual y le ayudarán a aliviar el dolor asociado con esta condición.

Recomendaciones generales

Pídale a su médico que le haga examinar el funcionamiento de la glándula tiroides. Incluso una disminución leve de la actividad tiroidea puede ocasionar problemas menstruales.

Modificaciones dietéticas

1. Haga la Dieta básica. (Ver página 315.)

2. Consuma pocas grasas de origen animal. Estas grasas contienen un ácido graso que aumenta la liberación de prostaglandinas serie 2, las cuales pueden causar los cólicos y el sangrado abundante.

Nutrientes que ayudan

❑ **Hierro:** La menstruación puede ser la causa de su deficiencia y, a la vez, esta deficiencia puede ser la causa de los cólicos y del excesivo sangrado menstrual.

❏ **Vitamina C y bioflavonoides:** Fortalecen los capilares, reducen el sangrado e incrementan la absorción del hierro.

❏ **Vitamina K:** En diversos estudios, la vitamina K incorporada a un extracto de **clorofila** redujo el sangrado.

❏ **Magnesio:** Se ha utilizado para aliviar los espasmos del músculo uterino.

❏ *Bromelain:* Tiene propiedades antiinflamatorias y es un relajante de los músculos lisos.

Alimentos provechosos

❏ *Kale* y perejil son fuentes de hierro y de vitamina C.

❏ Cereza, uva, limón y tomate son fuentes de bioflavonoides.

❏ Hojas de nabo, brócoli y *cabbage* son fuentes de vitamina K y de clorofila.

❏ Hojas de *collard*, perejil y ajo son fuentes de magnesio.

❏ Piña es fuente de *bromelain*.

Sugerencias de jugos/Problemas menstruales

Tónico mineral

1 manojo de perejil 2 hojas de nabo 1 hoja de *kale* 4-5 zanahorias sin hojas	*Envuelva el perejil con las hojas de nabo y de kale, e introduzca en el hopper con las zanahorias.*

Bebida dulce de magnesio

1 *pint* de *blackberries* 1 banano maduro 2 onzas de tofu *silken* 1 cucharada de levadura de cerveza	*Pase las blackberries por el exprimidor. Coloque el jugo, el banano, el tofu y la levadura en el blender o en el procesador y mezcle hasta que esté suave. Decore con blackberries. Tómelo 1 hora antes de acostarse.*

Tónico aromático de Maureen

1/4 piña con cáscara
1/2 manzana sin semillas
1   tajadita de jengibre de
    1/4 de pulgada

*Introduzca en el hopper la
piña, la manzana y el
jengibre.*

Pop rojo agridulce

1/2 limón
1   *pint* de cerezas sin pepa
    Agua con gas

*Haga jugo con el limón. Vierta
el jugo en una cubeta para
hielo, agregue agua y congele.
Haga jugo con las cerezas.
Sirva el jugo en un vaso alto,
agregue los cubitos de jugo de
limón y termine de llenar con
agua con gas.*

Tónico de la huerta

1/4 *cabbage*
2   palitos de apio
1   tronquito de brócoli
1   ramito de perejil para
    decorar

*Pase los vegetales por el
exprimidor y decore con el
ramito de perejil.*

K-cooler

1   hoja de nabo
1   tronquito de brócoli
1   manzana roja sin semillas
1   ramito de perejil para
    decorar

*Haga jugo con los vegetales y
la manzana. Vierta el jugo en
un vaso con hielo y decore con
el perejil.*

Bebida de magnesio
---

1   diente de ajo
1   manojo pequeño de perejil
4-5 zanahorias sin hojas
2   palitos de apio
1   ramito de perejil para
     decorar

Envuelva el ajo con el perejil e introduzca en el hopper con las zanahorias y el apio. Vierta el jugo en un vaso y decore con el ramito de perejil.

PROBLEMAS VISUALES

Ver CATARATAS.

PRÓSTATA, HIPERTROFIA BENIGNA DE LA

Ver HIPERTROFIA DE LA PRÓSTATA.

PSORIASIS

Este trastorno cutáneo se presenta cuando las células de la piel se dividen con demasiada rapidez (hasta 1000 veces más rápido de lo normal). El resultado es la acumulación de laminillas córneas, o escamas, en los glúteos, el cuero cabelludo, las plantas de los pies y la cara interna de las muñecas, los codos, las rodillas y los tobillos. Además, las uñas de los pies y de las manos pueden perder su lustre y desarrollar hoyuelos y crestas. Entre los factores que pueden desencadenar los episodios están el estrés, las infecciones, algunas enfermedades, cirugías, quemaduras de sol, infecciones virales o bacterianas, y algunas drogas, como el litio. La psoriasis se suele presentar entre los quince y los veinticinco años de edad. Este trastorno no es contagioso y en la actualidad no tiene cura. El tratamiento consiste en aumentar los compuestos que hacen madurar las células, y en reducir los que las hacen proliferar, como las poliaminas (agentes estabilizadores de las membranas celulares).

Recomendaciones generales

Exponga el área afectada a la luz del sol durante una hora diaria. También se ha visto que es eficaz aplicar calor local. Tanto la luz del sol como el calor local ayudan a reducir la severidad de los síntomas.

Modificaciones dietéticas

1. *Haga la Dieta básica.* (Ver página 315.) Los malos hábitos alimenticios se relacionan con susceptibilidad a las enfermedades cutáneas.

2. *Descarte la posibilidad de tener alguna o algunas alergias alimenticias.* A fin de identificar posibles alergias alimenticias, haga la Dieta de eliminación (ver página 325).

3. *Haga una dieta alta en fibra.* La fibra ayuda a juntar las toxinas intestinales que aumentan la tasa de crecimiento de las células cutáneas. Más de la mitad de los alimentos que consuma en cada comida deben estar crudos.

4. *Desintoxique su intestino con un ayuno de limpieza.* (Ver Dietas de limpieza en la página 328.)

5. *Elimine de su dieta el alcohol.* Estudios han comprobado que el alcohol empeora los síntomas de la psoriasis.

6. *Consuma más caballa, salmón y arenque.* El pescado grasoso de agua fría contiene aceites que detienen o retardan el proceso inflamatorio de la piel.

Nutrientes que ayudan

❑ **Cinc:** La pérdida de este nutriente a través de la escamación cutánea es mayor cuando hay psoriasis. El cinc se requiere para la absorción del ácido linoleico, un ácido graso necesario para tener una piel saludable. Las semillas de calabaza son una magnífica fuente tanto de cinc como de ácido linoleico.

❏ **Selenio:** Contribuye a reducir la formación de compuestos inflamatorios.

❏ **Ácido fólico:** Puede haber deficiencia en pacientes de psoriasis.

❏ **Betacaroteno:** Este nutriente, que el organismo convierte en vitamina A, reduce las poliaminas, substancias que aceleran el crecimiento de la piel.

Alimentos provechosos

❏ Perejil y zanahoria son fuentes de cinc.

❏ *Red Swiss chard,* ajo y naranja son fuentes de selenio.

❏ Espinaca, *kale* y hojas de remolacha son buenas fuentes de ácido fólico.

❏ Zanahoria, *kale* y melón *cantaloupe* son excelentes fuentes de betacaroteno.

❏ Remolacha es un eficaz desintoxicante.

❏ Piña contiene la enzima *bromelain,* que favorece la digestión de la proteína y disminuye las poliaminas.

❏ Papaya contiene la enzima papaína, que facilita la digestión de la proteína y disminuye las poliaminas.

❏ Jengibre es un agente antiinflamatorio natural.

Sugerencias de jugos/Psoriasis

Cóctel de limpieza de Cherie

1 tajadita de jengibre de 1/4 de pulgada
1 remolacha
1/2 manzana sin semillas
4 zanahorias sin hojas

Coloque en el hopper el jengibre, la remolacha, la manzana y las zanahorias.

Tónico mineral

1 manojo de perejil	*Envuelva el perejil con las*
2 hojas de nabo	*hojas de nabo y de kale, e*
1 hoja de *kale*	*introduzca en el hopper con las*
4-5 zanahorias sin hojas	*zanahorias.*

Tropical squeeze

1 papaya firme, pelada	*Introduzca en el exprimidor la*
1 tajadita de jengibre de	*papaya, el jengibre y la pera.*
1/4 de pulgada	
1 pera	

Tónico aromático de Maureen

1/4 piña con cáscara	*Coloque en el hopper la piña, la*
1/2 manzana sin semillas	*manzana y el jengibre.*
1 tajadita de jengibre de	
1/4 de pulgada	

Limpiador corporal

1/2 pepino	*Introduzca en el hopper el*
1 remolacha	*pepino, la remolacha, la*
1/2 manzana sin semillas	*manzana y las zanahorias.*
4 zanahorias sin hojas	

Espuma aromatizada de naranja

1 tajadita de jengibre de	*Pase por el exprimidor el*
1/4 de pulgada	*jengibre, las naranjas y la*
2 naranjas grandes, peladas	*manzana. Sirva el jugo con la*
(dejar el pellejo blanco)	*tirita de cáscara de naranja.*
1/2 manzana sin semillas	
1 tirita de cáscara de	
naranja para decorar	

	Ensalada especial de la huerta

3 flores de brócoli
1 diente de ajo
4-5 zanahorias o 2 tomates
2 palitos de apio
1/2 *green pepper*

Coloque el brócoli y el ajo en el hopper con las zanahorias o los tomates. Continúe con el apio y el green pepper.

RESFRIADO COMÚN

Un resfriado es una infección viral del tracto respiratorio superior. Es sumamente contagioso y su lapso de incubación es de dieciocho a cuarenta y ocho horas. No es posible inmunizarse de manera permanente.

Entre los síntomas del resfriado están la congestión de la vía aérea nasal, el fluido nasal, los estornudos y el dolor de cabeza. El resfriado también se puede presentar con dolor de garganta, fiebre, dolor en el cuerpo, fatiga y escalofrío.

Recomendaciones generales

El método más eficaz para prevenir el resfriado común es fortalecer el sistema inmunológico. Tener más de uno o dos resfriados al año refleja debilidad del sistema inmunológico. Si usted se resfría con frecuencia, es aconsejable que se haga exámenes para detectar posibles alergias alimenticias. Entre los factores que debilitan el sistema inmunológico están una dieta inadecuada, estrés fisiológico y sicológico, y utilización de algunas drogas (entre las que se cuentan el alcohol y el tabaco).

Cuando un resfriado lo "atrape", hay algunas medidas que puede tomar para acelerar su recuperación.

Guarde cama. El trabajo y las múltiples obligaciones de la vida cotidiana a veces nos impiden prestarle a nuestro organismo la atención y los cuidados que merece. Sin embargo, la falta de descanso puede obstruir la labor de los mecanismos de defensa del organismo y, en consecuencia, la infección se puede prolongar. Al permanecer en cama y, especialmente, al dormir, se liberan poderosas substancias que fortalecen el sistema inmunológico.

Beba mucho líquido. Las membranas mucosas que recubren el tracto respiratorio se deben mantener hidratadas. Cuando se secan, se convierten en caldo de cultivo para el desarrollo del virus. Un tracto respiratorio húmedo repele las infecciones virales. Utilice un vaporizador o un atomizador para humedecer el rostro, y beba líquidos a lo largo del día.

Tome baños calientes de jengibre. Llene la bañera con agua caliente y coloque en el agua varias tajaditas de jengibre. Permanezca en la bañera unos veinte minutos y tómese una taza de té de jengibre mientras descansa (ver la receta al final de esta sección).

Dése baños calientes en los pies. Disuelva una cucharada de mostaza en polvo en un balde de agua caliente e introduzca los pies durante aproximadamente diez minutos. Envuélvase la cabeza con una toalla para aumentar el calor corporal.

Utilice aceites de espliego y de eucalipto para despejar la garganta y la nariz. Ponga entre seis y ocho gotas de aceite de espliego o de eucalipto en una olla grande de agua hirviendo. Envuélvase la cabeza con una toalla e inhale ese vapor. Estos aceites se consiguen en las tiendas de productos naturales. *No se haga este tratamiento si está embarazada.* Utilice sólo la mitad del aceite cuando le haga el tratamiento a un niño, y no utilice aceite cuando se lo haga a un infante.

Modificaciones dietéticas

1. *Haga la Dieta de apoyo inmunológico.* (Ver página 322.)

2. *Evite todos los alimentos dulces.* Incluso la fructosa, la miel y el jugo de naranja tienen demasiada azúcar. Las azúcares debilitan el sistema inmunológico y limitan su capacidad de acabar con las bacterias y los virus. Además, el azúcar sanguínea y la vitamina C compiten por entrar en los glóbulos blancos. A excepción del jugo de naranja, que se debe evitar, es importante diluir todos los jugos de fruta por lo menos en una cantidad igual de agua. Los jugos de vegetales son más beneficiosos que los de frutas.

3. **Aumente su consumo de jugos de hojas, especialmente de las que son ricas en vitamina C.** Prepare en su casa caldos y sopas de vegetales. Tome tés de hierbas, en particular de jengibre (ver receta), *pau d'arco, slippery elm* y *echinacea*.

4. **Consuma cantidades generosas de pimienta de Cayena, berros, cebolla y ajo.** Un remedio popular es picar un diente de ajo e ingerirlo con un vaso de agua antes de acostarse. Este remedio le ha dado buenos resultados a Cherie en varias oportunidades.

5. **Tome acidófilo o megadófilo para reemplazar las bacterias intestinales "amigables".**

6. **Haga una dieta de limpieza durante varios días.** (Ver Dietas de limpieza en la página 328.)

7. Ver también DOLOR DE GARGANTA en la Segunda Parte.

Nutrientes que ayudan

❑ **Betacaroteno:** Fortalece la función inmunológica y cura el tejido epitelial que recubre el tracto respiratorio.

❑ **Vitamina C:** Tiene propiedades antivirales y antibacterianas. Este nutriente tiene la capacidad de acortar la duración del resfriado común y se ha comprobado que es beneficioso para prevenirlo.

❑ **Bioflavonoides:** Actúan sinérgicamente con la vitamina C y tienen propiedades antibacterianas.

❑ **Cinc:** Tiene propiedades antivirales.

Alimentos provechosos

❑ Zanahoria, *kale*, perejil y espinaca son fuentes de betacaroteno.

❑ *Kale*, perejil, *green pepper* y berro son fuentes de vitamina C.

❑ Tomate, perejil, albaricoque y limón son fuentes de bioflavonoides. (Ver ENVEJECIMIENTO en la Segunda Parte, donde encontrará una lista más extensa.)

❑ Jengibre, perejil, ajo y zanahoria son fuentes de cinc.

Sugerencias de jugos/Resfriado común

Tónico primaveral

1	manojo de perejil
4	zanahorias sin hojas
1	diente de ajo
2	palitos de apio

Junte el perejil e introdúzcalo en el hopper con las zanahorias, el ajo y el apio.

Gazpacho express

4	tomates
1/2	pepino
1/4	green pepper
1	diente de ajo
2	palitos de apio
	Gotas de salsa Tabasco

Introduzca en el hopper los tomates, el pepino, el green pepper y el ajo. Agregue las gotas de salsa Tabasco.

Sopa de cosecha

2-3	dientes de ajo
1	hoja de kale
1	tomate grande
2	palitos de apio
1	hoja de collard picada
1	cucharada de croutons

Envuelva los dientes de ajo con la hoja de kale, e introduzca en el hopper con el tomate y el apio. Vierta el jugo en un perol, agregue la hoja de collard picada y caliente un poquito. Decore con los croutons.

Pop bajo en azúcar

1	manzana sin semillas
1/4	lima
	Agua con gas

Pase la manzana y la lima por el exprimidor. Vierta el jugo en un vaso alto con hielo. Termine de llenar el vaso con agua con gas.

Tónico aromático de Maureen

1/4 piña con cáscara
1/2 manzana sin semillas
1   tajadita de jengibre de
    1/4 de pulgada

Introduzca en el hopper la piña, la manzana y el jengibre.

Té de jengibre
---

1   tajadita de jengibre de
    2 pulgadas
1/4 limón
1   *pint* de agua
1   astilla de canela, partida
4-5 clavos
1   pizca de nuez moscada o
    cardamomo

Pase por el exprimidor el jengibre y el limón. Vierta el jugo en un perol y agregue el agua, la canela y los clavos. Hierva a fuego lento. Agregue la nuez moscada o el cardamomo.

Ginger fizz
---

1   tajadita de jengibre de
    1/4 de pulgada
1   manzana sin semillas
    Agua con gas

Introduzca el jengibre y la manzana en el hopper. Vierta el jugo en un vaso con hielo y termine de llenarlo con agua con gas.

Cóctel de limpieza de Cherie
---

1   tajadita de jengibre de
    1/4 de pulgada
1   remolacha
1/2 manzana sin semillas
4   zanahorias sin hojas

Coloque en el hopper el jengibre, la remolacha, la manzana y las zanahorias.

Hopper de jengibre

1 tajadita de jengibre de 1/4 de pulgada 4-5 zanahorias sin hojas 1/2 manzana sin semillas	*Introduzca en el hopper el jengibre, las zanahorias y la manzana.*

RETENCIÓN DE LÍQUIDO

La mayoría de las mujeres y los hombres mayores han sufrido en algún momento de su vida de retención de líquido, o edema. Edema es la acumulación y retención de líquido en los tejidos. Aunque casi siempre se presenta en las manos y en los pies, el edema puede afectar a cualquier parte del cuerpo. La retención de líquido puede tener diversas causas, entre ellas las pastillas anticonceptivas, el síndrome premenstrual, el embarazo, las enfermedades renales y las alergias alimenticias. Los diuréticos naturales estimulan la pérdida moderada de líquido, lo cual reduce el edema.

Advertencia: Estos remedios sólo se deben aplicar en casos leves de edema. La hinchazón de los tobillos, en particular, puede indicar falla cardiaca y debe ser tratada inmediatamente por un médico. Si usted tiene alguna inquietud en relación con la gravedad de su problema, contacte a su médico. Si él le formula un diurético, averigüe si ese medicamente elimina o no el potasio. Las personas que toman diuréticos que no eliminan el potasio deben evitar los suplementos y los alimentos ricos en este nutriente. Las que toman diuréticos que sí lo eliminan deben consumir alimentos ricos en este mineral.

Modificaciones dietéticas

1. *Haga la Dieta básica.* (Ver página 315.)

2. *Disminuya el consumo de sal.* Esto se logra fácilmente dejando de ponerles sal en la mesa a los alimentos y evitando las comidas rápidas y los *snacks*. Cuando cocine, realce el sabor de

los alimentos utilizando limón en vez de sal. No compre *snacks* que digan "bajo contenido de sal". Compre únicamente *snacks* de grano entero *sin* sal, incluyendo sal de mar. Las mujeres embarazadas *no* deben reducir la cantidad de sal de su dieta. Se ha encontrado una correlación entre las dietas bajas en sodio y algunas complicaciones durante el embarazo.

3. *Reduzca o elimine de su dieta el azúcar blanca.* Estudios con animales han relacionado la sacarosa con excesiva retención de sodio.

4. *Considere la posibilidad de ser alérgico a uno o más alimentos.* La retención de líquido, en particular alrededor de los ojos, puede indicar intolerancia a algún alimento. (Ver ALERGIAS en la Segunda Parte.)

5. *Consuma porciones generosas de alimentos que se han utilizado tradicionalmente como diuréticos: alcachofa, melón cantaloupe, watermelon, ajo y eneldo.*

Nutrientes que ayudan

❑ **Potasio:** Si usted está tomando diuréticos que eliminan el potasio, debe incrementar su nivel consumiendo alimentos ricos en este nutriente. El potasio también ayuda a contrarrestar los efectos del sodio cuando hay retención de líquido. Los individuos que toman diuréticos que no eliminan el potasio deben evitar los alimentos ricos en este mineral, así como sus suplementos.

❑ **Magnesio:** Se pierde a causa de los diuréticos y debe ser reemplazado.

❑ **Vitamina B$_6$:** Su deficiencia limita la capacidad que tienen los riñones de eliminar el sodio.

Alimentos provechosos

❑ Perejil, *Swiss chard*, espinaca, brócoli, *kale*, zanahoria y apio son buenas fuentes de potasio.

❑ *Collard*, perejil y ajo son fuentes de magnesio.

❑ *Kale*, espinaca, hojas de nabo y *sweet pepper* son fuentes de vitamina B_6.

❑ *Watermelon*, pepino, uva, lechuga y melón *cantaloupe* (con semillas) son diuréticos suaves y tradicionales.

❑ Ajo es un remedio tradicional para la retención de líquido.

Sugerencias de jugos/Retención de líquido

Refresco de pepino	
1 tomate	*Haga jugo con el tomate,*
1 pepino	*coloque en una cubeta de*
2 palitos de apio	*hacer hielo y congele. Haga*
1 ramito de perejil para decorar	*jugo con el pepino y el apio y viértalo en un vaso alto. Agregue los cubos de tomate y decore con el ramito de perejil.*

Brisa de verano	
1 naranja pelada (dejar pellejo blanco)	*Introduzca en el hopper la naranja, las uvas y los trozos*
1 racimo mediano de uvas verdes	*de watermelon. Vierta el jugo en un vaso alto con hielo*
2 tazas de *watermelon* en trozos	*picado y decore con el ramito de menta.*
1 ramito de menta para decorar	

Diurético popular	
2 manzanas grandes sin semillas	*Haga jugo con las manzanas y mezcle con el horseradish.*
1/2 cucharadita de horseradish	*Beba tres veces al día.*

Batido dulce de potasio

1/4 melón *cantaloupe*   *Haga jugo con el melón*
1   banano   *cantaloupe. Coloque el jugo y el*
                                      banano en el blender o en el
                                      procesador y mezcle hasta que
                                      esté suave.

Caldo de potasio

1   manojo de perejil   *Junte el perejil y las hojas de*
1   manojo de espinacas   *espinaca, y coloque en el*
4-5 zanahorias sin hojas   *hopper con las zanahorias y el*
2   palitos de apio   *apio.*

Ensalada especial de la huerta

3   flores de brócoli   *Coloque el brócoli y el ajo en el*
1   diente de ajo   *hopper con las zanahorias o*
4-5 zanahorias o 2 tomates   *los tomates. Continúe con el*
2   palitos de apio   *apio y el green pepper.*
1/2 *green pepper*

Batido de fresas

1   pint de fresas   *Introduzca en el hopper las*
1/2 pera firme   *fresas y la pera. Ponga en el*
1   banano maduro   *blender o en el procesador el*
1   cucharada de levadura de   *jugo, el banano y la levadura,*
    cerveza   *y mezcle hasta que esté suave.*

Limpiador corporal

1/2 pepino   *Introduzca en el hopper el*
1   remolacha   *pepino, la remolacha, la*
1/2 manzana sin semillas   *manzana y las zanahorias.*
4   zanahorias sin hojas

SENILIDAD

Ver ENFERMEDAD DE ALZHEIMER.

SÍNDROME DE FATIGA CRÓNICA

Este síndrome, de causa desconocida, se parece a la mononucleosis. Algunas personas creen que es producido por una infección crónica con el virus de Epstein-Barr y, en efecto, muchos pacientes del síndrome de fatiga crónica presentan infección. Entre los síntomas están fiebre moderada pero de larga duración, dolor de cabeza, dolor de garganta recurrente, infecciones del tracto respiratorio superior, fatiga, inflamación de los ganglios linfáticos, problemas intestinales, dolores musculares y articulares, irritabilidad y oscilaciones del estado de ánimo, ansiedad, depresión, pérdida temporal de la memoria y alteración del sueño.

Recomendaciones generales

No existe cura para el síndrome de fatiga crónica porque no se ha descubierto ninguna droga que pueda exterminar el virus (cuando lo hay) o eliminar los síntomas. Sin embargo, hay esperanza. Tanto Cherie (una de las autoras de este libro) como su marido, John, han padecido este síndrome. A John se le detectaron en la sangre anticuerpos contra el virus de Epstein-Barr. Ninguno de los dos sufre en la actualidad del síndrome de fatiga crónica.

La curación de este trastorno exige una aproximación amplia y diversos tipos de terapia. El objetivo es fortalecer el sistema inmunológico y purificar el organismo. Es recomendable seguir un programa de desintoxicación que fortalezca el hígado y estimule los flujos linfático y sanguíneo hacia el bazo. Existen diversos medicamentos botánicos que son muy útiles para este proceso. La *Encyclopedia of Natural Medicine* de Michael Murray y Joseph Pizzorno contiene una lista completa de esta clase de medicamentos. Para abordar el síndrome de fatiga crónica desde una perspectiva amplia y que incluya la administración de medicamentos botánicos, busque la asesoría de un médico de orientación naturista.

Reducir el estrés es muy beneficioso para este desorden. El estrés sicológico y fisiológico puede ser perjudicial para el sistema inmunológico, y desempeña un papel fundamental en el desarrollo y el avance del síndrome de fatiga crónica. Hoy en día existen muchas ayudas para reducir el estrés sicológico, entre ellas técnicas de relajación, psicoterapia y *biofeedback*. Es muy importante pensar de una manera positiva y aprender a reírse de los acontecimientos de la vida. Los pensamientos negativos ejercen un efecto nocivo en el sistema inmunológico. Aunque la terapia nutricional contribuye mucho a aliviar el estrés fisiológico, mientras el individuo no aprenda a afrontar adecuadamente las situaciones que le desencadenan estrés sicológico, el proceso de curación no será completo. Al buscar ayuda para el síndrome de fatiga crónica, lo indicado es abordar tanto el área sicológica como el área fisiológica.

Descanse al máximo mientras su organismo vuelve a fortalecerse. Evite el ejercicio vigoroso, pero camine varias veces a la semana. A medida que se vaya mejorando, empiece a hacer otros ejercicios, como aeróbicos de bajo impacto.

Hágase exámenes de material fecal y/o de sangre para descartar la candidiasis, y siga la dieta que le proponemos en este libro si el resultado es positivo. (Ver CANDIDIASIS en la Segunda Parte.) La proliferación de la Candida es bastante común en pacientes de síndrome de fatiga crónica.

Modificaciones dietéticas

1. *Haga la Dieta de apoyo inmunológico.* (Ver página 322.)

2. *Elimine de su dieta los edulcorantes.* Se ha demostrado que las azúcares debilitan el sistema inmunológico. Esté atento a los edulcorantes "ocultos", como los que se encuentran en *muffins*, masa de *pancakes*, *cornbread*, aderezos de ensalada, salsas agridulces, yogur con sabor, yogur congelado *"sugar-free"* (está lleno de edulcorante) y golosinas de las que venden en las tiendas naturistas. Mientras el sistema inmunológico no se haya restablecido y los síntomas no hayan desaparecido, se deben evitar incluso edulcorantes como el *carob*, los concentrados de jugos de fruta y el *syrup* de arroz integral.

3. **Evite todos los alimentos elaborados con harina refinada (blanca).** Esto implica renunciar al *sourdough bread*, a la pasta (la integral sí está permitida) y al pan de hamburguesa. No se desanime; más bien, piense en lo bien que se va a sentir dentro de poco tiempo.

4. **Evite todas las bebidas alcohólicas, el café y el té negro.** No hay problema con los tés de hierbas.

5. **Elimine completamente de su dieta el junk food, como las papas fritas, las crackers acompañadas de "cosas malas", los hot dogs, las hamburguesas y la pizza.**

6. **Opte por los alimentos integrales, sin procesar.**

7. **Consuma cantidades generosas de ajo, cebolla, jengibre y hongos shiitake, pues favorecen la función inmunológica.**

8. **Los jugos son muy provechosos para este trastorno y, en particular, los que se preparan con cualquier vegetal verde oscuro, wheatgrass o brotes.** Dilúyalos con jugos de sabor más suave, como jugo de zanahoria, de tomate y de manzana. Prepare las recetas que le ofrecemos al final de esta sección. Programe su dieta de manera que entre el 50 y el 75 por ciento conste de alimentos crudos; aproximadamente la mitad, de jugos y la otra mitad, de frutas y vegetales crudos preparados en ensalada y "*munchies*". Los "alimentos vivos" ayudan a fortalecer el sistema inmunológico.

9. **Incluya en su dieta alimentos ricos en ácidos grasos Omega-3, como caballa, arenque, sardinas, bluefish, salmón, atún, ostras del Pacífico, calamar y anchoas europeas.** El aceite de linaza que no ha sido sometido a un proceso de calentamiento tiene un alto contenido de ácidos grasos Omega-3 (compre únicamente el que se encuentra refrigerado y en envase opaco). Tome una cucharada al día (sabe a pescado porque el sabor y el olor característicos del pescado provienen de los ácidos grasos Omega-3, de modo que mézclelo con jugo o yogur). También se ha demostrado que por su alto contenido de ácido linoleico gamma y de ácidos grasos esenciales, para este trastorno es eficaz tomar con cada comida dos cápsulas de aceite de semilla de *black currant*.

10. *Haga un Ayuno de jugos o cualquier otra dieta de limpieza.* (Ver página 330.) Si no puede hacer este ayuno durante varios días, hágalo aunque sea solamente un día.

Nutrientes que ayudan

❑ **Betacaroteno:** Aumenta la inmunidad y protege contra las toxinas.

❑ **Vitamina C:** Tiene efectos antivirales, refuerza la función adrenal e incrementa la inmunidad.

❑ **Ácido pantoténico:** Este nutriente refuerza la función adrenal y ayuda a combatir el estrés.

❑ **Vitaminas del complejo B:** Aumentan los niveles de energía.

❑ **Selenio:** Protege el sistema inmunológico.

❑ **Cinc:** Ayuda a la función inmunológica y fortalece el hígado.

❑ **Coenzima Q_{10}:** Mejora la función inmunológica. Son fuentes de este nutriente las sardinas, la caballa y el salmón.

❑ **Suplementos multivitamínicos y minerales:** Deben ingerirse con los jugos para facilitar la recuperación del sistema inmunológico.

Alimentos provechosos

❑ Zanahoria, *kale*, perejil y espinaca son fuentes de betacaroteno.

❑ *Kale*, perejil, *green pepper* y brócoli son fuentes de vitamina C.

❑ Brócoli, coliflor y *kale* son fuentes de ácido pantoténico.

❑ Hojas son la mejor fuente de muchas vitaminas del complejo B. (Algunas de estas vitaminas, como la B_{12}, se encuentran principalmente en productos de origen animal.)

❑ *Red Swiss chard*, nabo, ajo y naranja son fuentes de selenio.

❑ Jengibre, perejil, papa, ajo y zanahoria son fuentes de cinc.

Sugerencias de jugos/Síndrome de fatiga crónica

Hopper de jengibre

1   tajadita de jengibre de
    1/4 de pulgada
4-5 zanahorias sin hojas
1/2 manzana sin semillas

Introduzca en el hopper el jengibre, las zanahorias y la manzana.

Expreso de brotes de alfalfa

1   manojo de espinacas
1   manojo de brotes de
    alfalfa
4-5 zanahorias sin hojas
1   manzana sin semillas

Junte las hojas de espinaca y los brotes de alfalfa, y coloque en el hopper con las zanahorias y la manzana.

Ensalada especial de la huerta

3   flores de brócoli
1   diente de ajo
4-5 zanahorias o 2 tomates
2   palitos de apio
1/2 *green pepper*

Coloque el brócoli y el ajo en el hopper con las zanahorias o los tomates. Continúe con el apio y el green pepper.

Cóctel de limpieza de Cherie

1   tajadita de jengibre de
    1/4 de pulgada
1   remolacha
1/2 manzana sin semillas
4   zanahorias sin hojas

Introduzca en el hopper el jengibre, la remolacha, la manzana y las zanahorias.

Caldo de potasio

1	manojo de perejil
1	manojo de espinacas
4-5	zanahorias sin hojas
2	palitos de apio

Junte el perejil y las hojas de espinaca, y coloque en el hopper con las zanahorias y el apio.

Cóctel rico en calcio

3	hojas de *kale*
1	manojo pequeño de perejil
4-5	zanahorias sin hojas
1/2	manzana sin semillas

Junte el kale y el perejil, e introduzca en el hopper con las zanahorias y la manzana.

Cóctel muy vegetariano

1	manojo de *wheatgrass*
1/2	manojo de perejil
1	manojo de berros
4	zanahorias sin hojas
3	palitos de apio
1/2	taza de hinojo picado
1/2	manzana sin semillas

Junte el wheatgrass con el perejil y los berros, y coloque en el hopper con las zanahorias, el apio, el hinojo y la manzana.

Expreso de wheatgrass

1	manojo de *wheatgrass*
2	ramitos de menta
1	tajada de piña de 3 pulgadas, con cáscara

Junte el wheatgrass y la menta, y coloque en el hopper con la piña.

Ginger fizz

1	tajadita de jengibre de 1/4 de pulgada
1	manzana sin semillas Agua con gas

Introduzca el jengibre y la manzana en el hopper. Vierta el jugo en un vaso con hielo y termine de llenarlo con agua con gas.

Batido de fresas y melón cantaloupe

1/2 melón *cantaloupe* con
 cáscara
5-6 fresas

Introduzca el melón y las
fresas en el hopper.

SÍNDROME DEL TÚNEL CARPIANO

El síndrome del túnel carpiano se define como presión en el punto donde el nervio mediano se introduce en el túnel carpiano de la muñeca. Las características de este desorden son dolor, sensibilidad y debilidad en los músculos del dedo pulgar, y entumecimiento, sensación de hormigueo y ardor en los tres primeros dedos de la mano. Estos síntomas se suelen experimentar por la noche. Las personas que realizan movimientos repetitivos con las manos, como oficinistas o carpinteros, son las que más presentan el síndrome del túnel carpiano. Otras causas de este desorden son lesiones en la muñeca, inflamación, artritis reumatoidea, edema, algunas enfermedades sistémicas y deficiencias nutricionales.

Recomendaciones generales

En lo posible, es importante eliminar la causa de este trastorno. Para algunas personas esto puede significar cambiar de trabajo si el actual requiere hacer movimientos repetitivos con las manos. Para descubrir otras causas es necesario consultar con el médico y, posiblemente, realizar una especie de trabajo "detectivesco".

Se ha encontrado que los niveles de la vitamina B_6 son bajos en la mayoría de las personas que sufren del síndrome del túnel carpiano. Varios estudios han revelado que los suplementos (habitualmente entre 5 y 100 miligramos por día durante unos tres meses) alivian todos los síntomas en pacientes con niveles bajos de esta vitamina. No obstante, se debe consultar con el médico acerca de la conveniencia de tomar suplementos a largo plazo, porque pueden producir alteraciones del sistema nervioso cuando se ingieren durante más de tres años incluso en dosis tan bajas como 200 miligramos diarios. Cada vez son más las substancias ambientales que bloquean la acción de la vitamina B_6. Algunas drogas (como el antibiótico *isoniazid*, el *hidralazine*, la dopamina, el *penicillamine* y los anticonceptivos orales), los colorantes amarillos y el excesivo consumo de proteína pueden bloquear la acción de esta vitamina. (Para mayor información, ver INFLAMACIONES en la Segunda Parte.)

Modificaciones dietéticas

1. *Evite todos los colorantes amarillos.* Lea las etiquetas.

2. *Evite el consumo excesivo de proteína.* La cantidad diaria de proteína que se recomienda para las mujeres es de aproximadamente 45 gramos y para los hombres, 55 gramos. Una onza de carne, pollo o pescado equivale a unos 7 gramos. En la categoría de los almidones (entre los cuales están los granos, el maíz, los fríjoles y la papa), una papa pequeña, media taza de cereal o una tajada de pan suministra alrededor de 3 gramos de proteína. Para que se dé cuenta de lo rápido que se consume la cantidad diaria recomendada, piense que un sándwich de atún tiene unos 20 gramos de proteína (media taza de atún tiene 14 gramos y dos tajadas de pan, 6 gramos). Cuando una mujer se come un sándwich de atún, consume casi la mitad de sus necesidades proteínicas de un día. Nuestra recomendación es que reduzca el consumo de proteína de origen animal y consuma más granos enteros, frutas y proteína de origen vegetal, como la que se encuentra en el fríjol, la lenteja y la arveja seca. Si desea calcular mejor su consumo de proteína, compre *Exchange Lists for Meal Planning*, un folleto que no es costoso y que publica la *American Diabetes Association*, 1660 Duke St., Alexandria, VA 22314, o llame al (800) ADA-DISC.

Nutrientes que ayudan

❑ **Vitamina B_6:** Su deficiencia se ha relacionado con el síndrome del túnel carpiano. Los suplementos han aliviado en pocas semanas los síntomas de muchos pacientes, y alrededor del 85 por ciento se han curado completamente en un lapso de ocho a doce semanas. Otros pacientes han experimentado mejoría con el *pyridoxal-5 phosphate* (una de las vitaminas del complejo B) o aumentando su consumo de magnesio.

❑ **Bromelain:** Sus excelentes propiedades antiinflamatorias reducen el edema, las contusiones, el dolor y el tiempo de recuperación. Los resultados son aún mejores cuando se combina con vitamina C.

❑ **Vitamina C:** Intensifica los efectos del *bromelain*.

❑ **Jengibre:** Estudios han demostrado que tiene propiedades antiinflamatorias.

Alimentos provechosos

❑ *Kale*, espinaca, hojas de nabo y *green pepper* son fuentes de vitamina B_6.

❑ Piña es la única fuente de la enzima *bromelain*.

❑ *Kale*, perejil, *green pepper* y brócoli son fuentes de vitamina C.

❑ Jengibre tiene propiedades antiinflamatorias.

Sugerencias de jugos/Síndrome del túnel carpiano

Especial de bromelain	
1/4 piña con cáscara	*Introduzca la piña en el hopper.*

Sorpresa verde	
1 hoja grande de *kale* 2-3 manzanas verdes sin semillas 1 tirita de cáscara de lima para decorar	*Introduzca en el hopper la hoja de kale y las manzanas. Decore con la tirita de cáscara de lima. ¡La sorpresa es que usted no notará el kale!*

Tónico aromático de Maureen

1/4 piña con cáscara
1/2 manzana sin semillas
1   tajadita de jengibre de
     1/4 de pulgada

Introduzca en el hopper la piña, la manzana y el jengibre.

Ensalada especial de la huerta

3   flores de brócoli
1   diente de ajo
4-5 zanahorias o 2 tomates
2   palitos de apio
1/2 *green pepper*

Coloque el brócoli y el ajo en el hopper con las zanahorias o los tomates. Continúe con el apio y el green pepper.

Ginger fizz

1   tajadita de jengibre de
     1/4 de pulgada
1   manzana sin semillas
     Agua con gas

Introduzca el jengibre y la manzana en el hopper. Vierta el jugo en un vaso con hielo y termine de llenarlo con agua con gas.

Hopper de jengibre

1   tajadita de jengibre de
     1/4 de pulgada
4-5 zanahorias sin hojas
1/2 manzana sin semillas

Introduzca en el hopper el jengibre, las zanahorias y la manzana.

Síndrome premenstrual

El síndrome premenstrual es una condición que se caracteriza por la aparición recurrente de síntomas entre siete y catorce días antes de la menstruación. Se han observado más de 150 síntomas, desde perturbaciones emocionales (como nerviosismo, oscilaciones del estado de ánimo y depresión) hasta problemas gastrointestinales (como sensación de llenura), pasando por antojos incontrolables de comer alimentos dulces y estreñimiento. Otras quejas frecuentes son dolor de cabeza, dolor de espalda, retención de líquido, fatiga, dolor en las articulaciones, e hinchazón y dolor en los senos. Aunque en este síndrome convergen factores físicos, sicológicos y nutricionales, no es nuestro propósito analizar a fondo este desorden. Usted obtendrá mayor información en la *Encyclopedia of Natural Medicine* de Michael Murray y Joseph Pizzorno.

Recomendaciones generales

En algunos casos el ejercicio es muy beneficioso pues alivia los cólicos y la depresión. A veces, la causa del problema es la hipoglicemia. Si usted cree que éste puede ser su caso, consulte con el médico. (Ver HIPOGLICEMIA en la Segunda Parte.) Modificar la dieta reduce la severidad de los síntomas en muchas mujeres, o los hace desaparecer del todo.

Modificaciones dietéticas

1. *Haga la Dieta para el desorden metabólico del azúcar.* (Ver página 318.) Las mujeres cuya dieta no es buena desde el punto de vista nutricional tienen más probabilidades de sufrir de síndrome premenstrual. Hacer dieta permanentemente conduce al agotamiento de los nutrientes necesarios para el normal funcionamiento de los órganos reproductivos.

2. *Restrinja su consumo de carbohidratos refinados, como el azúcar, la miel y la harina blanca.* Prepare jugos de fruta únicamente con piña, *watermelon* y uva. La piña contiene un relajante muscular, y el *watermelon* y la uva son diuréticos naturales (ayudan a eliminar los líquidos).

3. *Limite su consumo de alcohol, tabaco y sal.* El alcohol y el tabaco inhiben el funcionamiento de los factores reductores de la inflamación. La sal aumenta la retención de líquido.

4. *Disminuya su consumo de methylxanthines, los cuales se encuentran en el café, el té y el chocolate.* Se ha hallado una correlación entre estas substancias y la enfermedad fibroquística de los senos, una de las causas del dolor y la sensibilidad en los senos.

5. *Evite las colas y las bebidas que contienen cafeína, como el café y el té.* La cafeína les produce dolor en los senos a algunas mujeres.

6. Ver también PROBLEMAS MENSTRUALES Y RETENCIÓN DE LÍQUIDO en la Segunda Parte.

Nutrientes que ayudan

❑ **Betacaroteno:** Este nutriente, que el organismo convierte en vitamina A, es eficaz para reducir los síntomas del síndrome premenstrual cuando se toma durante la segunda mitad del ciclo menstrual.

❑ **Magnesio:** Su deficiencia puede causarles síntomas del síndrome premenstrual a algunas mujeres.

❑ ***Bromelain:*** Es relajante de los músculos lisos.

❑ **Vitamina E:** Es uno de los nutrientes curativos y reduce la sensibilidad y el dolor en los senos. Consulte con su médico sobre la conveniencia de tomar suplementos de esta vitamina.

❑ **Vitamina B_6 y reboflavina:** Mitigan los síntomas del síndrome premenstrual. Deben tomarse juntas porque la deficiencia de reboflavina puede interferir en el uso de la vitamina B_6.

Alimentos provechosos

❑ Hojas de remolacha, *Swiss chard* y hojas de *collard* son buenas fuentes de betacaroteno.

❑ Hojas de *collard* y perejil son fuentes de magnesio.

❑ Piña fresca en jugo es fuente de *bromelain.*

❑ *Kale*, hojas de nabo y *red pepper* son buenas fuentes de vitamina B$_6$.

❑ Hojas de *collard, kale* y perejil son buenas fuentes de riboflavina.

❑ *Watermelon*, pepino, uva y lechuga son diuréticos naturales tradicionales.

Sugerencias de jugos/Síndrome premenstrual

Ensalada combinada
---

1 hoja de *kale*	*Junte las hojas y las*
1 hoja de nabo	*espinacas e introduzca en el*
1 manojo de espinacas	*hopper con los tomates. Decore*
2 tomates	*con el tomatico cherry.*
1 tomate *cherry* para decorar	

Especial de bromelain

1/4 piña con cáscara	*Introduzca la piña en el hopper.*

Té aromatizado de naranja
---

1 tajadita de jengibre de 1/2 pulgada	*Pase por el exprimidor el jengibre y la naranja. Vierta*
1 naranja pelada (dejar el pellejo blanco) Agua	*2 onzas de jugo en una taza y termine de llenar con agua hirviendo. Decore con la astilla*
1 astilla de canela para decorar	*de canela.*

Tónico mineral

1   manojo de perejil
2   hojas de nabo
1   hoja de *kale*
4-5 zanahorias sin hojas

Envuelva el perejil con las hojas de nabo y de kale, e introduzca en el hopper con las zanahorias.

Jugo de watermelon

1   tajada de *watermelon* de
    2 pulgadas
1   tajada de naranja para
    decorar

Haga jugo con el watermelon. Sírvalo en un vaso y decore con la tajada de naranja.

Bebida de magnesio

1   diente de ajo
1   manojo pequeño de perejil
4-5 zanahorias sin hojas
2   palitos de apio
1   ramito de perejil para
    decorar

Envuelva el ajo con el perejil e introduzca en el hopper con las zanahorias y el apio. Vierta el jugo en un vaso y decore con el ramito de perejil.

Batido proteínico de piña

3   tajadas de piña con
    cáscara
4   onzas de leche de soya
1   banano maduro
2-3 cucharadas de polvo
    proteínico
1   trocito de piña para
    decorar

Pase la piña por el exprimidor. Coloque el jugo, la leche de soya, el banano y el polvo proteínico en el blender o en el procesador, y mezcle hasta que esté suave. Vierta el jugo en un vaso alto y decore con el trocito de piña.

Síntomas menopáusicos

La menopausia es el momento de la vida de la mujer en el cual cesa la ovulación. Contrario a la opinión popular, el organismo femenino no deja de producir hormonas después de la menopausia. Por ejemplo, las glándulas adrenales siguen produciendo andrógenos, que son las hormonas responsables del impulso sexual. Sin embargo, los niveles de estrógeno (estradiol) descienden a una décima parte de su nivel anterior. Se cree que el descenso de este tipo de estrógeno es la causa de los síntomas de la menopausia, entre los cuales los más comunes son las oleadas de calor, los sudores nocturnos y la sequedad vaginal. Una dieta adecuada puede ayudar a minimizar los síntomas de la menopausia. Así pues, enchufe su exprimidor y haga que su "cambio de vida" se convierta en la ocasión para mejorar la calidad de su vida.

Recomendaciones generales

Como después de la menopausia aumenta el riesgo de contraer enfermedades del corazón y de sufrir de osteoporosis, quizás usted esté interesada en aprender más acerca de estos desórdenes y en tomar medidas para prevenir su ocurrencia. (Ver ARTERIOSCLEROSIS Y OSTEOPOROSIS en la Segunda Parte.) La sequedad vaginal mejora utilizando un lubricante soluble en agua, como el *K-Y jelly*. Algunas mujeres han experimentado menos oleadas de calor tras someterse a tratamientos de acupuntura. Pero lo más importante es salir a caminar. El ejercicio ayuda a prevenir la osteoporosis y las enfermedades del corazón.

Modificaciones dietéticas

1. ***Haga la Dieta básica.*** (Ver página 315.)
2. ***Aumente el consumo de alimentos a base de soya,*** como leche de soya, tofu y *tempeh*. Estos alimentos contienen estrógenos vegetales que complementan los que producen los ovarios.

3. Reduzca su consumo de grasas. Esto contribuye a reducir el riesgo de contraer alguna enfermedad del corazón.

Nutrientes que ayudan
❑ **Bioflavonoides:** Ayudan a reducir los síntomas.

❑ **Vitamina E:** Ayuda a reducir las oleadas de calor. Las semillas de girasol, las almendras y el germen de trigo son magníficas fuentes de esta vitamina.

❑ **Magnesio:** Interviene en la formación de los huesos y es necesario para prevenir la osteoporosis.

❑ **Calcio:** Interviene en la formación de los huesos y es necesario para prevenir la osteoporosis.

Alimentos provechosos
❑ Naranja, tomate, *cabbage* y toronja son fuentes de bioflavonoides.

❑ Espinaca, espárrago y kiwi son fuentes de vitamina E.

❑ Hojas de *collard,* perejil y *blackberry* son fuentes de magnesio.

❑ *Kale,* hojas de *collard* y perejil son excelentes fuentes de calcio.

Sugerencias de jugos/Síntomas menopáusicos

Batido dulce de calcio

1 *pint* de fresas
6 onzas de tofu *silken*

Pase las fresas por el exprimidor. Coloque el jugo y el tofu en el blender o en el procesador, y mezcle hasta que esté suave. Decore con una fresa.

Bebida super antiestresante

1	hoja de *kale*
1	hoja de *collard*
1	manojo pequeño de perejil
1	palito de apio
1	zanahoria sin hojas
1/2	*red pepper*
1	tomate
1	flor de brócoli
	Apio para decorar

Junte las hojas y el perejil, e introduzca en el hopper con el apio y la zanahoria. Continúe con el red pepper, el tomate y el brócoli. Decore con apio.

Bebida dulce de magnesio

1	*pint* de *blackberries*
1	banano maduro
2	onzas de tofu *silken*
1	cucharada de levadura de cerveza

Pase las blackberries por el exprimidor. Coloque el jugo, el banano, el tofu y la levadura en el blender o en el procesador, y mezcle hasta que esté suave. Decore con blackberries. Tómelo 1 hora antes de acostarse.

Tónico de la huerta de Popeye

1	manojo de espinacas
3	palitos de apio
2	espárragos
1	tomate grande
1	tomatico *cherry* para decorar

Junte las hojas de espinaca e introdúzcalas en el hopper con el apio. Haga jugo con los espárragos y el tomate. Mezcle los jugos en un vaso alto y decore con el tomatico cherry.

Cóctel rico en calcio

3	hojas de *kale*
1	manojo pequeño de perejil
4-5	zanahorias sin hojas
1/2	manzana sin semillas

Junte el kale y el perejil, y coloque en el hopper con las zanahorias y la manzana.

Espuma aromatizada de naranja

1   tajadita de jengibre de
    1/4 de pulgada
2   naranjas grandes,
    peladas (dejar el pellejo
    blanco)
1/2 manzana sin semillas
1   tirita de cáscara de
    naranja para decorar

Pase por el exprimidor el jengibre, las naranjas y la manzana. Sirva el jugo con la tirita de cáscara de naranja.

Tónico de la huerta

1/4 *cabbage*
2   palitos de apio
1   tronquito de brócoli
1   ramito de perejil para
    decorar

Pase los vegetales por el exprimidor y decore con el ramito de perejil.

Té aromatizado de naranja

1   tajadita de jengibre de
    1/2 pulgada
1   naranja pelada
    (dejar el pellejo blanco)
    Agua
1   astilla de canela para
    decorar

Pase por el exprimidor el jengibre y la naranja. Vierta 2 onzas de jugo en una taza y termine de llenar con agua hirviendo. Decore con la astilla de canela.

SOBREPESO/OBESIDAD

Obesidad es el exceso de grasa corporal. Cualquier persona cuyo peso sobrepase en 20 por ciento el que es normal para su edad, su constitución y su estatura se considera obesa. Este problema tiene tres aspectos: la falta de ejercicio, la mala nutrición y las dificultades emocionales. Para que la pérdida de peso sea duradera, el individuo obeso debe trabajar estas tres áreas. En vez de dedicarse únicamente a perder peso, es necesario centrarse en mejorar los hábitos alimenticios y en lograr un buen estado físico. No todos estamos programados genéticamente para vernos como la muñeca *Barbie* ni como *He Man*. Tenemos que hacer las paces con la constitución que nos dio la naturaleza.

Recomendaciones generales

No gaste su dinero en programas para adelgazar que anuncian con gran bombo. Más bien, invierta su dinero en consultar con un consejero o sicólogo especializado en problemas de peso, e inscríbase en un *health club* para personas que desean perder peso. Olvídese de contar las calorías y, más bien, concéntrese en eliminar de su dieta el *junk food* y en hacer ejercicio. Empiece caminando treinta minutos todos los días. Además, lea el libro de Bob Schwartz *Diets Don't Work*.

Modificaciones dietéticas

1. *Haga la Dieta básica.* (Ver página 315.) Los libros *The Goldbeck's Guide to Good Food*, de Nikki y David Goldbeck, y *The New American Diet*, de Sonja y William Connor (ver Lecturas recomendadas en la página 353), proporcionan consejos muy útiles y son una excelente guía para preparar recetas de cocina que ayudan a bajar de peso.

2. *Cuando se haya acostumbrado a comer de una manera saludable, empiece a hacer un diario de lo que come.* Anote en un cuaderno todo lo que come, cuándo come, las cantidades que consume (muy importante) y cómo se siente mientras come. A fin de adquirir una noción de las proporciones, durante los tres primeros días mida todo lo que se lleve a la boca. Las personas obesas tienden a subestimar el tamaño de las porciones. Después de dos semanas, lea su diario detenidamente y fíjese si hay momentos del día, emociones o sucesos estresantes que se relacionan con el hecho de comer en exceso.

3. Empiece a reducir gradualmente el tamaño de las porciones. Junto con su programa de ejercicios, esto lo llevará a perder peso. Nunca trate de bajar más de una o dos libras por semana, ya que cuando se pierde mucho peso rápidamente, también se pierde músculo.

4. Para reducir el número de calorías, siempre diluya los jugos de fruta. Es preferible que nutra su organismo con jugos de vegetales.

Sugerencias de jugos/Sobrepeso/Obesidad

Bebida super antiestresante

1	hoja de *kale*
1	hoja de *collard*
1	manojo pequeño de perejil
1	palito de apio
1	zanahoria sin hojas
1/2	*red pepper*
1	tomate
1	flor de brócoli
	Apio para decorar

Junte las hojas y el perejil, e introduzca en el hopper con el apio y la zanahoria. Continúe con el red pepper, el tomate y el brócoli. Decore con apio.

Pie de manzana caliente

1	manzana ácida sin semillas
	Agua
	Especia para *apple pie*
1	astilla de canela para decorar

Pase la manzana por el exprimidor. En un perol pequeño hierva 2 onzas de jugo y 4 onzas de agua. Sazone con una buena cantidad de especia. Sirva en una taza de té. Decore con la astilla de canela.

Pop bajo en azúcar

1 manzana sin semillas	*Haga jugo con la manzana y*
1/4 lima	*la lima y viértalo en un vaso*
Agua con gas	*alto con hielo. Termine de*
	llenar el vaso con agua con
	gas.

Refresco de pepino

1 tomate	*Haga jugo con el tomate,*
1 pepino	*coloque en una cubeta de*
2 palitos de apio	*hacer hielo y congele. Haga*
1 ramito de perejil para	*jugo con el pepino y el apio y*
decorar	*viértalo en un vaso alto.*
	Agregue los cubos de tomate y
	decore con el ramito de perejil.

Cóctel de limpieza de Cherie

1 tajadita de jengibre de	*Coloque en el hopper el*
1/4 de pulgada	*jengibre, la remolacha, la*
1 remolacha	*manzana y las zanahorias.*
1/2 manzana sin semillas	
4 zanahorias sin hojas	

Tónico mineral

1 manojo de perejil	*Envuelva el perejil con las*
2 hojas de nabo	*hojas de nabo y de kale, e*
1 hoja de *kale*	*introduzca en el hopper con las*
4-5 zanahorias sin hojas	*zanahorias.*

Sopa de cosecha

2-3 dientes de ajo 1 hoja de *kale* 1 tomate grande 2 palitos de apio 1 hoja de *collard* picada 1 cucharada de *croutons*	*Envuelva los dientes de ajo con la hoja de kale e introduzca en el hopper con el tomate y el apio. Vierta el jugo en un perol, agregue la hoja de collard picada y caliente un poquito. Decore con los croutons.*

TINNITUS

El tinnitus es un desorden en el cual el paciente escucha constantemente ruidos parecidos a tintineos o pitidos en uno de los oídos, o en ambos, Entre sus causas están el síndrome de la articulación témporomandibular (una condición que produce dolor en la cara y disfunción de la mandíbula inferior), el cual puede producir sonidos cuando las mandíbulas se mueven. Otras posibles causas de la percepción de esos ruidos son las alteraciones del flujo sanguíneo, la inflamación de los tejidos, la exposición a toxinas ambientales y la utilización de algunas drogas. El tratamiento consiste en solucionar los problemas fisiológicos o mecánicos subyacentes, corregir las deficiencias nutricionales y eliminar las toxinas perjudiciales.

Recomendaciones generales

Diversos medicamentos pueden producir tinnitus, entre ellos la aspirina. Consulte con su farmacéutico y con su médico acerca de los medicamentos que usted está tomando y, si es necesario, reemplácelos por otros. El problema puede ser causado por polución en su área de trabajo, y la solución en ese caso podría ser trabajar en un ambiente más limpio y menos tóxico. Si usted piensa que el problema radica en una disfunción témporomandibular, pídale a su odontólogo que lo examine. Si piensa que el problema puede provenir de alguna inflamación, consulte con su médico. (Ver también INFLAMACIONES en la Segunda Parte.)

Modificaciones dietéticas

1. *Comience su programa nutricional con una dieta de limpieza para desintoxicar su organismo.* (Ver página 328.)

2. *Después de hacer la dieta de limpieza, haga la Dieta básica.* (Ver página 315.) Al reducir a través de esta dieta su consumo de grasa y colesterol, es posible que mejore el flujo sanguíneo, al igual que la nutrición del área de los oídos.

3. *Consuma tres o cuatro veces por semana pescado grasoso, como caballa y salmón.* Los ácidos grasos Omega-3 que contienen esos pescados mejoran el flujo sanguíneo hacia el oído interno.

4. *Corrija la anemia.* La deficiencia de hierro y las anemias perniciosas pueden ocasionar ruidos provenientes de la vena yugular. (Ver ANEMIA en la Segunda Parte.)

5. *Restrinja su consumo de azúcares simples, entre ellas las de los jugos de frutas.* La hipoglicemia, un trastorno que empeora con el consumo de azúcar, puede ocasionar pitidos en los oídos y pérdida de audición. (Para el manejo de la hipoglicemia, ver HIPOGLICEMIA en la Segunda Parte.)

Nutrientes que ayudan

❑ **Hierro, vitamina B$_{12}$ y ácido fólico** curan las anemias. La vitamina B$_{12}$ se debe tomar como suplemento, pues no se encuentra en ninguna fruta ni en ningún vegetal.

❑ **Cromo:** Ayuda a curar la hipoglicemia regulando el metabolismo de la glucosa. La levadura de cerveza es una magnífica fuente de este mineral.

❑ **Manganeso:** Su deficiencia se ha relacionado con el tinnitus.

❑ **Colina:** Su deficiencia se ha relacionado con el tinnitus.

Alimentos provechosos

❑ Remolacha es un poderoso desintoxicante.

❑ *Kale* y perejil son fuentes de hierro.

❑ Espinaca, *kale*, hojas de remolacha y *sweet pepper* son fuentes de ácido fólico.

❑ *Green pepper* y manzana son fuentes de cromo.

❑ Espinaca, hojas de nabo y hojas de remolacha son fuentes de manganeso.

❑ Fríjol verde es fuente de colina.

Sugerencias de jugos/Tinnitus

Batido de manzana

1/2 naranja pelada (dejar el pellejo blanco)

2 manzanas verdes sin semillas

1 banano maduro

1 cucharada de levadura de cerveza

1 tajada de naranja para decorar

Haga jugo con la naranja y las manzanas. Coloque el jugo, el banano y la levadura en el blender o en el procesador, y mezcle hasta que esté suave. Decore con la tajada de naranja.

Limpiador corporal

1/2 pepino

1 remolacha

1/2 manzana sin semillas

4 zanahorias sin hojas

Introduzca en el hopper el pepino, la remolacha, la manzana y las zanahorias.

Cóctel de limpieza de Cherie

1 tajadita de jengibre de 1/4 de pulgada

1 remolacha

1/2 manzana sin semillas

4 zanahorias sin hojas

Coloque en el hopper el jengibre, la remolacha, la manzana y las zanahorias.

Tónico mineral

1 manojo de perejil	*Envuelva el perejil con las*
2 hojas de nabo	*hojas de nabo y de kale, e*
1 hoja de *kale*	*introduzca en el hopper con*
4-5 zanahorias sin hojas	*las zanahorias.*

Jugo de legumbres

1 puñado pequeño de brotes de *mung* y de lenteja	*Junte los brotes y colóquelos en el hopper con las zanahorias, los fríjoles y el*
2 zanahorias sin hojas	*tomate. Decore con la tirita*
1/2 taza de fríjoles verdes	*de zanahoria.*
1 tomate	
1 tirita de zanahoria para decorar	

Ensalada Waldorf

1 manzana verde sin semillas	*Introduzca la manzana y el apio en el hopper.*
1 palito de apio	

TROMBOSIS

La trombosis es una condición anormal en la cual se forma un coágulo de sangre dentro de un vaso sanguíneo. Este problema puede ser resultado de la acumulación en las paredes de los vasos sanguíneos de material graso rico en colesterol, conocido como placa de ateromas. La placa de ateromas presenta una superficie rugosa que hace que las plaquetas se adhieran y formen coágulos. Conocidos como trombos, esos coágulos pueden obstruir el suministro de sangre y, en consecuencia, dañar los tejidos. Si el trombo se desplaza, puede instalarse en un vaso sanguíneo más pequeño e interrumpir la circulación hacia un órgano vital. En estos casos el trombo se denomina émbolo. Los coágulos sanguíneos pueden producir infarto del miocardio (ataque cardiaco), embolia pulmonar (alojamiento de un coágulo sanguíneo en los pulmones) y tromboflebitis (inflamación de una vena por la formación de un coágulo).

Incluso en organismos saludables pueden aparecer ocasionalmente rugosidades en las paredes de los vasos sanguíneos. Se cree que dentro del organismo se forman coágulos continuamente, y que ese proceso es controlado permanentemente por mecanismos que o bien previenen su formación, o bien los disuelven a través de substancias conocidas como anticoagulantes. Los anticoagulantes impiden que la proteína plasmática protrombina se convierta en trombina, una enzima esencial para la formación de los coágulos.

Recomendaciones generales

Si usted tiene un coágulo sanguíneo debe hacerse ver por un médico. Además, debe tener en cuenta las siguientes recomendaciones dietéticas para prevenir el desarrollo de más coágulos. Como siempre, prevenir es mejor que curar.

Modificaciones dietéticas

1. *Haga la Dieta básica.* (Ver página 315.)

2. *Evite las grasas saturadas.* La grasa saturada se relaciona estrechamente con la actividad coagulante de las plaquetas y con su respuesta a la trombina, la substancia responsable de la formación de los coágulos. La grasa eleva el nivel del fibrinógeno, una substancia que estimula la coagulación. La grasa saturada se encuentra en productos de origen animal, como carne roja y productos lácteos, y en algunas grasas vegetales, como aceite de coco. Evite la margarina. Le sugerimos que la reeemplace por mantequilla hecha en casa, así: suavice en el *blender* una libra de mantequilla, agregue una taza de aceite vegetal que no haya sido sometido a un proceso de calentamiento, como aceite de *safflower* o de girasol, mezcle y refrigere.

3. *Evite el azúcar.* Utilice únicamente edulcorantes naturales, como miel, *maple sugar* pura (azúcar de arce) o concentrados de jugos de fruta, y haga que el consumo de estos edulcorantes no supere el 10 por ciento de su dieta. El azúcar se relaciona con un aumento de la adherencia de las plaquetas.

4. *Consuma en abundancia alimentos que actúan como anti-coagulantes, entre ellos chili pepper, ajo, cebolla, berenjena, aceite de oliva, jengibre, melón y piña.* El pescado grasoso de agua fría, el aceite de pescado y el aceite de linaza (compre solamente el que venden refrigerado y en envase opaco) son buenas fuentes de ácidos grasos Omega-3, además de que son buenos anticoagulantes.

5. *Incluya en su dieta ácidos grasos Omega-6, como aceite de evening primrose, una de las mejores fuentes que existen de ácido linoleico gamma, el ácido graso Omega-6 más eficaz.* Se ha comprobado que los ácidos grasos Omega-6 minimizan la formación de coágulos sanguíneos.

Nutrientes que ayudan

❑ **Vitamina B$_6$:** Inhibe la adherencia de las plaquetas y prolonga el tiempo de coagulación.

❑ **Vitamina C:** Reduce la adherencia de las plaquetas.

❑ **Vitamina E:** Inhibe la adherencia de las plaquetas.

❑ **Calcio:** Inhibe la adherencia de las plaquetas.

❑ **Magnesio:** Inhibe la adherencia de las plaquetas.

❑ **Selenio:** Reduce la adherencia de las plaquetas.

❑ ***Bromelain:*** Se afirma que inhibe la adherencia de las plaquetas.

Alimentos provechosos

❑ *Kale*, espinaca, hojas de nabo y *green pepper* son fuentes de vitamina B$_6$.

❑ *Kale*, perejil, *green pepper* y espinaca son fuentes de vitamina C.

❑ Espinaca, espárrago y zanahoria son fuentes de vitamina E.

❏ *Kale*, perejil, berro y hojas de remolacha son fuentes de calcio.

❏ Hojas de remolacha, espinaca, perejil y ajo son fuentes de magnesio.

❏ Nabo, ajo y naranja son fuentes de selenio.

❏ Piña es la única fuente de *bromelain*.

Sugerencias de jugos/Trombosis

Especial de bromelain

1/4 piña con cáscara

Introduzca la piña en el hopper.

Monkey shake

1/2 naranja pelada
(dejar el pellejo blanco)
1/2 papaya pelada
1 banano
1 tirita de cáscara de
naranja para decorar

Introduzca en el hopper la naranja con la papaya. Ponga el jugo en el blender o en el procesador, agregue el banano y mezcle hasta que esté suave. Decore con la tirita de cáscara de naranja.

Batido de melón cantaloupe

1/2 melón *cantaloupe* con
cáscara

Corte el melón en tajadas e introdúzcalas en el hopper.

Ensalada especial de la huerta

3 flores de brócoli
1 diente de ajo
4-5 zanahorias o 2 tomates
2 palitos de apio
1/2 *green pepper*

Coloque el brócoli y el ajo en el hopper con las zanahorias o los tomates. Continúe con el apio y el green pepper.

Tónico primaveral

1	manojo de perejil
4	zanahorias sin hojas
1	diente de ajo
2	palitos de apio

Junte el perejil e introdúzcalo en el hopper con las zanahorias, el ajo y el apio.

Cóctel rico en calcio

3	hojas de *kale*
1	manojo pequeño de perejil
4-5	zanahorias sin hojas
1/2	manzana sin semillas

Junte el kale y el perejil, y coloque en el hopper con las zanahorias y la manzana.

Hopper de jengibre

1	tajadita de jengibre de 1/4 de pulgada
4-5	zanahorias sin hojas
1/2	manzana sin semillas

Introduzca en el hopper el jengibre, las zanahorias y la manzana.

ÚLCERAS

La úlcera péptica es una erosión producida por las secreciones estomacales que contienen pepsina, una enzima que acelera la degradación de las proteínas, y por los jugos gástricos, que se componen fundamentalmente de ácido clorhídrico. Las úlceras se desarrollan habitualmente en el recubrimiento del estómago o en la primera parte del duodeno. Normalmente, el estómago se protege a sí mismo contra sus propias secreciones, pero cuando una parte del recubrimiento está lesionada, los ácidos y las enzimas digieren ese tejido como lo harían con cualquier trozo de carne. Esto produce una depresión o hueco en el estómago o en la pared del duodeno. Esa lesión puede deberse a una infección causada por la bacteria *Helicobacter pylori*; a la ingestión de algunas substancias, como alcohol, y a la utilización de diversas drogas antiinflamatorias no esteroideas, entre las cuales se cuentan la aspirina, el *Motrin* y el *Indocin*. Recuerde que aunque la terapia a base de jugos ayuda a curar úlceras individuales, no "cura" al individuo de la enfermedad. La curación permanente sólo es posible cuando se identifica y se elimina la causa de la úlcera.

Recomendaciones generales

Contrario a lo que habitualmente se cree, el estrés no produce úlcera. Sin embargo, sí puede agravar ese problema. Si usted es de las personas a quienes las frustraciones de la vida les altera inmediatamente el estómago, aprender algunas técnicas de reducción del estrés no sólo le ayudará a sentirse mucho más tranquilo, sino que agilizará el proceso de curación de las úlceras que tenga. Si su médico le receta antiácidos, siga al pie de la letra las indicaciones de la caja. Si se utilizan de una manera incorrecta, estos medicamentos pueden producir cálculos en los riñones y muchos otros problemas.

Modificaciones dietéticas

1. *Haga la Dieta básica (ver página 315), pero elimine cualquier alimento que le produzca malestar.* Anteriormente, a los pacientes de úlcera les ordenaban seguir una dieta blanda y consumir mucha leche. Hoy en día se sabe que la dieta blanda no tiene ninguna relación con la curación de las úlceras ni con las molestias que produce. Además, se sabe que la leche empeora las úlceras.

2. *Siga una dieta alta en fibra.* Reemplace los productos elaborados con harina refinada por granos enteros, y consuma una buena variedad de frutas y vegetales frescos. Esto evitará que se le presenten úlceras de modo recurrente.

3. *Evite el café.* Un estudio reciente mostró que tanto el café corriente como el descafeinado pueden producir síntomas parecidos a los de la úlcera.

4. *Si usted tiene que tomar drogas antiinflamatorias no esteroideas para la artritis o cualquier clase de inflamación, acostúmbrese a tomar todos los días bebidas*

preparadas con jengibre. El jengibre protege el recubrimiento del estómago del daño que a veces ocasionan esas drogas.

5. **Beba jugo de cabbage, el remedio natural más famoso para las úlceras.** Algunas personas encuentran que este jugo les alivia bastante las molestias de la úlcera, mientras que otras afirman que les produce ardor. Si a usted le produce alguna molestia, empiece con una taza al día y vaya aumentando hasta llegar a un *quart*, que es la cantidad recomendada. El *green cabbage* es más eficaz que el *red cabbage* y su sabor es más suave.

Según el Dr. Garnett Cheney, para hacer jugo sólo se debe utilizar *green cabbage* fresco. El transporte de este vegetal a su lugar de destino, que puede demorar muchas horas, y la falta de refrigeración pueden destruir su factor curativo. Se debe tomar un *quart* de jugo todos los días, hasta que la úlcera haya sanado. Esta cantidad de jugo se debe distribuir en cuatro o cinco tomas individuales de seis u ocho onzas cada una. Lo ideal es tomarlo cinco veces al día: a media mañana con *crackers*, con el almuerzo, a media tarde con *crackers*, con la cena y alrededor de las ocho o nueve de la noche con *crackers*. No se debe tomar con el estómago vacío.

El jugo de *cabbage* crudo es más agradable cuando se mezcla con jugo de apio, que también contiene el factor curativo. El jugo de piña también sirve para mejorar el sabor.

El jugo de *cabbage* nunca se debe calentar porque se destruye su factor curativo. Sin embargo, el jugo congelado a 32°F (0°C) mantiene por lo menos durante tres semanas las propiedades que lo hacen combatir tan eficazmente la úlcera péptica.

El jugo se puede preparar una o dos veces al día y se debe mantener refrigerado. No se debe guardar para el día siguiente porque incluso después de unas pocas horas adquiere un olor y un sabor muy fuertes. El jugo de *cabbage* está en su mejor momento cuando se acaba de preparar, es decir, justo antes de beberlo. (Ver receta de Bebida para las úlceras del Dr. Cheney, página 304).

6. **Hágase exámenes para detectar posibles alergias alimenticias.** Algunos estudios sugieren que las úlceras crónicas pueden deberse a reacciones alérgicas. Haga la Dieta de eliminación (página 325).

7. **Consuma más banano.** Estudios con animales han mostrado que el banano protege el recubrimiento del estómago contra los ácidos.

8. **Agréguele a su dieta yogur de leche entera.** Este tipo de yogur protege el estómago contra agentes irritantes, como el humo del cigarrillo y el alcohol.

Nutrientes que ayudan

❑ **Betacaroteno:** Es un nutriente curativo.

❑ **Vitamina E:** Es un nutriente curativo. Hable con su médico acerca de la conveniencia de tomar suplementos en dosis terapéuticas.

❑ **Cinc:** Es un nutriente curativo. Hable con su médico acerca de la conveniencia de tomar suplementos en dosis terapéuticas.

❑ **Vitamina C:** Su deficiencia se asocia con úlceras estomacales.

Alimentos provechosos

❑ Melón *cantaloupe,* espinaca y zanahoria son fuentes de betacaroteno.

❑ *Kale, red pepper* y hojas de *collard* son fuentes de vitamina C.

❑ *Cabbage* y apio son fuentes del factor curativo de las úlceras.

❑ Jengibre tiene la capacidad de proteger el recubrimiento del estómago de las lesiones causadas por algunas drogas.

Sugerencias de jugos/Úlceras

Bebida para las úlceras del Dr. Cheney

1/2 *cabbage* verde
1   palito de apio
1/2 manzana sin semillas

Haga jugo con los vegetales y la manzana. Beba dos o tres veces al día hasta que la úlcera sane.

Monkey shake

1/2 naranja pelada
    (dejar el pellejo blanco)
1/2 papaya pelada
1   banano
1   tirita de cáscara de
    naranja para decorar

Introduzca en el hopper la naranja con la papaya. Ponga el jugo en el blender o en el procesador, agregue el banano y mezcle hasta que esté suave. Decore con la tirita de cáscara de naranja.

Batido aromático de melón cantaloupe

1   tajadita de jengibre de
    1/4 de pulgada
1/2 melón *cantaloupe* con
    cáscara

Introduzca en el hopper el jengibre y el melón.

Té de jengibre

1   tajadita de jengibre de
    2 pulgadas
1/4 limón
1   *pint* de agua
1   astilla de canela, partida
4-5 clavos
1   pizca de nuez moscada o
    cardamomo

Pase por el exprimidor el jengibre y el limón. Coloque el jugo en un perol y agregue el agua, la canela y los clavos. Hierva a fuego lento. Agregue la nuez moscada o el cardamomo.

Batido curativo

1   kiwi firme, pelado
1/4 melón *cantaloupe* con
    cáscara
1   banano maduro

Introduzca el kiwi y el melón en el hopper. Coloque el jugo y el banano en el blender o en el procesador, y mezcle hasta que esté suave. Este batido protege y cura el recubrimiento del estómago.

Tónico mineral

1	manojo de perejil
2	hojas de nabo
1	hoja de *kale*
4-5	zanahorias sin hojas

Envuelva el perejil con las hojas de nabo y de kale, e introduzca en el hopper con las zanahorias.

Crema agridulce de cereza

1	taza de cerezas sin pepa
4	onzas de yogur sin grasa

Haga jugo con las cerezas. Coloque el jugo y el yogur en el blender o en el procesador, y mezcle hasta que esté suave.

VAGINITIS

Ver CANDIDIASIS.

VÁRICES

Se llaman várices las venas dilatadas, distendidas y, en algunos casos, torcidas. Por lo general, esta condición es el resultado del funcionamiento defectuoso de las válvulas que se encuentran en el interior de las venas. Cuando las válvulas dejan de funcionar correctamente, la sangre se estanca y se acumula en las venas, lo cual las dilata y causa las várices. El lugar donde comúnmente aparecen las várices es en las venas superficiales de las piernas, justo debajo de la piel. Como las venas superficiales se lesionan con tanta facilidad, sangran en el tejido circundante. Esta situación puede generar coágulos sanguíneos, edema y úlceras en la parte más baja de la pierna. Entre los síntomas más frecuentes están la sensación de pesadez en las piernas y un dolor que a pesar de no ser agudo es muy molesto.

Las hemorroides son várices en el ano o recto. Entre sus síntomas están el dolor y el prurito rectales, y la material fecal sanguinolenta. La causa de las hemorroides suele ser el estreñimiento y una dieta inadecuada.

Recomendaciones generales

Para evitar la presión en las válvulas de las venas de las piernas, se debe evitar permanecer demasiado tiempo de pie. Si su trabajo le impone mucho estrés a sus piernas o si está embarazada, use medias *support*. Haga ejercicio con regularidad y, si es necesario, baje de peso. Si sufre de hemorroides, su mejor arma para combatirlas es hacer algunos cambios en su dieta.

Modificaciones dietéticas

1. *Haga la Dieta básica.* (Ver página 315.)
2. *Incluya mucha fibra en su dieta.* La dieta alta en fibra es útil porque disminuye la necesidad de hacer mucho esfuerzo al evacuar.
3. *Consuma más jengibre, ajo y cebolla.* Estos alimentos ayudan a degradar la fibrina que rodea la várice. La capacidad de degradación de esta substancia es menor en las personas que padecen de este desorden.

Nutrientes que ayudan

❏ *Bromelain:* Activa un factor que promueve la degradación de la fibrina. También evita la formación de coágulos sanguíneos.

❏ *Anthocyanins y proanthocyanidins:* Son pigmentos que se encuentran en las *berries* de color oscuro. Estas substancias fortalecen las paredes de las venas y aumentan su tono muscular.

❏ **Betacaroteno:** Es un nutriente curativo.

❏ **Vitamina E:** Es un nutriente curativo. Hable con su médico acerca de la conveniencia de tomar suplementos en cantidades terapéuticas.

❏ **Cinc:** Es un nutriente curativo. Hable con su médico acerca de la conveniencia de tomar suplementos en cantidades terapéuticas.

Alimentos provechosos

❑ Piña es fuente de *bromelain*.

❑ Cereza, *blueberry* y *blackberry* son fuentes de *anthocyanins* y *proanthocyanidins*.

❑ *Kale*, perejil y hojas de *collard* son magníficas fuentes de betacaroteno.

❑ Ajo y cebolla son fuentes de un factor anticoagulante.

❑ Jengibre tiene propiedades antiinflamatorias y anticoagulantes.

❑ Melón *cantaloupe* es fuente de betacaroteno y de un factor anticoagulante.

Sugerencias de jugos/Várices

Expreso de ajo

1 manojo de perejil	*Junte el perejil e introdúzcalo en el hopper con el ajo, las zanahorias y el apio.*
1 diente de ajo	
4-5 zanahorias sin hojas	
2 palitos de apio	

Cherry smile

1 taza de cerezas sin pepa	*Introduzca en el hopper las cerezas, la lima y las uvas. Sirva el jugo en un vaso alto con hielo y decore con la tirita de cáscara de lima.*
1/4 lima	
1 racimo mediano de uvas verdes	
1 tirita de cáscara de lima para decorar	

Batido de melón cantaloupe

1/2 melón *cantaloupe* con cáscara	*Corte el melón en tajadas e introdúzcalas en el hopper.*

Bebida rica en calcio

3	hojas de *kale*
1	manojo pequeño de perejil
4-5	zanahorias sin hojas

Junte el kale y el perejil e introduzca en el hopper con las zanahorias.

Tónico aromático de Maureen

1/4	piña con cáscara
1/2	manzana sin semillas
1	tajadita de jengibre de 1/4 de pulgada

Introduzca en el hopper la piña, la manzana y el jengibre.

Batido curativo

1	kiwi firme, pelado
1/4	melón *cantaloupe* con cáscara
1	banano maduro

Introduzca el kiwi y el melón en el hopper. Coloque el jugo y el banano en el blender o en el procesador, y mezcle hasta que esté suave. Este batido protege y cura el recubrimiento del estómago.

Ensalada combinada

1	hoja de *kale*
1	hoja de nabo
1	manojo de espinacas
2	tomates
1	tomatico *cherry* para decorar

Junte las hojas y las espinacas e introduzca en el hopper con los tomates. Decore con el tomatico cherry.

VIRUS DE EPSTEIN-BARR

Ver SÍNDROME DE FATIGA CRÓNICA.

TERCERA PARTE

Planes dietéticos

Introducción

Cuando estamos enfermos, el alimento que consumimos nunca es neutral. Puede contribuir a que nos recuperemos o, por el contrario, puede dificultar el proceso de recuperación. De igual manera, cuando estamos bien de salud nuestra dieta le puede ayudar a nuestro organismo a permanecer fuerte o, por el contrario, puede hacernos vulnerables a las infecciones u otros desórdenes. Varias de las dietas de esta sección son apropiadas para la vida diaria. Adáptelas agregándoles los jugos que se recomiendan en las secciones pertinentes de la Segunda Parte, y usted contará así con un programa personalizado que lo fortalecerá cuando esté enfermo y le ayudará a conservar la salud. Unas pocas dietas, como el Ayuno de jugos (ver página 330) y la Dieta de eliminación (ver página 325), sólo se deben hacer durante corto tiempo. Estas dietas le servirán para limpiar su organismo de toxinas, identificar alergias alimenticias, bajar de peso y fortalecer su sistema inmunológico en épocas de enfermedad.

Recuerde que estas dietas tienen por objeto complementar las recomendaciones de su médico y nunca deben reemplazar el cuidado profesional. Consulte siempre con el médico antes de empezar cualquier nuevo programa nutricional.

Dietas para la vida cotidiana

DIETA BÁSICA

Esta dieta ha sido diseñada para la vida cotidiana, y tanto para épocas de enfermedad como para épocas de buena salud. Usted podrá adecuarla a sus necesidades siguiendo las recomendaciones de la Segunda Parte. Sencillamente, llene los espacios en blanco del plan dietético con los jugos que se recomiendan en la Segunda Parte. Tenga en cuenta que el número pequeño de porciones es para las mujeres, mientras que el número grande es para los hombres. Si usted nota que empieza a perder peso, aumente el número de porciones o el tamaño de cada porción.

SUGERENCIAS DE MENÚS

Desayuno

Jugo: _____
Cereal con leche descremada
    caliente
Una fruta
Tostada de pan integral
Té

Almuerzo

Jugo: _____
Ensalada de vegetales
Sopa de fríjoles o guisantes
Sándwich

***Snack* de media mañana**

Jugo: _____
Crackers de trigo integral con
    mantequilla de nuez

***Snack* de media tarde**

Jugo: _____
Trozos de manzana

Cena   **Snack de la noche**

Jugo: _____   Jugo: _____
Ensalada verde   Yogur
Vegetales fritos y revueltos con
  carne, pollo o mariscos
Papa asada al horno
Panecillo integral

PAUTAS PARA LA DIETA BÁSICA

Más adelante usted encontrará la lista de los grupos de alimentos
que constituyen la Dieta básica. En cada grupo — por ejemplo,
cereales, granos, pan y papa — se especifican los alimentos que es
recomendable consumir con esta dieta y los que se deben evitar.

❑ **Cereales, granos, pan, papa** (2-5 porciones por comida)

Alimentos recomendados: Todos los granos enteros, como trigo
integral, *millet*, centeno, *cornmeal, buckwheat,* arroz integral.
Germen de trigo, salvado. Papas al vapor o asadas al horno.
Chips y *crackers* integrales y bajas en grasa. Pasta y *noodles* de
trigo integral. *Popcorn* sin freír.

Alimentos que se deben evitar: *Crackers* o pan blanco, cereales
refinados o azucarados. Papas fritas, papas *chips, corn chips.*
Popcorn con mantequilla. Tortas, galletas, *donuts.* Pasta y *noodles* de harina refinada.

❑ **Legumbres** (3-5 tazas a la semana. Las personas estrictamente
vegetarianas deben consumir 2-3 tazas al día)

Alimentos recomendados: Todos los fríjoles (por ejemplo, *kidney*
y *pinto*). Lentejas. Brotes. Todos los productos de soya (como
tofu y leche de soya).

Alimentos que se deben evitar: Fríjoles *refried,* especialmente
con manteca de cerdo. En los restaurantes de comida rápida,
cerciórese antes de hacer su pedido.

❑ **Nueces y semillas** (1-2 porciones a la semana)

Alimentos recomendados: Todas las nueces, semillas y mantequillas de nueces.

Alimentos que se deben evitar: Mantequilla de maní con aceite y azúcar. Nueces saladas o tostadas en aceite.

❑ **Vegetales** (4-8 porciones al día)

Una porción de vegetal equivale a 1/2 taza del producto entero o a seis onzas de jugo. Se deben tomar como mínimo ocho vasos de líquidos al día.

Alimentos recomendados: Todos los vegetales frescos, y crudos o cocinados ligeramente al vapor. Jugos frescos de vegetales.

Alimentos que se deben evitar: Vegetales enlatados. Jugos de vegetales enlatados o embotellados. Vegetales fritos.

❑ **Frutas** (3-5 porciones o frutas enteras al día)

Una porción de fruta equivale a 1/2 taza del producto entero o a seis onzas de jugo. Se deben tomar como mínimo ocho vasos de líquidos al día.

Alimentos recomendados: Todas las frutas frescas, bien sea crudas o cocinadas. Jugos de todas las frutas frescas.

Alimentos que se deben evitar: Frutas enlatadas y endulzadas. Jugos enlatados, embotellados o congelados.

❑ **Productos lácteos** (la cantidad que se desee)

Alimentos recomendados: Productos lácteos bajos en grasa, leche descremada, yogur sin grasa.

Alimentos que se deben evitar: Leche entera, yogur endulzado, helado, crema agria.

❑ **Carne** (3 onzas al día, no más de una o dos veces a la semana), **Pollo** (3-4 onzas al día) o **Mariscos** (6 onzas al día)

Alimentos recomendados: Carnes magras. Pollo sin piel (carne blanca). Todos los pescados y mariscos.

Alimentos que se deben evitar: Lunch meats o carnes enlatadas, *hot dogs, bacon,* salchichas, vísceras. Carnes asadas al carbón. Pollo frito. Piel del pollo. Todos los mariscos fritos.

❑ **Queso** (no más de 1-2 onzas al día)

Alimentos recomendados: Queso sin grasa o con bajo contenido de grasa, queso tipo *cottage* bajo en grasa.

Alimentos que se deben evitar: Todos los quesos de leche entera, *whole cottage cheese.*

❑ **Grasas** (4-7 cucharaditas al día)

Alimentos recomendados: Aceite de canola que no haya sido sometido a un proceso de calentamiento, aceite de *safflower* rico en ácido oleico, aceite de oliva, aceite de linaza. Aderezos y mayonesa preparados con estos aceites.

Alimentos que se deben evitar: Margarina, *shortening* (aceites hidrogenados), aceites tropicales. Todas las grasas de origen animal. *Creamers* no lácteos.

❑ **Varios**

Alimentos recomendados: Tés de hierbas, agua, té verde o negro (descafeinado). Ajo, jengibre, pimienta. Todos los productos de soya, como leche de soya, tofu, *tempeh*, salsa de soya baja en sal. Mermeladas y gelatinas bajas en azúcar y en pequeñas cantidades.

Alimentos que se deben evitar: Café, gaseosas, bebidas de fruta, golosinas, sal.

DIETA PARA EL DESORDEN METABÓLICO DEL AZÚCAR

Esta variación de la Dieta básica es baja en azúcares simples y alta en carbohidratos complejos. Esta clase de alimentación hace que el azúcar se libere más lentamente en el torrente sanguíneo, lo que contribuye a que los niveles de la glucosa sanguínea se mantengan más equilibrados y las grasas sanguíneas, más bajas. Esto es de la mayor importancia para las personas diabéticas y para las hipoglicémicas. Si usted va a hacer esta dieta, tenga en cuenta que nunca debe tomar los jugos de fruta sin diluir o con el estómago vacío, porque podría elevarse abruptamente su nivel de azúcar en la sangre.

Advertencia: Si usted es diabético y utiliza insulina, debe consultar con su médico antes de introducir modificaciones en su dieta. Este menú es solamente una guía, y su propósito no es reemplazar la dieta que le recomiende su médico.

SUGERENCIAS DE MENÚS

Desayuno

Jugo: _____
Cereal alto en fibra con leche
   descremada fría
Tostada de pan integral con 2
   cucharaditas de mantequilla
   casera (ver página 57)
Té de hierbas

Snack de media mañana

Jugo: _____
Crackers de trigo integral

Almuerzo

Jugo: _____
Pita bread de trigo integral
   con *hummus spread* y brotes
Ensalada verde con tomates y
   1 cucharada de aderezo

Snack de media tarde

Jugo: _____
Yogur bajo en grasa

Cena

Jugo: _____
Pasta con salsa de almejas
Vegetales al vapor
Panecillo integral con una
   cucharadita de mantequilla
   casera
Ensalada de vegetales variados
   con aderezo sin grasa

Snack de la noche

Jugo: _____
3 tazas de *popcorn* sin freír

PAUTAS PARA LA DIETA
DEL DESORDEN METABÓLICO DEL AZÚCAR

A continuación encontrará una lista de los grupos de alimentos que constituyen la Dieta para el desorden metabólico del azúcar. En cada grupo — por ejemplo, cereales, granos, pan y papa — se especifican los alimentos que es recomendable consumir con esta dieta y los que se deben evitar.

❏ **Cereales, granos, pan, papa** (3-6 porciones por comida)

Alimentos recomendados: Todos los granos enteros, como trigo integral, *millet*, centeno, *cornmeal*, *buckwheat*, arroz integral. Germen de trigo, salvado. Papas al vapor o asadas al horno. *Chips* y *crackers* integrales y bajas en grasa. Pasta y *noodles* de trigo integral. *Popcorn* sin freír.

Alimentos que se deben evitar: *Crackers* o pan blanco, cereales refinados o azucarados. Papas fritas, papas *chips*, *corn chips*. *Popcorn* con mantequilla. Tortas, galletas y *donuts*. Pasta y *noodles* de harina refinada.

❏ **Legumbres** (5-7 tazas a la semana. Las personas estrictamente vegetarianas deben consumir 2-3 tazas al día)

Alimentos recomendados: Todos los fríjoles (por ejemplo, *kidney* y *pinto*). Lentejas. Brotes. Todos los productos de soya (como tofu, leche de soya y *tempeh)*.

Alimentos que se deben evitar: Fríjoles *refried*, especialmente con manteca de cerdo. En los restaurantes de comida rápida, cerciórese antes de hacer su pedido.

❏ **Nueces y semillas** (1-2 porciones a la semana)

Alimentos recomendados: Todas las nueces, semillas y mantequillas de nueces.

Alimentos que se deben evitar: Mantequilla de maní con aceite y azúcar. Nueces saladas o tostadas en aceite.

❏ **Vegetales** (5-9 porciones al día)

Una porción de vegetal equivale a 1/2 taza del producto entero o a seis onzas de jugo. Se deben tomar, como mínimo, ocho vasos de líquidos al día.

Alimentos recomendados: Todos los vegetales frescos, y crudos o cocinados ligeramente al vapor. Jugos de vegetales frescos. Tome jugo de zanahoria únicamente con las comidas.

Alimentos que se deben evitar: Vegetales enlatados. Jugos de vegetales enlatados o embotellados. Vegetales fritos.

❏ **Frutas** (1-3 porciones o frutas enteras a la semana)

Una porción de fruta equivale a 1/2 taza del producto entero o a seis onzas de jugo. Se deben tomar, como mínimo, ocho vasos de líquidos al día.

Alimentos recomendados: Todas las frutas frescas, bien sea crudas o cocinadas. Jugos de todas las frutas frescas, siempre y cuando que se diluyan en agua y se beban con las comidas.

Alimentos que se deben evitar: Frutas enlatadas y endulzadas. Jugos enlatados, embotellados o congelados. *Sherbet*, mermelada, gelatina, miel y azúcar blanca. Todas las fuentes concentradas de azúcar.

❑ **Productos lácteos** (la cantidad que se desee)

Alimentos recomendados: Productos lácteos bajos en grasa, leche descremada, yogur sin grasa.

Alimentos que se deben evitar: Leche entera, yogur endulzado, helado, crema agria.

❑ **Carne** (3 onzas al día, no más de una o dos veces a la semana), **Pollo** (3-4 onzas al día) o **mariscos** (6 onzas al día)

Alimentos recomendados: Carnes magras. Pollo sin piel (carne blanca). Todos los pescados y mariscos.

Alimentos que se deben evitar: Lunch meats o carnes enlatadas, *hot dogs*, vísceras, *bacon*, salchichas. Carnes asadas al carbón. Pollo frito. Piel del pollo. Todos los mariscos fritos.

❑ **Queso** (no más de 1-2 onzas al día)

Alimentos recomendados: Queso bajo en grasa o sin grasa, queso tipo *cottage* bajo en grasa.

Alimentos que se deben evitar: Todos los quesos de leche entera, *whole cottage cheese.*

❑ **Grasas** (4-7 cucharaditas al día)

Alimentos recomendados: Aceite de canola que no haya sido sometido a un proceso de calentamiento, aceite de *safflower* rico en ácido oleico, aceite de linaza. Aderezos y mayonesa preparados con estos aceites.

Alimentos que se deben evitar: Margarina, *shortening*, aceites tropicales. Todas las grasas de origen animal.

❑ **Varios**

Alimentos recomendados: Tés de hierbas, agua, té negro o verde (descafeinado). Ajo, jengibre, pimienta. Todos los productos de soya (como leche de soya, tofu y *tempeh*).

Alimentos que se deben evitar: Café, gaseosas, bebidas de fruta, golosinas.

Dietas para necesidades especiales

DIETA DE APOYO INMUNOLÓGICO

El propósito de esta dieta es fortalecer el sistema inmunológico de su organismo cuando esté siendo atacado. Si se le dificulta comer alimentos sólidos, reemplace la proteína que ha perdido durante su enfermedad con alguna de las bebidas ricas en proteína. Debe tomar un mínimo de ocho vasos de líquidos al día, como agua, jugo o caldo. El azúcar de cualquier clase debilita el sistema inmunológico; por tanto, elimine de su dieta todos los alimentos dulces.

SUGERENCIAS DE MENÚS

Desayuno

Jugo: _____
1/2 porción de fruta cruda o cocinada, sin azúcar
Cereal integral con leche sin grasa, fría o caliente
Tostada de pan integral
Té verde

Snack de media mañana

Jugo: _____
Crackers integrales bajas en grasa

Almuerzo

Jugo: _____

Ensalada o vegetales hojosos
  con aderezo de ajo
Caldo o sopa
Sándwich
Té de hierbas

Snack de media tarde

Jugo: _____

Yogur

Cena

Jugo: _____

Pescado de agua fría a la
  parrilla o al horno
Vegetales al vapor
Arroz integral

Snack de la noche

Jugo: _____

PAUTAS PARA LA DIETA DE APOYO INMUNOLÓGICO

A continuación encontrará una lista de los grupos de alimentos que constituyen la Dieta de apoyo inmunológico. En cada grupo — por ejemplo, cereales, granos, pan y papa — se especifican los alimentos que es recomendable consumir con esta dieta y los que se deben evitar.

❑ **Cereales, granos, pan, papa** (2-5 porciones por comida)

Alimentos recomendados: Todos los granos enteros, como trigo integral, *millet,* centeno, *cornmeal, buckwheat,* arroz integral. Germen de trigo, salvado. Papas al vapor o asadas al horno. *Crackers* y *chips* integrales y bajas en grasa. Pasta y *noodles* de trigo integral. *Popcorn* sin freír.

Alimentos que se deben evitar: Crackers o pan blanco, cereales refinados o azucarados. Papas fritas, papas *chips, corn chips. Popcorn* con mantequilla. Tortas, galletas, *donuts.* Pasta y *noodles* de harina refinada.

❑ **Legumbres** (3-5 tazas a la semana. Las personas estrictamente vegetarianas deben consumir 2-3 tazas al día)

Alimentos recomendados: Todos los fríjoles (por ejemplo, *kidney* y *pinto*). Lentejas. Brotes. Todos los productos de soya (como tofu y leche de soya).

Alimentos que se deben evitar: Fríjoles *refried,* especialmente con manteca de cerdo. En los restaurantes de comida rápida, cerciórese antes de hacer su pedido.

❑ **Nueces y semillas** (1-2 porciones al día)

Alimentos recomendados: Todas las nueces, semillas y mantequillas de nueces.

Alimentos que se deben evitar: Mantequilla de maní con aceite y azúcar.

❑ **Vegetales** (4-8 porciones al día)

Una porción de vegetal equivale a 1/2 taza del producto entero o a seis onzas de jugo. Se deben tomar, como mínimo, ocho vasos de líquidos al día.

Alimentos recomendados: Todos los vegetales frescos — especialmente *cabbage*, *kale*, zanahoria, *pepper, collard* y ajo — y crudos o cocinados ligeramente al vapor, así como sus jugos.

Alimentos que se deben evitar: Vegetales enlatados. Jugos de vegetales enlatados o embotellados. Vegetales fritos.

❑ **Frutas** (2-4 porciones o frutas enteras a la semana)

Una porción equivale a 1/2 taza del producto entero o a seis onzas de jugo. Se deben tomar, como mínimo, ocho vasos de líquidos al día.

Alimentos recomendados: Todas las frutas frescas o en jugo, pero especialmente manzana, piña, *blueberry* y uva.

Alimentos que se deben evitar: Frutas enlatadas y endulzadas. Jugos enlatados, embotellados o congelados.

❑ **Productos lácteos** (la cantidad que se desee)

Alimentos recomendados: Productos lácteos bajos en grasa, leche descremada, yogur sin grasa.

Alimentos que se deben evitar: Leche entera, yogur endulzado, helado, crema agria.

❑ **Carne** (ninguna), **pollo** (3-4 onzas al día) o **mariscos** (6 onzas al día)

Alimentos recomendados: Pollo sin piel. Todos los pescados y mariscos. Consuma especialmente pescados grasosos de agua fría, como caballa y salmón.

Alimentos que se deben evitar: Toda la carne de res, ternera, cerdo, *lunch meats*, *hot dogs*, vísceras. Pollo frito. Piel del pollo. Todos los mariscos fritos.

❑ **Queso** (no más de 1-2 onzas al día)

Alimentos recomendados: Queso bajo en grasa o sin grasa, queso tipo *cottage* bajo en grasa.

Alimentos que se deben evitar: Todos los quesos de leche entera, *whole cottage cheese*.

❑ **Grasas** (4-7 cucharaditas al día)

Alimentos recomendados: Aceite de canola que no haya sido sometido a un proceso de calentamiento, aceite de *safflower* rico en ácido oleico, aceite de oliva, aceite de linaza. Aderezos y mayonesa preparados con estos aceites.

Alimentos que se deben evitar: Margarina, *shortening*, aceites tropicales. Todas las grasas de origen animal. *Creamers* no lácteos.

❑ **Varios**

Alimentos recomendados: Tés de hierbas, agua. Ajo, jengibre, pimienta. Té negro o verde, pero máximo una taza al día.

Alimentos que se deben evitar: Café, gaseosas, bebidas de fruta, golosinas.

DIETA DE ELIMINACIÓN

El propósito de esta dieta es ayudarle a identificar los alimentos a los cuales usted es alérgico o especialmente sensible. Durante los primeros siete días (el período de limpieza) consuma únicamente los alimentos que se especifican en el siguiente plan dietético. Los síntomas que son producidos por alergias a determinados alimentos deben desaparecer durante ese período. Si no desaparecen, la causa podría encontrarse en factores distintos de la alimentación o, quizás, en el hecho de haber consumido algún alimento que no era permitido. Otra posibilidad es ser alérgico a alguno de los alimentos que sí son permitidos. Aunque esto sólo les ocurre a pocas personas, podría sucederle a usted. Entre los alimentos que suelen ser culpables están el cordero, el centeno, los duraznos, las *sweet potatoes* (una variedad de batata) o el té. Sin embargo, si desea restringir los alimentos de esta dieta debe consultar con su médico.

Si experimenta mejoría durante la semana, lo indicado es que haga esta dieta dos o tres días más. Durante ese período, evite todos los demás alimentos. Lea las etiquetas de todos los productos para que no corra el riesgo de consumir alimentos o aditivos prohibidos. Los siguientes alimentos se pueden consumir en la cantidad deseada, de manera que usted no tiene que preocuparse por sentir hambre. Como al finalizar la dieta generalmente los síntomas han desaparecido, usted podrá empezar poco a poco a consumir otros alimentos. Tome nota de cualquier síntoma que experimente después de consumir algún alimento, y evite los que le causen problemas. Y recuerde que algunas reacciones no se presentan de inmediato.

SUGERENCIAS DE MENÚS

Desayuno

Jugo de albaricoque o de
  ciruela pasa
Ciruelas pasas cocinadas
Cereal de arroz integral con
  jugo en vez de leche

Pan de arroz tostado
Margarina de marca *Willow
  Run*
Té de hierbas

Almuerzo

Sweet potato asada al horno
Remolacha u hojas de remolacha
Chuleta de cordero a la parrilla
Panecillos de arroz inflados con
  aire

Aceitunas maduras
Duraznos
Té de hierbas

Cena

Espinacas	Cordero asado
Arroz integral	Albaricoques
Ensalada de espinacas sólo con los condimentos permitidos	Té de hierbas

PAUTAS PARA LA DIETA DE ELIMINACIÓN

☐ **Condimentos permitidos:** Sal de mar y vinagre blanco.

☐ **Bebidas permitidas:** Tés de hierbas.

☐ **Cereales y granos permitidos:** Cereales de arroz integral. Pan hecho con harina de arroz. El pan se puede reemplazar por panecillos de arroz inflado con aire o *crackers Ry-Krisp*.

☐ **Frutas permitidas:** Albaricoques, duraznos, *cranberries*, ciruelas pasas (únicamente cocinadas), cerezas (cocinadas, secas o frescas) y aceitunas negras maduras.

☐ **Jugos de fruta permitidos:** De albaricoque, ciruela pasa y *cranberry* hechos en casa en el exprimidor.

☐ **Grasas permitidas.** Margarina de marca *Willow Run*, aceite de semilla de algodón y aceite de oliva.

☐ **Carne permitida:** Cordero.

☐ **Vegetales permitidos:** *Sweet potatoes* (hervidas o asadas al horno), remolachas (frescas o enlatadas por usted), hojas de remolacha (frescas), espinacas (frescas, congeladas o enlatadas por usted) y lechuga. Los vegetales se deben cocinar bien y se deben sazonar únicamente con los condimentos y las grasas permitidos.

Dietas de limpieza

Nuestro organismo es como una casa. Requiere que lo limpiemos con regularidad y, en algunas ocasiones, que le hagamos una limpieza a fondo para poder funcionar de manera óptima. Si usted quiere tener excelente salud y energía, un plan de desintoxicación debe formar parte de su estilo de vida. Con el paso del tiempo, el organismo acumula toxinas provenientes de los pesticidas y otros químicos, la polución, los excesos en la comida y la bebida, y los desechos del mismo organismo. Órganos como el hígado, los riñones y el colon necesitan cuidado permanente. Por ejemplo, el hígado almacena algunos venenos que no pueden ser degradados y eliminados. Se han encontrado grandes cantidades de DDT en el hígado de algunas personas. Entre los signos de que existe acumulación de toxinas están: dolor de cabeza, fatiga, depresión, eructos, flatulencia, irritabilidad, insomnio, náuseas, malestar abdominal, pérdida de memoria o de concentración, falta de deseo sexual, espinillas en la piel, palidez, mal aliento, lengua saburrosa, olor corporal, dolor en la parte baja de la espalda, problemas menstruales y otras dolencias.

Todas las dietas de esta sección limpiarán su organismo de una manera segura y eficaz. Hechas rigurosamente y acompañadas de enemas y cepillado en seco cuando lo desee, contribuirán a sanar su organismo y le permitirán beneficiarse al máximo de su nuevo programa de alimentación a base de jugos.

ENEMAS

Los enemas son muy útiles cuando se está haciendo una dieta de limpieza. A menudo, los intestinos, los riñones, los pulmones y la piel no logran eliminar con la suficiente rapidez las substancias tóxicas durante estas dietas, lo que da por resultado erupciones cutáneas y otros síntomas. Los enemas ayudan al organismo en el proceso de eliminación y minimizan esos síntomas. A pesar de que en la actualidad poca gente conoce los beneficios de los enemas, sus efectos terapéuticos han sido reconocidos durante siglos y quedaron registrados en un documento médico de Egipto que data del año 1500 antes de Jesucristo, aproximadamente. Posteriormente en Grecia, Hipócrates, el Padre de la Medicina, ratificó los beneficios de los enemas. Y al principio de este siglo, en este país los enemas se solían utilizar para detener el curso de algunas enfermedades. Después de la II Guerra Mundial, la medicina más avanzada desde el punto de vista tecnológico rechazó esta antigua práctica curativa. Sin embargo, los enemas y los *colonics* (otro procedimiento para limpiar el colon, que debe ser realizado por técnicos capacitados) se están volviendo a utilizar como parte vital de la limpieza del organismo. Para obtener mayor información acerca de los enemas y el cuidado del colon, ver *Prescription for Nutritional Healing,* de James y Phyllis Balch; *Healing Within*, de Stanley Weinberger; *Colon Health,* de Norman Walker, y *Tissue Cleansing Through Bowel Management*, de Bernard Jensen.

CEPILLADO EN SECO

Durante el proceso de limpieza es muy provechoso cepillarse el cuerpo en seco todos los días, antes del baño, con un cepillo de cerdas naturales o con un guante de estropajo. La piel es un importante órgano de eliminación, y el cepillado en seco ayuda sobremanera al proceso de desintoxicación. Cepíllese con movimientos circulares y siempre en dirección ascendente, hacia el corazón. Si sufre de eccema, erupciones o cualquier otro problema cutáneo, no se cepille en las áreas afectadas. Tampoco se debe cepillar la cara.

AYUNO DE JUGOS

Hacer un ayuno de jugos es una manera segura y fácil de desintoxicar el organismo. Ayunar no es perjudicial. Si lo fuera, el género humano no habría evolucionado hasta llegar a ser una civilización. La historia antigua se refiere a esta práctica, y el ayuno ha formado parte de casi todas las religiones. Por ejemplo, en la iglesia cristiana ortodoxa el ayuno se ha practicado durante siglos, y sigue siendo una manifestación de la vida religiosa.

No recomendamos el ayuno de agua porque ejerce un impacto muy fuerte en el organismo. Esta clase de ayuno libera demasiadas toxinas acumuladas, pero no suministra los nutrientes que el organismo necesita para desintoxicarse. Esos nutrientes y, en particular, los antioxidantes (betacaroteno, vitaminas C y E, y el mineral selenio) que los jugos proporcionan en abundancia, se juntan con las toxinas perjudiciales y las expulsan del organismo.

Es preciso hacer algunas advertencias en relación con el ayuno de jugos. Aunque los menores de diecisiete años no deben hacer un ayuno estricto de jugos, los jugos de frutas y vegetales son un magnífico complemento para la dieta de los niños pequeños y de los adolescentes. Las personas diabéticas deben consultar con el médico antes de empezar a hacer un ayuno de jugos. La Dieta de limpieza de seis semanas (ver página 344), que es básicamente una dieta vegetariana, es apropiada para estos casos. Para las personas hipoglicémicas es beneficioso utilizar como complemento durante el ayuno algún polvo proteínico. Cada vez que nos enfermamos, nuestro organismo nos envía señales de que necesita descansar — tanto del trabajo arduo como de los alimentos difíciles de digerir — y consumir abundantes nutrientes para fortalecer el sistema inmunológico. Los jugos suministran grandes cantidades de nutrientes que refuerzan el sistema inmunológico, y el ayuno de jugos es un poderoso mecanismo de curación. Sin embargo,

¡no debemos esperar a estar enfermos para ayunar! Le sugerimos que haga varios ayunos de jugos durante el año. El ayuno puede durar entre uno y cinco días, y se puede hacer en el momento que uno desee. Algunas personas hacen un ayuno de limpieza durante dos o tres días todos los meses. Si usted va a ayunar más de cinco días, le sugerimos que se asesore de una persona bien calificada.

Entre las bebidas más eficaces para purificar el organismo durante el ayuno de jugos están las de remolacha (no se deben consumir más de tres onzas el primer día, pero se puede aumentar gradualmente la cantidad hasta llegar a seis onzas), *cabbage, wheatgrass,* brotes, limón, zanahoria, apio y manzana. Además, se pueden agregar al ayuno tés de hierbas, como raíz de diente de león y *nettle*. Estas dos hierbas ayudan a purificar el hígado y los riñones. (Haga la infusión con 1/2 cucharadita de cada hierba y un *pint* de agua, cuele y bébala caliente. Póngale limón para darle más sabor.) Los caldos de vegetales también son permitidos. Hierva a fuego lento vegetales frescos con cebolla y ajo, cuele, agregue una pizca de condimento y obtendrá un nutritivo caldo que puede tomar cuando desee. Además, si siente la necesidad de comer algo entre comidas, no dude en modificar el ayuno agregándole vegetales frescos y crudos.

La cáscara de la semilla del *psyllium* se utiliza a menudo como laxante mucilaginoso para agregar volumen. Mezcle en un vaso de jugo una o dos cucharaditas, y beba una o dos veces al día. Esto favorece la eliminación durante el ayuno de limpieza.

Terminar el ayuno correctamente es tan importante como el mismo ayuno. Terminarlo de una manera inadecuada puede hacer más mal que bien. De hecho, su dieta el día anterior al ayuno debe consistir en frutas y vegetales crudos con caldo de vegetales, sopa de vegetales hecha en casa o vegetales al vapor. Sólo dos días después de terminar el ayuno se pueden consumir productos de origen animal, al igual que pescado y granos enteros. El menú que ofrecemos a continuación es una guía para el ayuno de jugos, el cual se puede hacer entre un día y cinco días consecutivos. Usted puede modificar este programa dietético a fin de adecuarlo a sus necesidades individuales. Después de los menús ofrecemos una amplia lista de recetas de jugos. En la página 341 encontrará sugerencias de menús para terminar el ayuno de jugos.

SUGERENCIAS DE MENÚS

Desayuno

Batido energético, *Hopper* de jengibre o Tónico mañanero rosado

Almuerzo

Tónico primaveral lleno de brío, Cóctel de limpieza para todo el año o Caldo de potasio, y Sopa de cosecha

Happy hour

Batido de fresas y melón *cantaloupe*, Jugo de *watermelon* o Ensalada Waldorf

Cena

Tónico limpiador, Ensalada especial de la huerta, Jugo alcalino especial y Sopa de cosecha

Snack de media mañana

Regenerador sanguíneo, Cóctel de limpieza de Cherie o Sorpresa verde.

Snack de media tarde

Tónico aromático de Maureen o Digestivo especial

Snack para antes de acostarse

Té de camomila u otra hierba que ayude a conciliar el sueño

RECETAS PARA EL AYUNO DE JUGOS

Las siguientes recetas brindan posibilidades para cada "comida de jugos" del día. Usted puede elegir entre estas recetas, o puede inventar algunas. No dude en diluir en agua cualquier receta, o todas. De hecho, muchos profesionales de la salud recomiendan diluir todos los jugos de fruta en una cantidad igual de agua. Por último, por su capacidad para purificar el organismo le recomendamos que todos los días tome un jugo de remolacha y uno de *cabbage*. Antes de probar éstas u otras recetas de jugos, lea "Secretos para hacer jugos" en las páginas 26-27 .

Desayuno

Batido energético

1 manojo de perejil 4-6 zanahorias sin hojas 1 ramito de perejil para decorar	*Junte el perejil e introdúzcalo en el hopper con las zanahorias. Decore con el ramito de perejil.*

Hopper de jengibre

1 tajadita de jengibre de 1/4 de pulgada 4-5 zanahorias sin hojas 1/2 manzana sin semillas	*Introduzca en el hopper el jengibre, las zanahorias y la manzana.*

Tónico mañanero rosado

1 toronja rosada, pelada (dejar el pellejo blanco) 1 manzana roja sin semillas	*Introduzca en el hopper la toronja y la manzana.*

Néctar de durazno

2 duraznos firmes, sin hueso 1/2 lima 1 banano maduro 1 cucharada de levadura de cerveza	*Pase los duraznos y la lima por el exprimidor. Coloque el jugo, el banano y la levadura en el blender o en el procesador, y mezcle hasta que esté suave.*

Bebida energética para la mañana

1	manojo de perejil
5	zanahorias sin hojas
1/2	manzana sin semillas

Junte el perejil y colóquelo en el hopper con las zanahorias y la manzana.

Snacks de media mañana

Sorpresa verde

1	hoja grande de *kale*
2-3	manzanas verdes sin semillas
1	tirita de cáscara de lima para decorar

Introduzca en el hopper la hoja de kale y las manzanas. Decore con la tirita de cáscara de lima. ¡La sorpresa es que no notará el kale!

Cóctel de limpieza de Cherie

1	tajadita de jengibre de 1/4 de pulgada
1	remolacha
1/2	manzana sin semillas
4	zanahorias sin hojas

Coloque en el hopper el jengibre, la remolacha, la manzana y las zanahorias.

Regenerador sanguíneo

1	manojo de espinacas
4	hojas de lechuga
4	ramitos de perejil
6	zanahorias sin hojas
1/4	nabo

Junte las espinacas, la lechuga y el perejil, e introduzca en el hopper con las zanahorias y el nabo.

Tónico pulmonar

1	manojo pequeño de perejil
4	ramitos de berros
1/4	papa pelada
6	zanahorias sin hojas

Junte el perejil y los berros, y pase por el exprimidor con la papa y las zanahorias.

Almuerzo

Tónico primaveral lleno de brío

1	manojo de hojas de diente de león (sin fumigar)
3	rodajas de piña con cáscara
3	rábanos

Junte las hojas de diente de león y coloque en el hopper con la piña y los rábanos.

Caldo de potasio

1	manojo de perejil
1	manojo de espinacas
4-5	zanahorias sin hojas
2	palitos de apio

Junte el perejil y las hojas de espinaca, e introduzca en el hopper con las zanahorias y el apio.

Cóctel de limpieza para todo el año

2	ramitos de perejil
1	manojo pequeño de berros
4-6	zanahorias sin hojas
2	palitos de apio
1	manzana sin semillas
1/2	remolacha

Junte el perejil y los berros e introduzca en el hopper con las zanahorias, el apio, la manzana y la remolacha.

Sopa de cosecha

2-3	dientes de ajo
1	hoja de *kale*
1	tomate grande
2	palitos de apio
1	hoja de *collard* picada
1	cucharada de *croutons*

Envuelva los dientes de ajo con la hoja de kale e introduzca en el hopper con el tomate y el apio. Vierta el jugo en un perol, agregue la hoja de collard picada y caliente un poco. Decore con los croutons.

Snacks de media tarde

Tónico aromático de Maureen

1/4 piña con cáscara
1/2 manzana sin semillas
1 tajadita de jengibre de
1/4 de pulgada

Introduzca en el hopper la piña, la manzana y el jengibre.

Digestivo especial

1 manojo de espinacas
4-5 zanahorias sin hojas

Junte el manojo de espinacas e introdúzcalo en el hopper con las zanahorias

Bebida energética para la mañana

1 manojo de perejil
5 zanahorias sin hojas
1/2 manzana sin semillas

Junte el perejil y colóquelo en el hopper con las zanahorias y la manzana.

Activador del hígado

1 remolacha pequeña
2-3 manzanas sin semillas

Pase por el exprimidor la remolacha y las manzanas.

Happy hour

Batido de fresas y melón cantaloupe

1/2 melón *cantaloupe* con
  cáscara
5-6 fresas

Introduzca el melón y las fresas en el hopper.

Jugo de watermelon

1	tajada de *watermelon* de 2 pulgadas
1	tajada de naranja para decorar

Haga jugo con el watermelon. Sírvalo en un vaso y decore con la tajada de naranja.

Ensalada Waldorf

1	manzana verde sin scmillas
1	palito de apio

Coloque la manzana y el apio en el hopper.

Applemint fizz

4-6	ramitos de menta fresca
2	manzanas verdes sin semillas
1	tajada pequeña de limón Agua con gas
1	ramito de menta para decorar

Junte la menta e introduzca en el hopper con las manzanas y el limón. Haga el jugo directamente en una jarra pequeña con bastante hielo. Vierta el jugo en un vaso alto y termine de llenar con agua con gas. Decore con un ramito de menta.

Cóctel very berry

1	racimo grande de uvas
1	*quart* de *blueberries* o *blackberries* Agua con gas
1	tirita de cáscara de limón para decorar

Introduzca en el hopper las uvas y las berries, y haga el jugo directamente en una jarra pequeña llena de hielo. Sirva el jugo en un vaso alto y termine de llenar con agua con gas. Decore con la tirita de cáscara de limón.

Cena

Tónico limpiador

---

1   trozo de *cabbage* verde de   *Introduzca en el hopper el*
    1/2 pulgada   *cabbage, las manzanas y las*
2   manzanas verdes sin   *zanahorias.*
    semillas
6   zanahorias sin hojas

Jugo alcalino especial

1/4 *cabbage* (rojo o verde)   *Coloque el cabbage y el apio*
3   palitos de apio   *en el hopper.*

Ensalada especial de la huerta

---

3   flores de brócoli   *Coloque el brócoli y el ajo en*
1   diente de ajo   *el hopper con las zanahorias o*
4-5 zanahorias o 2 tomates   *los tomates. Continúe con el*
2   palitos de apio   *apio y el green pepper.*
1/2 *green pepper*

Secreto de Maureen

---

1   manojo de perejil   *Junte el perejil e introdúzcalo*
2-3 dientes de ajo   *en el hopper con el ajo, el apio*
3   palitos de apio   *y las zanahorias.*
3   zanahorias sin hojas

Sopa de cosecha

2-3 dientes de ajo
1   hoja de *kale*
1   tomate grande
2   palitos de apio
1   hoja de *collard* picada
1   cucharada de *croutons*

Envuelva los dientes de ajo con la hoja de kale e introduzca en el hopper con el tomate y el apio. Vierta el jugo en un perol, agregue la hoja de collard picada y caliente un poquito. Decore con los croutons.

Jugos para tomar a cualquier hora

Gingerberry pops

1   *quart* de *blueberries*
1   tajadita de jengibre de
    1 pulgada
1   racimo mediano de uvas
    verdes
    Vasos de papel de 3 onzas
    Palitos de madera para
    paleta

Ponga en el hopper las blueberries, el jengibre y las uvas. Vierta el jugo en los vasos, coloque los palitos y congele.

Very berry freeze

1   racimo grande de uvas
    verdes
1   racimo grande de uvas
    rojas
1   *quart* de *blueberries* o
    blackberries

Haga jugo con las uvas verdes. Vierta el jugo en una cubeta para hielo y congele. Haga jugo con las uvas rojas y las berries y viértalo en un vaso alto. Agregue los cubos congelados de uva y decore con un ramito pequeño de uvas.

Té de frutas

1 naranja pelada (dejar el
  pellejo blanco)
1 manzana roja sin semillas
1 tajada de lima
1 *quart* de agua

Haga jugo con las frutas.
Colóquelo en un perol, agregue
el agua y caliente.

Bebida rica en calcio

3 hojas de *kale*
1 manojo pequeño de perejil
4-5 zanahorias sin hojas

Junte el kale y el perejil e
introduzca en el hopper con
las zanahorias.

Ginger fizz

1 tajadita de jengibre de
  1/4 de pulgada
1 manzana sin semillas
  Agua con gas

Introduzca el jengibre y la
manzana en el hopper. Vierta
el jugo en un vaso con hielo y
termine de llenarlo con agua
con gas.

Lemon spritzer

1 limón pequeño
  Agua con gas

Introduzca el limón en el
hopper. Vierta el jugo en un
vaso con hielo y termine de
llenar con agua con gas.

SUGERENCIAS DE MENÚS PARA TERMINAR EL AYUNO DE JUGOS

PRIMER DÍA

Desayuno

Jugo: _____
Ensalada de frutas o vegetales
   con aderezo de jugo de limón
Té de hierbas

Almuerzo

Jugo: _____
Sopa de cosecha
Ensalada de vegetales con
   aderezo de jugo de limón

Cena

Jugo: _____
Sopa de vegetales o vegetales
   al vapor
Ensalada de vegetales

Snack de media mañana

Jugo: _____

Snack de media tarde

Jugo: _____
   o té de hierbas

Snack para antes de acostarse

Jugo: _____
   o té de hierbas

SEGUNDO DÍA

Desayuno

Jugo: _____
Igual que el primer día

Almuerzo

Jugo: _____
Ensalada de vegetales
Arroz integral
Sopa de vegetales

Snack de media mañana

Jugo: _____

Snack de media tarde

Jugo: _____
   o té de hierbas

Cena

Jugo: _____

Ensalada de vegetales con
    aderezo de jugo de limón y
    aceite de oliva
Papa asada al horno
Pescado asado o a la parrilla

**Snack para antes de
acostarse**

Jugo: _____
    o té de hierbas

Dieta de limpieza de los indígenas Seneca

Se considera que esta dieta, de cuatro días, purifica el organismo
de una manera diferente cada día. El primer día limpia el colon.
El segundo día libera toxinas, exceso de sales y depósitos de calcio. El tercer día le suministra al tracto digestivo fibra rica en
minerales. Por último, el cuarto día nutre la sangre, el sistema linfático y otros órganos con diferentes minerales.

PAUTAS PARA LA DIETA DE LIMPIEZA DE LOS INDÍGENAS SENECA

❑ **Primer día: Consuma únicamente frutas y jugos de fruta.**
Sus opciones son manzana, pera, *berries*, melón, durazno y
cereza.

❑ **Segundo día: Beba todos los tés de hierbas que desee.** Puede
elegir entre las siguientes hierbas: *raspberry*, camomila, *peppermint* y muchas otras variedades.

❑ **Tercer día: Coma todos los vegetales que desee.** Puede consumirlos crudos, al vapor o en sopa.

❑ **Cuarto día: Haga un gran caldo de vegetales.** Ponga a hervir
coliflor, *cabbage*, perejil, *green pepper*, cebolla, ajo o cualquier
otro vegetal. Sazone con sal de mar y cubos de caldo de vegetales. Beba únicamente este caldo durante el cuarto día.

DIETA DE SIETE DÍAS PARA LIMPIAR EL HÍGADO

Para hacer esta dieta, siga la Dieta básica (ver página 315) y agregue los siguientes alimentos a su plan dietético diario.

PAUTAS PARA LA DIETA DE SIETE DÍAS PARA LIMPIAR EL HÍGADO

❑ **Coma todos los días esta ensalada de zanahoria.** Utilice una taza de pulpa de zanahoria o de zanahoria triturada finamente. Para que la zanahoria triturada quede con una consistencia como de puré, use el procesador o un rallador fino, o utilice la pulpa que haya quedado después de hacer jugo de zanahoria. Si la pulpa le parece muy seca, humedézcala con un poquito de jugo de zanahoria. Mezcle 1 cucharada de aceite de oliva con 1 cucharada de jugo de limón fresco (puede utilizar más limón o más aceite de oliva, pero no menos). Mezcle bien este aderezo con la pulpa o con la zanahoria triturada. Si desea, añada piña o uvas pasas para darle más sabor. Coma esta ensalada todos los días durante los siete días. Si se salta un día, debe volver a comenzar desde el principio. Esta ensalada es muy eficaz para limpiar el hígado.

❑ **Tome todos los días entre una y dos tazas de caldo de vegetales.**

2-3 tazas de fríjoles verdes picados 2-3 tazas de *zucchini* picado 2-3 palitos de apio picados 1 cucharada de mantequilla sin sal 1-3 cucharadas de perejil picado Sazone al gusto con gengibre, pimienta de Cayena, hierbas, ajo o caldo de vegetales	*Cocine al vapor los fríjoles verdes, el zucchini y el apio hasta que estén blandos, pero todavía verdes.* *Coloque los vegetales en el blender y mezcle. El caldo debe quedar espeso. Añada la mantequilla y el perejil picado.*

❑ **Tome todos los días dos vasos de bebida verde.** Prepare una taza de jugo verde con cualquier vegetal de este color. Entre los que le pueden servir están las hojas de remolacha, la espinaca, el perejil, el *zucchini,* el *kale,* el pepino, la lechuga verde, las hojas de diente de león, las hojas de *collard* y el *wheatgrass.* Mezcle su bebida verde con una cantidad igual de algún jugo de sabor suave, como jugo de zanahoria, de manzana, de tomate o de piña. (No recomendamos tomar los jugos verdes sin diluir porque son demasiado fuertes y pueden irritar la garganta.) Esta bebida ha sido utilizada tradicionalmente para mejorar la digestión. Es rica en clorofila, de la cual se afirma que desintoxica el organismo y purifica la sangre.

❑ **Tome todos los días tres onzas de jugo de remolacha.** Si usted comienza el programa de limpieza tomando más de tres onzas al día, es posible que limpie su organismo más rápido de lo necesario. Cuando hayan pasado los dos primeros días, puede empezar a tomar una onza adicional de jugo de remolacha cada vez.

❑ **Tome todos los días una infusión de *milk thistle.*** Esta hierba contiene algunas de las substancias limpiadoras y protectoras del hígado más poderosas que se conocen. El *silymarin,* nutriente activo de la hierba *milk thistle,* promueve la función hepática e inhibe los factores que le ocasionan daño al hígado. El *silymarin* evita el daño producido por los radicales libres gracias a sus propiedades antioxidantes. Un remedio tradicional es tomar una tableta con cada comida durante siete días.

❑ **Evite todas las bebidas alcohólicas.**

❑ **Evite todo el *junk food* y las golosinas.**

DIETA DE LIMPIEZA DE SEIS SEMANAS

El propósito de esta dieta es desintoxicar gradualmente el organismo. Puede hacerse junto con un ayuno de jugos que dure entre uno y cinco días. La meta es evitar durante este período todos los productos de origen animal, así como los alimentos refinados y procesados. Para obtener el máximo beneficio, es importante observar rigurosamente las siguientes pautas. Como esta dieta temporal de limpieza es baja en calorías, tenga en cuenta que posiblemente sentirá más deseos de comer.

SUGERENCIAS DE MENÚS

Desayuno

Jugo: _____
Fruta fresca
Cereal con leche de soya o jugo
Tostada de trigo o centeno
   integral
Té de hierbas

Almuerzo

Ensalada
Sopa
Papa asada al horno
Vegetales al vapor
Té de hierbas

Cena

Plato vegetariano de fríjoles
Ensalada
Sopa
Arroz integral o *millet*
Vegetales cocinados
Fruta
Té de hierbas

Snack de media mañana

Jugo: _____
   o fruta fresca

Snack de media tarde

Jugo de
   vegetales: _____
Palitos de vegetales

Snack de la noche

Jugo: _____
Té de hierbas

PAUTAS PARA LA DIETA DE LIMPIEZA DE SEIS SEMANAS

❑ **Bebidas**

Alimentos recomendados: Tés de hierbas, como menta, *licorice root*, diente de león, *nettle, red clover, raspberry* y camomila. También son permitidos algunos sustitutivos del café, como *Pero* o *Cafix*.

Alimentos que se deben evitar: Alcohol, cocoa, café, café descafeinado, leche y gaseosas.

❏ Pan y granos

Alimentos recomendados: Trigo integral, centeno, *buckwheat*, *millet*, salvado, maíz, *7-grain*, soya y arroz integral. Compre únicamente granos integrales que no contengan preservativos.

Alimentos que se deben evitar: Arroz blanco, pan blanco y mezclas que contengan harina blanca. Tenga en cuenta que a la harina blanca la suelen llamar harina de trigo. Para que esté seguro de que está comprando grano integral, la etiqueta debe decir "harina de trigo integral".

❏ Cereales

Alimentos recomendados: Avena, arroz integral, arroz salvaje, *millet*, *buckwheat*, *groats*, cebada, *cornmeal*, *cracked wheat* y *7-grain*.

Alimentos que se deben evitar: Cereales inflados, en hojuelas o procesados de alguna manera. También se debe evitar el arroz blanco.

❏ Productos lácteos

Alimentos que se deben evitar: Todos los productos lácteos. La leche de vaca se puede reemplazar por leche de soya, de almendra o de ajonjolí. Y el queso de leche de origen animal se puede reemplazar por queso de soya.

❏ Huevos

Alimentos que se deben evitar: Huevos y todos los alimentos que contengan huevos.

❏ Grasa

Alimentos recomendados: Aceites que no hayan sido sometidos a un proceso de calentamiento, como los de oliva, *safflower*, girasol, ajonjolí, *walnut*, maíz o soya.

Alimentos que se deben evitar: Mantequilla, *shortening*, margarina y aceites saturados, como el de coco y el de semilla de algodón. Evite los aceites que estén rancios y refrigere todos los aceites después de abrirlos.

❑ **Carne, pollo y pescado**

Alimentos que se deben evitar: Todas las carnes, el pollo y el pescado.

❑ **Legumbres**

Alimentos recomendados: Fríjol, lenteja y arveja seca.

❑ **Vegetales**

Alimentos recomendados: Todos los vegetales, bien sea crudos, cocinados ligeramente al vapor o en sopa. En lo posible, utilice vegetales que hayan sido cultivados orgánicamente. En cuanto a los vegetales que han sido fumigados, pélelos o lávelos muy bien. Las papas deben ser asadas al horno o cocinadas al vapor con su cáscara, y se deben sazonar con hierbas o aderezo para ensalada. Coma mucha ensalada.

Alimentos que se deben evitar: Vegetales fumigados, enlatados, congelados y tratados con sulfitos.

❑ **Frutas**

Alimentos recomendados: Frutas frescas y, en lo posible, cultivadas orgánicamente. Pele o lave muy bien las frutas que hayan sido fumigadas. Consuma frutas cítricas con moderación. Compre únicamente fruta seca sin procesar.

Alimentos que se deben evitar: Frutas fumigadas, enlatadas, congeladas, y secas y procesadas.

❑ **Jugos**

Alimentos recomendados: Únicamente jugos recién hechos. La remolacha y el *cabbage* limpian eficazmente. Tome entre cuatro y seis vasos de jugo fresco todos los días. Beba más jugos de vegetales que de frutas.

Alimentos que se deben evitar: Todos los jugos enlatados, embotellados y congelados.

❑ **Nueces**

Alimentos recomendados: Nueces frescas y crudas. Las más indicadas son los *walnuts,* las almendras y los *pecans.* Para consumir con tostadas, crackers o pan, utilice mantequilla de nuez cruda (excepto mantequilla de maní).

Alimentos que se deben evitar: Maní, mantequilla de maní, *cashews*, nueces del Brasil, *pine nuts*, y todas las nueces asadas y saladas.

❑ **Semillas**

Alimentos recomendados: Semillas crudas de girasol, *chia*, ajonjolí y calabaza.

Alimentos que se deben evitar: Semillas asadas y saladas.

❑ **Brotes**

Alimentos recomendados: Todos los brotes, como los de alfalfa, *mung*, lenteja, rábano y *wheatgrass*. Agrégueselos a las ensaladas, a los sándwiches y a los jugos.

❑ **Postres**

Alimentos recomendados: Únicamente frutas frescas o cocinadas, y gelatina de fruta natural hecha con *agar*. Para endulzar utilice sólo miel, *maple syrup* puro, concentrado de jugo de fruta o *brown rice syrup*.

Alimentos que se deben evitar: Frutas enlatadas o congeladas, postres de gelatina elaborados industrialmente, pasteles, tortas, *pies*, galletas, helados, flanes y golosinas, entre otros.

Dietas para bajar de peso

DIETA PARA BAJAR DE PESO RÁPIDAMENTE

Esta dieta para bajar de peso ha sido diseñada para quienes tienen que perder sólo una cantidad moderada de peso, es decir, entre cinco y treinta libras. No es para las personas que tienen exceso de peso, a menos que cuenten con la supervisión de un profesional de la salud.

El concepto es sencillo. Tome jugos durante el día, y por la noche cene adecuadamente con su familia. O almuerce adecuadamente, y por la noche tome jugos. Muchas personas han informado que con esta dieta no sienten hambre porque los jugos los dejan satisfechos. El esposo de Cherie perdió dieciocho libras gracias a esta dieta y no las ha recuperado. Él ha manifestado que durante ese período no sólo no sintió hambre, sino que se sintió con más energía de lo acostumbrado.

Muchas personas afirman que esta dieta las hace ver entre cinco y diez años más jóvenes. Esto no debe sorprender si tenemos en cuenta que estos jugos contienen nutrientes que combaten el envejecimiento, como vitamina C y betacaroteno. Esta clase de dieta, que no sólo sirve para perder peso, sino también para verse mucho más joven, es lo que atrae a miles de personas a famosos *health spas* del mundo entero.

Si usted desea perder una cantidad moderada de peso, esta dieta le permitirá lograr su objetivo sin poner en peligro su salud. Sin embargo, si experimenta algún síntoma preocupante, descontinúe la dieta y busque ayuda médica profesional. Así mismo, si tiene problemas de salud, asesórese siempre de un médico antes de empezar cualquier dieta para adelgazar.

SUGERENCIAS DE MENÚS

El siguiente menú incluye varias recetas cuyos nombres le darán una idea de lo que será su programa dietético. En "Recetas para el ayuno de jugos" (ver página 332) encontrará las recetas de estas bebidas y muchas más.

Desayuno

Batido energético o Tónico
    mañanero rosado

Almuerzo

Caldo de potasio o Ensalada
    especial de la huerta

Happy hour

Batido de fresas y melón
    cantaloupe o Ensalada
    Waldorf

Cena

Ensalada
Aderezo de aceite y vinagre
Vegetales al vapor
Arroz integral
Pescado a la plancha o asado
Fruta
Té de hierbas

Snack **de media mañana**

Hopper de jengibre o
    Ensalada Waldorf

Snack **de media tarde**

Cóctel de limpieza de Cherie
    o Tónico primaveral lleno
    de brío

Snack **para antes de
acostarse**

Regulador nocturno (ver
    página 106), Ensalada
    Waldorf o té de camomila

Dieta para bajar de peso a largo plazo

Ésta no es una dieta propiamente dicha, sino una manera de alimentarse. Si usted tiene que bajar más de treinta libras, lea SOBREPESO/OBESIDAD en la Segunda Parte. Es sumamente importante que empiece poco a poco. Para que la pérdida de peso sea duradera es necesario hacer muchos cambios en el estilo de vida, y modificar los hábitos alimenticios es apenas uno de ellos. Haga la Dieta básica (ver página 315), y al principio coma la cantidad que quiera de los alimentos permitidos. Junto con su programa de ejercicios, esto le permitirá perder peso de una manera lenta pero constante. No se pese en esta etapa; sencillamente, deje que su cuerpo y su mente se adapten poco a poco. Cuando se sienta listo, empiece a reducir el tamaño de las porciones. Durante tres días mida todo lo que coma o beba para que determine con exactitud cuánto está consumiendo. Esto puede convertirse en una sorpresa para usted. Sobrestimar el tamaño de las porciones es un problema frecuente que usted puede aprender a superar. Escriba cómo se siente cuando está comiendo. Mucha gente descubre que come más cuando está estresada desde el punto de vista emocional o sicológico. Para obtener más información acerca de este tema, lea alguno de los libros recomendados en la sección "Sobrepeso/Obesidad" de las Referencias.

SUGERENCIAS DE MENÚS

Desayuno

Jugo: _____
Waffle integral
Yogur sin grasa
Té verde
Manzana

Snack de media mañana

1 manzana

Almuerzo

Jugo: _____
Sopa de vegetales
Ensalada de vegetales
    variados con 1 cucharada
    de aderezo bajo en grasa
Panecillo integral

Cena

Jugo: _____
Pollo asado sin piel
Arroz integral
Vegetal amarillo
Vegetal verde

Snack de la noche

3 tazas de *popcorn* sin freír

Lecturas recomendadas

Balch, James F; Balch, Phyllis A. *Prescription for Nutritional Healing.* Avery Publishing Group, Inc., Garden City Park, New York, 1990.

Carper, Jean. *The Food Pharmacy.* Bantam Books, New York, 1988.

Chaitow, Leon. *Candida Albicans., Thorsons Publishing, Inc., Rochester, Vermont, 1987.*

Chelf, Vicki Rae. *Cooking With the Right Side of the Brain.* Avery Publishing Group, Inc., Garden City Park, New York, 1991.

Colbin, Annemarie. *Food and Healing.* Ballantine Books, New York, 1986.

Connor, Sonja L.; Connor, William E. *The New American Diet.* Fireside, New York, 1986.

Crook, William G. *Tracking Down the Hidden Food Allergy.* Professional Books, Jackson, Tennessee, 1980.

Crook, William G. *The Yeast Connection,* Second Edition. Professional Books, Jackson, Tennessee, 1984.

Fink, John M. *Third Opinion.* Avery Publishing Group, Inc., Garden City Park, New York, 1988.

Forbes, Alec. *The Famous Bristol Detox Diet.,* Keats Publishing, Inc. New Canaan, Connecticut, 1984.

Gerson, Max. *A Cancer Therapy.* Gerson Institute, Bonita, California, 1958.

Goldbeck, Nikki; Goldbeck, David. *American Wholefood Cuisine.* New American Library, New York, 1983.

Goldbeck, Nikki; Goldbeck, David. *The Goldbeck's Guide to Good Food.* New American Library, New York, 1987.

Howell, Edward. *Enzyme Nutrition.* Avery Publishing Group, Inc., Garden City Park, New York, 1985.

Hunt, Douglas. *No More Cravings.* Warner Books, New York, 1987.

Jensen, Bernard. *Foods That Heal.* Avery Publishing Group, Inc., Garden City Park, New York, 1988.

Jensen, Bernard. *Tissue Cleansing Through Bowel Management.* Bernard Jensen, Escondido, California, 1981.

Kenton, Leslie; Kenton, Sussanah. *Raw Energy.* Century Publishing, London, 1984.

Kushi, Michio. *The Cancer Prevention Diet.* St. Martin's Press, New York, 1983.

Kushi, Michio. *The Macrobiotic Approach to Cancer,* Second Edition. Avery Publishing Group, Inc., Garden City Park, New York, 1991.

Lieberman, Shari; Bruning, Nancy. *The Real Vitamin and Mineral Book.* Avery Publishing Group, Inc., Garden City Park, New York, 1990.

Mabey, Richard. *The New Age Herbalist.* Collier Books, New York, 1988.

Murray, Michael; Pizzorno, Joseph. *Encyclopedia of Natural Medicine.* Prima Publishing, Rocklin, California, 1990.

Pelletier, Kenneth R. *Mind as Healer, Mind as Slayer.* Dell Publishing, New York, 1977.

Schwartz, Bob. *Diets Don't Work.* Breakthrough Publishing, Houston, 1982.

Smith, Nathan J.; Worthington-Roberts, Bonnie. *Food For Sport.* Bull Publishing Company, Palo Alto, California, 1989.

Stoff, Jesse A.; Pellegrino, Charles R. *Chronic Fatigue Syndrome.* Macmillan Publishing Co., New York, 1988.

Walker, Norman. *Colon Health: The Key to a Vibrant Life.* Walker Press, Prescott, Arizona, 1979.

Weinberger, Stanley. *Healing Within.* Colon Health Center, Larkspur, California, 1988.

Wigmore, Ann. *Hippocrates Live Food Program.* Hippocrates Press, Boston, 1984.

Wigmore, Ann. *The Wheatgrass Book.* Avery Publishing Group, Inc., Garden City Park, New York, 1985.

Yntema, Sharon. *Vegetarian Baby.* McBooks Press, Ithaca, NY, 1980.

Referencias

PRIMERA PARTE

Kenton, L; Kenton, S. *Raw Energy*. London: Century Publishing, 1984.

Kozora, E.J. *Nutritional Guidelines*. Seattle: American Holistic Medical Association, 1987.

Walker, N.W. *Fresh Vegetable and Fruit Juices*. Prescott, AZ: Norwalk Press, 1970.

SEGUNDA PARTE
Acné

Allen, B.R. Essential fatty acids of the n-6 series in acne and psoriasis; in Harrobin, Ed.: *Omega-6 Essential Fatty Acids Pathophysiology and Roles in Clinical Medicine*. New York: Alan R. Liss, 1990.

Arbesman, H. Letter to the Editor. *N. Engl. J. Med.* 322(8):558, February 1990.

Ayres, S.; Mihan, R. Acne vulgaris: therapy directed at pathophysiological defects. *Cutis.* 28:2–4, 1981.

Callaghan, T.J. The effect of folic acid on seborrheic dermatitis. *Cutis.* 3:583–588, 1967.

Horrobin, D.F. Essential fatty acids in clinical dermatology. *J. Am. Acad. Derm.* 20:1045–1053, 1989.

Kader, M.M.; Hafiez A.A.; et al. Glucose tolerance in blood and skin of patients with acne vulgaris. *Indian J. Derm.* 22(4):139–149, 1977.

Kaufman, W.F. The diet and acne. *Arch. Derm.* 119:276, 1983.

Kinsella, J.E. Dietary polyunsaturated fatty acids affect inflammatory, immune functions. *The Nutrition Report* 8(10):73–80, October 1990.

Kligman, A.M.; Mills, O.H.; et al. Oral Vitamin A in acne vulgaris. *Int. J. Derm.* 20:278–285, 1981.

McCarty, M. High-chromium yeast for acne? *Med. Hypoth.* 14:307–310, 1984.

Michaelsson, G.; Edquvist, L.E. Erythrocyte glutathione peroxidase activity in acne vulgaris and the effect of selenium and vitamin E treatment. *Acta. Derm. Venereol.* (Stockh.) 64:9–14, 1984.

Michaelsson, G.; Juhlin, L.; et al. Effects of oral zinc and vitamin A in acne. *Arch. Derm.* 113:31–36, 1977.

Pohit, J.; Saha, K.C.; et al. Zinc status of acne vulgaris patients. *J. Applied Nutr.* 37(1):18–25, 1985.

Robberts, C. Letter to the Editor. *N. Engl. J. Med.* 322(8):558, February, 1990.

Rosenberg, E.W. Acne diet reconsidered. *Arch. Derm.* 117:193–195, 1981.

Snider, B.L.; Dieteman, D.F. Pyridoxine therapy for premen-

strual acne flare. *Arch. Derm.*
110:130–131, 1974.

Aftas bucales

Balch, J.; Balch, P. *Prescription for Nutritional Healing.* Garden City Park, NY: Avery Publishing Group, Inc., 1990.

Hay, K.D., et al. The use of an elimination diet in the treatment of recurrent aphthous ulceration of the oral cavity. *Oral Surg.* 57:504–507, 1984.

Little, J.W. Food allergens and basophil histamine release in recurrent aphthous stomatitis. *Oral Surg.* 54:388–395, 1982.

Ship, I.I., et al. Recurrent aphthous ulcers. *Am. J. Med.* 32:32–43, 1962.

Wray, D. Gluten-sensitive recurrent aphthous stomatitis. *Dig. Dis. Sci.* 26–737–40, 1981.

Wray, D., et al. Recurrent aphthae: treatment with vitamin B_{12}, folic acid, and iron. *Brit. Med. J.* 2:490–493, 1975.

Alergias

Amella, M., et al. Inhibition of mast cell histamine release by flavonoids and bioflavonoids. *Planta Medica* 51:16–20, 1985.

Clemetson, C.A. Histamine and ascorbic acid in human blood. *J. Nutr.* 110(4):662–668, 1980.

Folkers, K., et al. Biochemical evidence for a deficiency of vitamin B_6 in subjects reacting to monosodium-L-glutamate by the Chinese restaurant syndrome. *Biochem. Biophys. Res. Commun.* 100L972–977, 1980.

Kamimura, M. Anti-inflammatory activity of vitamin E. *J. Vitaminol.* 18(4):204–209, 1972.

Kuvaeva, L., et al. The microecology of the gastrointestinal tract and the immunological status under food allergy. *Nahrung* 28(6–7):689–693, 1984.

Papaioannou, R., et al. Sulfite sensitivity—unrecognized threat: is molybdenum the cause? *J. Orthomol. Psychiat.* 105–110, 1984.

Pastorello, E., et al. Evaluation of allergic etiology in perennial rhinitis. *Ann. Allergy* 55:854–856, 1984.

Simon, S.W. Vitamin B_{12} therapy in allergy and chronic dermatoses. *J. Allergy* 2:183–185, 1951.

Anemia

Borch-Johnsen, B.; Meltzer H.; et al. Bioavailability of daily low dose iron supplements in menstruating women with low iron stores. *Eur. J. Clin.* 44:29–34, 1990.

Krause, M.V.; Mahan, L.K. *Food, Nutrition and Diet Therapy.* Philadelphia: W.B. Saunders, 1984.

Murray, M.; Pizzorno, J. *Encyclopedia of Natural Medicine.* Rocklin, CA: Prima Publishing, 1990.

Antojos incontrolables

Hunt, D. *No More Cravings.* New York: Warner Books, 1987.

Murray, M.; Pizzorno, J. *Encyclopedia of Natural Medicine.* Rocklin, CA: Prima Publishing, 1990.

Arteriosclerosis

Brattstrom, L.E., et al. Folic acid responsive postmenopausal homocysteinemia. *Metabolism* 34(11):1073–1077, 1985.

Burch, G.A., et al. The importance of magnesium deficiency in cardiovascular disease. *Am. Heart J.* 94:649–657, 1977.

Eichner, E.R. Alcohol versus exercise for coronary protection. *Am. J. Med.* 79(2):231–240, 1985.

Karl, J., et al. Coffee, tea and plasma cholesterol: the Jerusalem lipid research clinic prevalence study. *Brit. Med. J.* 291(6497):699–704, 1985.

Klevay, L.M. Dietary copper: a powerful determinant of cholesterolemia. *Med. Hypoth.* 24:111–119, 1987.

Nordrehaug, J., et al. Serum potassium concentration as a risk factor of ventricular arrhythmias early in acute mycardial infarction. *Circulation* 71(4):645–691, 1985.

Reiser, S. Effect of dietary sugars on metabolic risk factors associated with heart disease. *Nutr. Health,* 1985.

Reynaud, S., et al. Protective effects of dietary calcium and magnesium on platelet function and atherosclerosis in rabbits fed saturated fat. *Atherosclerosis* 47:187–198, 1983.

Rosenthal, M.B., et al. Effects of a high-complex-carbohydrate, low fat, low cholesterol diet on serum lipids and estradiol. *Am. J. Med.* 78:23–27, 1985.

Serfontein, W.J., et al. Plasma pyridoxal-5-phosphate level as risk index for coronary artery disease. *Atherosclerosis* 55:357–361, 1985.

Simonoff, M., et al. Low plasma chromium in patients with coronary artery and heart diseases. *Biological Trace Element Res.* 6:431, 1984.

Steiner, M. Effect of alpha-tocopherol administration on platelet function in man. *Thromb. Haemost.* 49(2):73–77, 1983.

Turley, S., et al. Role of ascorbic acid in the regulation of cholesterol metabolism and the pathogenesis of atherosclerosis. *Atherosclerosis* 24:1–18, 1976.

Virtamo, J., et al. Serum selenium and the risk of coronary heart disease and stroke. *Am. J. Epidemiology* 122:276–282, 1985.

Artritis/Artritis reumatoidea

Barton-Wright, E.C., et al. The pantothenic acid metabolism of rheumatoid arthritis. *Lancet* 2:862–863, 1963.

Chayen, J., et al. The effect of experimentally induced redox changes on human rheumatoid and non-rheumatoid synovial tissue in vitro. *Beitr. Path. Bd.* 149:127, 1973.

Cohen, A., et al. Bromelains therapy in rheumatoid arthritis. *Pennsyl. Med. J.* 67:27–30, June 1964.

Goebel, K.M., et al. Intrasynovial orgotein therapy in rheumatoid arthritis. *Lancet* 1:1015–1017, 1981.

Hartung, E.F., et al. Gastric acidity in chronic arthritis. *Ann. Int. Med.* 9:252–257, 1935.

Kremer, J.M., et al. Effect of manipulation of dietary fatty acids on clinical manifestations of rheumatoid arthritis. *Lancet* 1:184–187, 1985.

Lucas, C., et al. Dietary fats aggravate rheumatoid arthritis. *Clin. Res.* 29(4):754A, 1981.

Mullen, A., et al. The metabolism of ascorbic acid in rheumatoid arthritis. *Proc. Nutr. Sci.* 35:8A–9A, 1976.

Niedermeier, W. Concentration and chemical state of copper in synovial fluid and blood serum of patients with rheumatoid arthritis. *Ann. Rheum. Dis.* 24:544, 1965.

Neidermeier, W., et al. Trace metal composition of synovial fluid and blood serum of patients with rheumatoid arthritis. *J. Chron. Dis.* 23–527–36, 1971.

Palmblad, J., et al. Antirheumatic effects on fasting. *Rheumatic Dis. Clinic of N. Am.: Nutr. Rheumatic Dis.* 17(2):351–361, 1991.

Pandey, S.P., et al. Zinc in rheumatoid arthritis. *Indian Med. Res.* 81:618–620, 1985.

Panush, R.S., et al. Food-induced (allergic) arthritis. *Arthritis Rheum.* 29(2):220–226, 1986.

Skoldstam, L. Fasting and vegan diet in rheumatoid arthritis. *Scand. J. Rheumatol.* 15(2):219–221, 1987.

Tarp, U., et al. Low selenium level in severe rheumatoid arthritis. *Scand. J. Rheumatol.* 14:97, 1985.

Woldenberg, S.C. The treatment of arthritis with colloidal sulphur. *J. Southern Med. Assoc.* 28:875–881, 1935.

Artritis/Osteoartritis

Bland, J.W., et al. Osteoarthritis: A review of the cell biology involved and evidence of reversibility. Management rationally related to known genesis and pathophysiology. *Seminars in Arthritis Rhem.* 14(2):106–133, 1984.

Di Padova, C. S-adenosylmethionine in the treatment of osteoarthritis. Review of clinical studies. *Am. J. Med.* 83(5A):60–65, 1987.

Huskisson, E.C., et al. Orgotein in osteoarthritis of the knee joint. *Eur. J. Rheumatol. Inflammation* 4:212, 1981.

Kaufman, W. The use of vitamin therapy to reverse certain concomitants of aging. *J. Am. Geriatr. Soc.* 3:927, 1955.

Kuhanu, J. The flavonoids. A class of semi-essential food components: their role in human nutrition. *World Review Nutrition and Dietetics.* 24:117–191, 1976.

Machtey, I., et al. Tocopherol in osteoarthritis: a controlled pilot study. *J. Am. Geriatr. Soc.,* 1978.

Nelson, M.N., et al. *Proc. Soc. Exp. Biol.* 73:31, 1950.

Palmblad, J., et al. Antirheumatic effects of fasting. *Rheumatic Dis. Clinic of N. Am.: Nutr. Rheumatic Dis.* 17(2):351–361, May 1991.

Asma

Anderson, R., et al. Ascorbic acid in bronchial asthma. *S. A. Med. J.* 63:649–652, 1983.

Bray, G.W. The hypochlorhydria of asthma in childhood. *Quart. J. Med.* 24:181–197, 1931.

Freedman, B.J. A diet free from additives in the management of allergic disease. *Clin. Allergy* 7:417–121, 1977.

Grosch, W., et al. Co-oxidation of carotenes requires one soybean lipoxygenase. *Biochem. Biophys. Acta* 575:439–445, 1979.

Lindahl, O., et al. Vegan regimen with reduced medication in the treatment of bronchial asthma. *J. Asthma* 22(1):45–55, 1985.

Lundberg, J.M., et al. Capsicum-induced desensitization of airway mucosa to cigarette smoke, mechanical and chemical irritants. *Nature* 302:251–253, 1983.

McCarty, M. Can dietary selenium reduce leukotriene production? *Med. Hypoth.* 13:45–50, 1984.

Murray, M.; Pizzorno, J. *Encyclopedia of Natural Medicine.* Rocklin, CA: Prima Publishing, 1990.

Ogle, K.A., et al. Children with allergic rhinitis and/or bronchial asthma treated with elimination diet: a five-year follow-up. *Am. Allergy* 44:273–278, 1980.

Panganamala, R.V., et al. The effects of vitamin E on arachidonic acid metabolism. *Ann. N.Y. Acad. Sci.* 393–376–91, 1982.

Reynolds, R.D., et al. Depressed plasma pyridoxal phosphate concentrates in adult asthmatics. *Am. J. Clin. Nutr.* 41:684–688, 1985.

Stevenson, D.D., et al. Sensitivity to ingested metabisulfites in asthmatic subjects. *J. Allergy Clin. Immunol.* 68:26–32, 1981.

Tan, Y., et al. Aspirin-induced asthma in children. *Ann. Allery* 48:1–5, 1982.

Vanderhoek, J., et al. Inhibition of fatty acid lipoxygenases by onion and garlic oils. Evidence of mechanism by which these oils inhibit platelet aggregation. *Bioch. Pharmacol.* 29:3169–3173, 1980.

Bronquitis

Balch, J.; Balch, P. *Prescription for Nutritional Healing.* Garden City Park, NY: Avery Publishing Group, Inc., 1990.

Escott-Stump, S. *Nutrition and Diagnosis-Related Care,* Second Edition. Philadelphia: Lea Febiger, 1988.

Murray, M.; Pizzorno, J. *Encyclopedia of Natural Medicine.* Rocklin, CA: Prima Publishing, 1990.

Bursitis

Biskind, M.S., et al. The use of citrus flavonoids in infection II. *Am. J. Digest Dis.* 24:41–45, 1955.

Kim, J., et al. The effect of vitamin E on the healing of gingival wounds in rats. *J. Periodontal.* 54:305–308, 1983.

Klemes, I.S. Vitamin B_{12} in acute subdeltoid bursitis. *Indust. Med. Surg.,* 1957.

Krause, M.; Mahan, L. *Food, Nutrition and Diet Therapy.* Philadelphia: W.B. Saunders, 1984.

Murray, M.; Pizzorno, J. *Encyclopedia of Natural Medicine.* Rocklin, CA: Prima Publishing, 1990.

Caída del cabello

Balch, J.; Balch, P. *Prescription for Nutritional Healing.* Garden City Park, NY: Avery Publishing Group, Inc., 1990.

Clark, L. *Secrets of Health and Beauty.* New York: Pyramid Books, 1969.

Mabey, R. *The New Age Herbalist.* New York: Collier Books, 1988.

Walker, N.W. *Fresh Vegetable and Fruit Juices.* Prescott, AZ: Norwalk Press, 1970.

Calambres musculares

Ayers, S.; Mihan, R. Nocturnal leg cramps (systremma): a progress report on response to vitamin E. *Southern Medical Journal* 67(11):1308–1312, 1974.

Smith, N.J.; Worthington-Roberts, B. *Food for Sport.* Palo Alto, CA: Bull Publishing Company, 1989.

Cáncer

Belman, S. Onion and garlic oil inhibit tumor growth. *Carcinogenesis* 4(8):1063–1065, 1983.

Berry, I.R. The anti-cancer vitamin beta-carotene. *Total Health* 12(3):55(1), June 1990.

Block, G. Vitamin C and cancer prevention: the epidemiologic evidence. *Am. J. Clin. Nutr.* 53:270S–282S, 1991.

Borgeson, C.E., et al. Effects of dietary fish oils on human mammary carcinoma and on lipid metabolizing enzymes. *Lipids* 24:290–295, 1989.

Diplock, A. Antioxidant nutrients and disease prevention: an overview. *Am. J. Clin. Nutr.* 53:189S–193S, 1991.

DiSogra, C.; Groll, L. *Nutrition and Cancer Prevention.* Department of Social and Health Services, 1981.

Draper, H.H., et al. Micronutrients and cancer prevention: are the RDA's adequate? *Free Radical Biology and Medicine* 3:203–207, 1987.

Garland, C., et al. Dietary vitamin D and calcium and risk of colorectal cancer. A 19-year prospective study for men. *Lancet* 1:3–7–9, 1985.

Garwell, H.S. Potential role of B-carotene in prevention of oral cancer. *Am. J. Clinc. Nutr.* 53:294S–297S, 1991.

Lippman, S.M., et al. Vitamin A derivatives in the prevention and treatment of cancer. *J. Am. Coll. Nutr.* 7(4):269–284, 1988.

Prasod, K.N., et al. Vitamin E increases the growth inhibitory and differentiating effects of tumor therapeutic agents on neuroblastoma and glioma cells in culture. *Proc. Soc. Exp. Biol. Med.* 164(2): 158–163, 1980.

Pryor, W.A. The antioxidant nutrients and disease prevention— what do we know and what do we need to find out? *Am. J. Clin. Nutr.* 53:391S–393S, 1991.

Watson, R.R., et al. Selenium and vitamins A, E and C: nutrients with cancer prevention properties. *J. Am. Diet. Assoc.* 86(4):505–510, 1986.

Candidiasis

Abe, F., et al. Experimental candidiasis in liver injury. *Mycopathologia* 100:37–42, 1987.

Amer, M., et al. The effect of aqueous garlic extract on the growth of dermatophytes. *Int. J. Dermatol.*, 1980.

Collins, E.B., et al. Inhibition of Candida albicans by Lactobacillus acidophilus. *J. Dairy Sci.* 63:830–832, 1980.

Crook, W.G. *The Yeast Connection, Second Edition.* Jackson, TN: Professional Books, 1984.

Galland, L. Nutrition and candidiasis. *J. Orthomol. Psychiatry* 15:50–60, 1985.

Lorenzani, S. *Candida: A Twentieth Century Disease.* New Canaan, CT: Keats Publishing, 1986.

Murray, M.; Pizzorno, J. *Encyclopedia of Natural Medicine.* Rocklin, CA: Prima Publishing, 1990.

Ransberger, K. Enzyme treatment of immune complex diseases. *Arthritis Rheuma.* 8:16–19m, 1986.

Cataratas

Atkinson, D. Malnutrition as an etiological factor in senile cataract. *Eye, Ear, Nose and Throat Monthly* 31:79–83, 1952.

Balch, J.; Balch, P. *Prescription for Nutritional Healing.* Garden City Park, NY: Avery Publishing Group, Inc., 1990.

Bhat, K. Plasma calcium and trace metals in human subjects with mature cataract. *Nutr. Rep. Int.* 37:157–163, 1988.

Bouton, S. Vitamin C and the aging eye. *Arch. Int. Med.* 63:930–945, 1939.

Burton, G., et al. Beta-carotene: an unusual type of lipid antioxidant. *Science* 224:569–573, 1984.

Haranaka, R., et al. Pharmacological action of Hachimijiogan (Ba-weiwan) on the metabolism of aged subjects. *Am. J. Chinese Med.* 24:59–67, 1986.

Jacques, P.F., et al. Antioxidant status in persons with and without senile cataract. *Arch. Opthal.* 106:337–340, 1988.

Murray, M.; Pizzorno, J. *Encyclopedia of Natural Medicine.* Rocklin, CA: Prima Publishing, 1990.

Rathbun, W., et al. Glutathione metabolic pathway as a scavening system in the lens. *Ophthal. Res.* 11:172–176, 1979.

Shalka, H., et al. Cataracts and riboflavin deficiency. *Am. J. Clin. Nutr.* 34:861–863, 1981.

Swanson, A., et al. Elemental analysis in normal and cataractuous human lens tissue. *Biochem. Biophy. Res. Comm.* 45:1488–1496, 1971.

Taylor, A. Associations between nutrition and cataract. *Nutr. Reviews 47(8):225–235, 1989.*

Varma, S.D. Scientific basis for medical therapy of cataracts by antioxidants. Am. J. Clin. Nutr. 53–335S–45S, 1991.

Whanger, P., et al. Effects of selenium, chromium and antioxidants on growth, eye cataracts, plasma cholesterol and blood glucose in selenium deficient, vitamin E supplemented rats. *Nutr. Rep. Int.* 12:345–358, 1975.

Celulitis

Kenton, L.; Kenton, S. *Raw Energy.* London: Century Publishing, 1984.

Murray, M.; Pizzorno, J. *Encyclopedia of Natural Medicine.* Rocklin, CA: Prima Publishing, 1990.

Scherwitz, C., et al. So-called cellulite. *J. Dermatol. Surg. Oncol.* 4:230–234, 1978.

Colesterolemia

Altschule, M.D. A tale of two lipids. Cholesterol and Eicosapentaneoic acid. *Chest* 89(4):601–602, 1986.

Anderson, J.W., et al. Dietary fiber: hyperlipidemia, hypertension, and coronary heart disease. *Am. J. Gastroenterology* 81(10):907–919, 1986.

Balch, J.; Balch, P. *Prescription for Nutritional Healing.* Garden City Park, NY: Avery Publishing Group, Inc., 1990.

Bordia, A.K., et al. Effect of the essential oils of garlic and onion on alimentary hyperlipidemia. *Atherosclerosis* 21:15–19, 1975.

Carper, J. *The Food Pharmacy.* New York: Bantam Books, 1988.

Connor, S.; Connor, W. *The New American Diet.* New York: Fireside, 1986.

Degroot, A.P., et al. Cholesterol-lowering effect of rolled oats. *Lancet* 2:203–204, 1983.

Giri, J., et al. Effect of ginger on serum cholesterol levels. *Ind. J. Nutr. Diet.* 21:433–436, 1984.

Horrobin, D.F. A new concept of lifestyle-related cardiovascular disease: the importance of interactions between cholesterol, essential fatty acids, prostaglandin E1 and thromboxane A2. *Med. Hypoth.* 6:785–800, 1980.

Lo, G.S., et al. Soy fiber improves lipid and carbohydrate metabolism in primary hyperlipidemic subjects. *Atherosclerosis* 62:239–248, 1986.

Owren, P.A. Coronary thrombosis: its mechanisms and possible prevention by linoleic acid. *Ann. Int. Med.* 63(2):167–184.

Robertson, J., et al. The effect of raw carrot on serum lipids and colon function. *Am. J. Clin. Nutr.* 32(9):1889–1892, 1979.

Sable-Amplis, R., et al. Further studies on the cholesterol-lowering effect of apple in humans: biochemical mechanisms involved. *Nutr. Res.* 3:325–328, 1983.

Sambaiah, K., et al. Hypocholesterolemic effect of red pepper and capsaicin. *Indian Journal of Experimental Biology,* 1980.

Sincalir, H.M. Deficiency of essential fatty acids and atherosclerosis, etcetera. Letters to the Editor. *Lancet* 381–383, April 7, 1956.

Werbach, M. *Nutritional Influences on Illness.* Tarzana, CA: Third Line Press, Inc., 1987.

Whitney, E.; Cataldo, C.; Rolfes, S. *Understanding Normal and Clinical Nutrition.* New York: West Publishing Co., 1983.

Colitis

Balch, J.; Balch, P. *Prescription for Nutritional Healing.* Garden City Park, NY: Avery Publishing Group, Inc., 1990.

Escott-Stump, S. *Nutrition and Diagnosis-Related Care.* Philadelphia: Lea Febiger, 1988.

Krause, M.; Mahan, L. *Food, Nutrition and Diet Therapy.* Philadelphia: W.B. Saunders, 1984.

Mabey, R. *The New Age Herbalist.* New York: Collier Books, 1988.

Murray, M.; Pizzorno, J. *Encyclopedia of Natural Medicine.* Rocklin, CA: Prima Publishing, 1990.

Shils, M.; Young, V. *Modern Nutrition in Health and Disease.* Philadelphia: Lea Febiger, 1988.

Contusiones

Cragin, R.B. The use of bioflavonoids in the prevention and treatment of athletic injuries. *Med. Times* 90:529–530, 1962.

Garbor, M. Pharmacologic effect of flavonoids on blood vessels. *Angiologica,* 1972.

Depresión

Balch, J.; Balch P. *Prescription for Nutritional Healing.* Garden City Park, NY: Avery Publishing Group, Inc., 1990.

Carney, M.W., et al. Thiamin, riboflavin and pyridoxine deficiency in psychiatric in-patients. *Br. J. Psychiat.* 141:271–272, 1982.

Christensen, L. The role of caffeine and sugar in depression. *Nutrition Report* 9(3):17–24, March 1991.

Escott-Stump, S. *Nutrition and Diagnosis-Related Care.* Philadelphia: Lea Febiger, 1988.

Frizel, D., et al. Plasma calcium and magnesium in depression. *Br. J. Psychiat.* 115:1375–1377, 1969.

Ghadirian, A.M., et al. Folic acid deficiency and depression. *Psychosomatics* 21(11):926–929, 1980.

King, D.A. Can allergic exposure provoke psychological symptoms? A double-blind test. Biol. Psychiat. 16(1):3–19, 1981.

Leitner, Z.A., et al. Nutritional studies in a mental hospital. *Lancet* 1:215–216, 1975.

Murray, M.; Pizzorno, J. *Encyclopedia of Natural Medicine.* Rocklin, CA: Prima Publishing, 1990.

Shils, M.; Young, V. *Modern Nutrition in Health and Disease.* Philadelphia: Lea Febiger, 1988.

Stewart, J.W., et al. Low B_6 levels in depressed outpatients. *Biol. Psychiat.* 19(4):613–616, 1984.

Diabetes mellitus

Anderson, J.W.; Ward, K. High-carbohydrate, high-fiber diets for insulin-treated men with diabetes mellitus. *Am. J. Clin. Nutr.* 32:2313–2321, 1979.

Bever, B.O.; Zahand, G.R. Plants with oral hypoglycemic action. *Quart. J. Crude Drug Res.* 17:139–196, 1979.

Escott-Stump, S. *Nutrition and Diagnosis-Related Care.* Philadelpha: Lea Febiger, 1988.

Kenton, L.; Kenton, S. *Raw Energy.* London: Century Publishing, 1984.

Martinez, O.B., et al. Dietary chromium supplementation on glucose tolerance of elderly Canadian Women. *Nutr. Res.* 5:609–620, 1985.

McCarty, M.F., et al. Rationales for micronutrient supplementation in diabetes. *Med. Hypoth.* 13(2):139–151, 1984.

Murray, M.; Pizzorno, J. *Encyclopedia of Natural Medicine.* Rocklin, CA: Prima Publishing, 1990.

Philipson, H. Dietary fibre in the diabetic diet. *Acta Med. Scand.* (suppl.) 671:91–93, 1983.

Reiser, S., et al. SCOGS report on the health aspects of sucrose consumption. Letter to the Editor. *Am. J. Clinc. Nutr.* 31:9–11, 1978.

Snowdon, D.A.; Phillips, R.L. Does a vegetarian diet reduce the occurrence of diabetes. *Am. J. Public Health* 75(5):507–512, 1985.

Diarrea

Balch, J.; Balch, P. *Prescription for Nutritional Healing.* Garden City Park, NY: Avery Publishing Group, Inc., 1990.

Carruthers, L.B. Chronic diarrhea treated with folic acid. *Lancet* 1:849, 1946.

Escott-Stump, S. *Nutrition and Diagnosis-Related Care.* Philadelphia: Lea Febiger, 1988.

Mabey, R. *The New Age Herbalist.* New York: Collier Books, 1988.

Murray, M.; Pizzorno, J. *Encyclopedia of Natural Medicine.* Rocklin, CA: Prima Publishing, 1990.

Diverticulitis

Balch, J.; Balch, P. *Prescription for Nutritional Healing.* Garden City Park, NY: Avery Publishing Group, Inc., 1990.

Krause, M.; Mahan, L. *Food, Nutrition and Diet Therapy.* Philadelphia: W.B.Saunders, 1984.

Dolor de espalda

Bhathena, S., et al. Decreased plasma enkephalins in copper deficiency in man. *Am. J. Clin. Nutr.* 43:42–46, 1986.

Boublik, J.H., et al. Coffee contains potent opiate receptor bind-ing activity. *Nature* 301:246–248, 1983.

Murray, M.; Pizzorno, J. *Encyclopedia of Natural Medicine.* Rocklin, CA: Prima Publishing, 1990.

Walsh, N.E., et al. Analgesic effectiveness of D-phenylalanine in chronic pain patients. *Arch. Phys. Med. Rehabil.* 67(7):436–439, 1986.

Dolor de garganta

Adetumbi, M.A.; Lau, B.H. Allium sativum (garlic): a natural antibiotic. *Med. Hypoth.* 12(3):227–237, 1983.

Baird, I.M., et al. The effects of ascorbic acid and flavonoids on the occurence of symptoms normally associated with the common cold. *Am. J. Clin. Nutr.* 32:1686–1690, 1979.

Rhodes, J. Human interferon action: reciprocal regulation by retinoic acid and Beta-carotene. *Journal National Cancer Institute* 70:833–837, 1983.

Srivastava, K.C.; Mustafa, T. Ginger (Zingiber officinale) and rheumatic disorders. *Med. Hypoth.* 29(1):25–28, 1989.

Taussig, S. The mechanism of the physiological action of bromelain. *Med. Hypoth.* 6:99–104, 1980.

Eccema

Carper, J. *The Food Pharmacy.* New York: Bantam Books, 1988.

Manku, M.S., et al. Reduced levels of prostaglandin precursors in the blood of atopic patients: defective delta-6 desaturase function as a biochemical basis for atopy. *Prostaglandins Leuko-trienes Med.* 9(6):615–638, 1982.

Murray, M.; Pizzorno, J. *Encyclopedia of Natural Medicine.* Rocklin, CA: Prima Publishing, 1990.

Sampson, H.A. Role of immediate food sensitivity in the pathogenesis of atopic dermatitis. *J. Allergy Clin. Immun.* 71:473–480, 1983.

Strosser, A.V., et al. Synthetic vitamin A in the treatment of eczema in children. *Ann. Allergy* 10:703–704, 1952.

Wright, S., et al. Oral evening-primrose-seed oil improves atopic eczema. *Lancet* 1120–1122, November 20, 1982.

Enfermedad de Alzheimer

Abalan, F., et al. B_{12} deficiency in presenile dementia. *Biol. Psychiatry* 20:1247–1251, 1985.

Balch, J.; Balch, P. *Prescription for Nutritional Healing.* Garden City Park, NY: Avery Publishing Group, Inc., 1990.

Burnet, F.M. A possible role of zinc in the pathology of dementia. *Lancet* i:186–188, 1981.

Candy, J.M., et al. Aluminosilicates and senile plaque formation in Alzheimer's disease. *Lancet* i:354–357, 1986.

Murray, M.; Pizzorno, J. *Encyclopedia of Natural Medicine.* Rocklin, CA: Prima Publishing, 1990.

Nordstrom, J.W. Trace mineral nutrition in the elderly. *Am. J. Clin. Nutr.* 36:788–795, 1982.

Enfermedad de Crohn

Balch, J.; Balch, P. *Prescription for Nutritional Healing.* Garden City Park, NY: Avery Publishing Group, Inc., 1990.

Escott-Stump, S. *Nutrition and Diagnosis-Related Care.* Philadelphia: Lea Febiger, 1988.

Heaton, K.W., et al. Treatment of Crohn's disease with an unrefined-carbohydrate, fibre-rich diet. *Brit. Med. J.* 279:764–766, 1979.

Hodges, P., et al. Vitamin and iron intake in patients with Crohn's disease. *J. Am. Diet. Assoc.* 84(1):52–58, 1984.

Murray, M.; Pizzorno, J. *Encyclopedia of Natural Medicine.* Rocklin, CA: Prima Publishing, 1990.

O'Morain, C., et al. Elemental diet in acute Crohn's disease. *Arch. Dis. Childhood* 53:44, 1983.

Siegel, J. Inflammatory bowel disease: another possible facet of allergic diathesis. *Ann. Allergy* 47:92–94, 1981.

Enfermedad de Lyme

Balch, J.; Balch, P. *Prescription for Nutritional Healing.* Garden City Park, NY: Avery Publishing Group, Inc., 1990.

Goodman, S. *Germanium: The Health and Life Enhancer.* Northamptonshire, England: Thorsons Publishing Group, 1988.

Murray, M.; Pizzorno, J. *Encyclopedia of Natural Medicine.* Rocklin, CA: Prima Publishing, 1990.

Enfermedad periodontal

Alvares, O. Primate studies indicate that subclinical and acute vitamin C deficiency may lead to periodontal disease. *J. A. M. A. 246:730, 1981.*

Envejecimiento

Cutler, R.G. Antioxidants and aging. *Am. J. Clin. Nutr.* 53:373S–379S, 1991.

Cutler, R.G. Peroxide-producing potential of tissues: inverse correlation with longevity of mammalian species. *Prox. Natil. Acad. Sci.* 81:7627–7631, 1984.

Hayflick, L. The cell biology of human aging. *N. Engl. J. Med.* 295:302–308, 1976.

Jones, E., et al. Quercetin, flavonoids and the life-span of mice. *Exp. Gerontology* 17(3):213–217, 1982.

Kenton, L.; Kenton, S. *Raw Energy.* London: Century Publishing, 1984.

Kuhnau, J. The flavonoids: a class of semi-essential food components: their role in human nutrition. *Wld. Rev. Nutr. Diet.* 24:117–191, 1976.

Murray, M.; Pizzorno, J. *Encyclopedia of Natural Medicine.* Rocklin, CA: Prima Publishing, 1990.

Schneider, E.L., et al. Life extension. *N. Engl. J. Med.* 312:159–168, 1985.

Epilepsia

Balch, J.; Balch, P. *Prescription for Nutritional Healing.* Garden City Park, NY: Avery Publishing Group, Inc., 1990.

Crayton, J.W., et al. Epilepsy precipitated by food sensitivity: report of a case with double-blind placebo-controlled assessment. *Clin. Electroencephalo.* 12(4)L192–L198, 1981.

Dupont, C.L., et al. Blood manganese levels in children with convulsive disorder. *Biochem. Med.* 33(2):246–255, 1985.

Escott-Stump, S. *Nutrition and Diagnosis-Related Care.* Philadelphia: Lea Febiger, 1988.

Givverd, F.B., et al. The influence of folic acid on the frequency of epileptic attacks. *Europ. J. Clin. Pharm.* 19(1):57–60, 1981.

Gorges, L.F., et al. Effect of magnesium on epileptic foci. *Epilepsia* 19(1):81–91, 1978.

Krause, M.; Mahan, L. *Food, Nutrition and Diet Therapy.* Philadelphia: W.B.Saunders, 1984.

Lewis-Jones, M.S., et al. Cutaneous manifestions of zinc deficiency during treatment with anticonvulsants. *Brit. Med. J.* 290:604, 1985.

Nakazawa, M. High dose vitamin B6 therapy in infantile spasms— The effect and adverse reactions. *Brain and Development* 5(2):193, 1983.

Sturman, J. Taurine in nutrition. *Comprehen. Therapy* 3:64, 1977.

Estreñimiento

Balch, J.; Balch, P. *Prescription for Nutritional Healing.* Garden City Park, NY: Avery Publishing Group, Inc., 1990.

Boetz, M.I., et al. Neurologic disorders responsive to folic acid therapy. *Can. Med. Assoc. J.* 14:217, 1976.

Escott-Stump, S. *Nutrition and Diagnosis-Related Care.* Philadelphia: Lea Febiger, 1988.

Franklin, J.F. Treatment of chronic constipation. Questions and answers. *J.A.M.A.* 256(6):652, 1986.

Gay, L.P. Gastrointestinal allergy. *J. Missouri Med. Assoc.* 29:7–10, 1932.

Krause, M.; Mahan, L. *Food, Nutrition and Diet Therapy.* Philadelphia: W.B. Saunders, 1984.

Murray, M.; Pizzorno, J. *Encyclopedia of Natural Medicine.* Rocklin, CA: Prima Publishing, 1990.

Weinberger, S. *Healing Within.* Larkspur, CA: Colon Health Center, 1988.

Falta de peso

Souba, W.W.; Wilmore, D.W. Diet and nutrition in the care of patients with surgery, trauma, and sepsis; in Shils, M.; Young, V.: *Modern Nutrition in Health and Disease.* Philadelphia: Lea Febiger, 1988.

Gota

Balch, J.; Balch, P. *Prescription for Nutritional Healing.* Garden City Park, NY: Avery Publishing Group, Inc., 1990.

Blau, L.W. Cherry diet control for gout and arthritis. *Texas Rep. Biol. Med.* 8:309–311, 1950.

Emmerson, B.T. Effect of oral fructose on urate production. *Ann. Rheum. Dis.* 33:276, 1974.

Escott-Stump, S. *Nutrition and Diagnosis-Related Care.* Philadelphia: Lea Febiger, 1988.

Krause, M.; Mahan, L. *Food, Nutrition and Diet Therapy.* Philadelphia: W.B. Saunders, 1984.

Murray M,; Pizzorno, J. *Encyclopedia of Natural Medicine.* Rocklin, CA: Prima Publishing, 1990.

Shils, M.; Young, V. *Modern Nutrition in Health and Disease.* Philadelphia: Lea Febiger, 1988.

Stein, H.B., et al. Ascorbic acid-induced uricosuria: a consequence of megavitamin therapy. *Ann. Int. Med.* 84(4):385–388, 1976.

Herpes simple I y II

Carper, J. *The Food Pharmacy.* New York: Bantam Books, 1988.

Chandra, R.K. Nutrition and immunity—Basic considerations. Part 1. *Contemporary Nutrition* 11(11), 1986.

Griffith, R.; Delong, D.; Nelson, J. Relations of arginine-lysine antagonism to herpes simplex growth in tissue culture. *Chemotherapy* 27:209–213, 1981.

Rhodes, J. Human interferon action: reciprocal regulation by retinoic acid and Beta-carotene. *Journal National Cancer Institute* 70:833–837, 1983.

Terezhalmy, G.T., et al. The use of water soluble bioflavonoid-ascorbic acid complex in the treatment of recurrent herpes labialis. Oral Surgery. Oral Medicine. *Oral Pathology* 45:56–62, 1978.

Hipertensión

Douglass, J., et al. Effects of raw food diet on hypertension and obesity. *Southern Medical Journal.* 78(7):841, 1985.

Kaplan, N.M. The non-drug treatment of hypertension. *Ann. Int. Med.* 102:359–373, 1985.

Medeiros, D.M., et al. Blood pressure in young adults as influenced by diet. Anthropometrics, calcium status and serum lipids. *Nutr. Res.* 6:359–368, 1986.

Nonpharmacological approaches to the control of high blood pressure. Final report of the subcommittee on nonpharmacological therapy of the 1984 Joint National Committee Detection, Evaluation, and Treatment of High Blood Pressure. *Hypertension* 8(5):444–467, 1986.

Patki, P.S., et al. Efficiency of potassium and magnesium in essential hypertension: a double blind, placebo controlled, crossover study. *Brit. Med. J.* 301(6751):521–523, 1990.

Smits, P., et al. Circulatory effects of coffee in relation to the pharmacokinetics of caffeine. *American Journal of Cardiology.* 56(15):958–963, 1985.

Hipertrofia de la próstata

Bush, I.M., et al. Zinc and the Prostate. Presented at the annual meeting of the American Medical Association, 1974.

Murray, M.; Pizzorno, J. *Encyclopedia of Natural Medicine.* Rocklin, CA: Prima Publishing, 1990.

Wright, J.D. *Dr. Wright's Guide to Healing and Nutrition.* New Canaan, CT: Keats Publishing, 1990.

Hipoglicemia

American Diabetes Association Task Force on Nutrition and Exchange Lists. Nutrition recommendations and principles for individuals with diabetes mellitus. *Diabetes Care* 10:1, 1987.

Anderson, R.A., et al. Chromium supplementation of humans with hypoglycemia. *Fed. Proc.* 43:471, 1984.

Andreani, D.; Mark, V.; Lefebyre, P.J., Eds. *Hypoglycemia.* New York: Raven Press, 1987.

Bells, L.S., et al. Dietary strategies in the treatment of reactive hypoglycemia. *J. Am. Diet. Assoc.* 85:1141, 1985.

Khan, A.; Bryden, N.; et al. Insulin potentiating factor and chromium content of selected foods and spices. *Biological Trace Element Research* 24:183–187, 1990.

Sanders, L.R., et al. Refined carbohydrate as a contributing factor in reactive hypoglycemia. *Southern Medical Journal* 75(9):1072, 1982.

Indigestión

Al-Yahya, M.A.; Rafatullah, S.; et al. Gastroprotective activity of ginger Zingiber Officinale Rosc., in the albino rats. *Am. J. Chinese Med.* 17(1–2):51–56, 1989.

Aroroa, A.; Sharma M.P. Use of banana in non-ulcer dyspepsia. *Lancet* 355: March 1990.

Elta, G.H.; Behler, E.M.; et al. Comparison of coffee intake and coffee-induced symptoms in patients with duodenal ulcer, nonulcer dyspepsia, and normal controls. *American Journal of Gastroenterology* 85(10):1339–1342, 1990.

Hills, B.A.; Kirkwood, C.A. Surfactant approach to the gastric mucosal barrier: protection of rats by banana even when acidified. *Gastroenterology* 97(2):294–303, 1989.

Murray, M.; Pizzorno, J. *Encyclopedia of Natural Medicine*. Rocklin, CA: Prima Publishing, 1990.

Infección de la vejiga

Elnima, E.I., et al. The antimicrobial activity of garlic and onion extracts. *Pharmazie* 38:747–748, 1983.

Murray, M.; Pizzorno, J. *Encyclopedia of Natural Medicine*. Rocklin, CA: Prima Publishing, 1990.

Sobota, A.E. Inhibition of bacterial adherence by cranberry juice: potential use for the treatment of urinary tract infections. *J. Urology* 131:1013–1016, 1984.

Infecciones

Adetumbi, M.A.; Lau, B.H. Allium sativum (garlic): a natural antibiotic. *Med. Hypoth.* 12(3):227–237, 1983.

Baird, I.M., et al. The effects of ascorbic acid and flavonoids on the occurence of symptoms normally associated with the common cold. *Am. J. Clin. Nutr.* 32:1686–1690, 1979.

Bernstein, J.; Alpert, S.; et al. Depression of lymphocyte transformation following oral glucose ingestion. *Am. J. Clin. Nutr.* 30:613, 1977.

Bondestam, M., et al. Subclinical trace element deficiency in children with an undue susceptibility to infections. *Acta Paediatr. Scandinavia* 74(4):515–520, 1985.

Carper, J. *The Food Pharmacy*. New York: Bantam Books, 1988.

Hussey, G.D.; Klein, M.A. Randomized, controlled trial of vitamin A in children with severe measles. *N. Engl. J. Med.* 323:160–164, 1990.

Shahani, K.M. *Cultured Dairy Products Journal* 12:8–11, 1977.

Inflamaciones

Al-Yahya, M.A.; Rafatullah, S.; et al. Gastroprotective activity of ginger Zingiber Officinale Rosc., in the albino rats. *Am. J. Chinese Med.* 17(1–2):51–56, 1989.

Amelia, M., et al. *Inhibition of mast cell histamine release by flavonoids and bioflavonoids.* Planta Medica 51:16–20, 1985.

Fletcher, M.; Ziboh, V. Effects of dietary supplementation with eicosapentaenoic acid or gamma-linolenic acid on neutrophil phospholipid fatty acid composition and activation responses. *Inflammation* 14:585–597, 1990.

Skoldstam, L.; Magnusson, K.A. Fasting, intestinal permeability, and rheumatoid arthritis. Rheumatic Disease Clinics of North America. *Nutrition and Rheumatic Diseases* 17(2):363–371, 1991.

Srivastava, K.C.; Mustafa, T. Ginger (Zingiber officinale) and rheumatic disorders. *Med. Hypoth.* 29(1):25–28, 1989.

Taussig, S. The mechanism of the physiological action of bromelain. *Med. Hypoth.* 29(1):25–28, 1989.

Terano, T.; Salmon, J.A.; et al. Eicosapentaenoic acid as a modulator of inflammation effect on prostaglandin and leukotriene synthesis. *Biochemical Pharmacology* 35:799–785, 1986.

Insomnio

Ayers, S.; Mihan, R. Nocturnal leg cramps (systremma): a progress report on response to vitamin E. *Southern Medical Journal* 67(11):1308–1312, 1974.

Boutez, M.I., et al. Neurologic disorders responsive to folic acid therapy. *Can. Med. Assoc. J.* 15:217, 1976.

Growdon, J. Neurotransmitters in the diet; in Wurtman, R.; Wurtman, J., Eds.: *Nutrition and the Brain*, Volume 3. New York: Raven Press, 1979.

Shirlow, M.J.; Mathers, C.D. A study of caffeine consumption and symptoms: indigestion, palpitations, tremor, headache and insomnia. *International Journal of Epidemiology* 14(2):239–248, 1985.

Manchas relacionadas con el envejecimiento

Balch, J.; Balch, P. *Prescription for Nutritional Healing.* Garden City Park, NY: Avery Publishing Group, Inc., 1990.

Clark, L. *Secrets of Health and Beauty.* New York: Pyramid Books, 1970.

Mareo

Grontved, A.; Hentzer, E. Vertigo-reducing effect of ginger root. *O.R.L.* 48:282–286, 1986.

Pizzorno, J.; Murray, M. *A Textbook of Natural Medicine.* Seattle: John Bastyr College Publications, 1985.

Wright, J.V. *Dr. Wright's Guide to Healing with Nutrition.* New Canaan, CT: Keats Publishing, 1990.

Migraña

Egger, J., et al. Is migraine a food allergy: a double-blind controlled trial of olioantigenic diet treatment. *Lancet* ii:865–869, 1983.

Glueck, C.J., et al. Amelioration of severe migraines with omega-3 fatty acids: a double-blind placebo controlled clinical trial. *Am. J. Clin. Nutr.* 43(4):710 (abstract), 1986.

Hanington, E. The platelet and migraine. *Headache* 26:411–415, 1986.

Hughs, E.C., et al. Migraines: a diagnostic test for etiology of food sensitivity by a nutritionally supported fast and confirmed by a long-term report. *Ann. Allergy* 55:28–32, 1985.

Mustafa, T.; Srivastava, K.C. Ginger in migraine headache. *Journal of Ethnopharmacology* 29:267–273, 1990.

Perkins, J.E.; Hartie, J. Diet and migraines: a review of the literature. *J. Am. Diet. Assoc.* 83:459–463, 1983.

Sandler, M., et al. Tyramine sulfoconiugation in relation to depression in migraine. *Journal of Clinical Pain* 5:19–21, 1989.

Osteoporosis

Barger-Lux, M.J., et al. Effects of moderate caffeine intake on the calcium economy of premenopausal women. *Am. J. Clin. Nutr.* 52:722–725, 1990.

Barzel, U.S. Acid loading and osteoporosis. *J. Am. Geriatr. Soc.* 30:613 (letter), 1982.

Dawson-Hughes, B., et al. A controlled trial of the effect of calcium supplementation on bone density in postmenopausal women. *N. Engl. J. Med.* 323:878–883, 1990.

Finkenstedt, G., et al. Lactose absorption, milk consumption, and fasting blood glucose concentrations in women with idiopathic osteoporosis. *Brit. Med. J.* 292:161, 1985.

Goulding, A. Osteoporosis: why consuming less sodium chloride helps conserve bone. *New Zealand Medical Journal* 103:120–122, 1990.

Hollingberry, P.S.; Bergman, E.A.; Massey, L.K. Effect of dietary caffeine and aspirin on urinary calcium and hydroxproline excretion in pre and postmenopausal women. *Fed. Proc.* 44:1149 (abstract #4315), 1985.

Hollingberry, P.S.; Massey, L.K. Effect of dietary caffeine and sucrose on urinary calcium excretion in adolescents. *Fed. Proc.* 45:375 (abstract #1280), 1986.

Jenson, J., et al. Cigarette smoking, serum estrogens, and bone loss during hormone-replacement therapy early after menopause. *N. Engl. J. Med.* 313(16): 973, 1985.

Knapen, M.H.J., et al. The effect of vitamin K supplementation on circulating osteocalcin (bone GLA protein) and urinary calcium excretion. *Ann. Int. Med.* 111:1001–1005, 1989.

Portale, A.A., et al. Oral intake of phosphorus can determine the serum concentrations of 1.25-dihydroxyvitamin D by determining its products rate in humans. *Journal of Clinical Investigations* 77(1): 7, 1986.

Reginister, J.Y., et al. Preliminary report of decreased serum magnesium in postmenopausal osteoporosis. *Magnesium* 8:106–109, 1989.

Zarkadas, M., et al. Sodium chloride supplementation and urinary calcium excretion in postmenopausal women. *Am. J. Clin. Nutr.* 50:1088–1094, 1989.

Pérdida de memoria

Bull, I.R. Vitamin B_{12} and folate status in acute geropsychiatric inpatients. *Nutrition Report* 9(1):1, 1991.

Chernoff, R.; Lipschitz, D.A. Nutrition and aging; in Shils, M.; Young, V.: *Modern Nutrition in Health and Disease.* Philadelphia: Lea Febinger, 1988.

Moon, C., et al. Main and interaction effects of metallic pollutants on cognitive functioning. *Journal of Learning Disabilities* 18(4):217–221, 1985.

Preparación para la cirugía

Gerber, L.E.; Erdman, J.W. Wound healing in rats fed small supplements of retyl acetate, beta-carotene or retinoic acid. *Fed. Proc.*, March 1, 1981.

Kim, J.E.; Shklar, G. The effect of vitamin E on the healing of gingival wounds in rats. *J. Periodontol.* 54:305, 1983.

Olson, R.E. Vitamin K; in Shils, M.; Young, V.: *Modern Nutrition in Health and Disease.* Philadelphia: Lea Febiger, 1988.

Ringsdorf, W.M.; Cheraskin, E. Vitamin C and human wound healing. *Oral Surg.* 53(3):231–236, 1982.

Srivastava, K.C.; Mustafa, T. Ginger (Zingiber officinale) and rheumatic disorders. *Med. Hypoth.* 29(1):25–28, 1989.

Taussig, S. The mechanism of the physiological action of bromelain. *Med. Hypoth.* 6:99–104, 1980.

Problemas circulatorios

Balch, J.; Balch, P. *Prescription for Nutritional Healing.* Garden City Park, NY: Avery Publishing Group, Inc., 1990.

Psoriasis

Donadini, A., et al. Plasma levels of Zn, Cu, and Ni in healthy controls and psoriatic patients. *Acta Vitaminol. Enzymol.* 2:9–16, 1980.

Lithell, H., et al. A fasting and vegetarian diet treatment trial in chronic inflammatory disorders. *Acta Derm. Vener. Stockholm* 63:397–403, 1983.

Poikolainen, K.; Reunala, T.; et al. Alcohol intake: a risk factor for psoriasis in young and middle-aged men. *Brit. Med. J.* 300:780–783, 1990.

Vahlquist, C., et al. The fatty-acid spectrum in plasma and adipose tissue in patients with psoriasis. *Arch. Dermatol. Res.* 278(2): 114–119, 1985.

Resfriado común

Alexander, M., et al. Oral beta-carotene can increase the number of OKT4+ cells in human blood. *Immunology Letters* 9:221–224, 1985.

Anderson, T., et al. Vitamin C and the common cold: a double blind

trial. *Can. Med. Assoc. J.* 107:503–508, 1972.

Balch, J.; Balch, P. *Prescription for Nutritional Healing.* Garden City Park, NY: Avery Publishing Group, Inc., 1990.

Eby, G., et al. Reduction in duration of common colds by zinc gluconate lozenges in a double-blind study. *Antimicrob. Agents Chemother.* 25:20–24, 1984.

Mabey, R. *The New Age Herbalist.* New York: Collier Books, 1988.

Murray, M.; Pizzorno, J. *Encyclopedia of Natural Medicine.* Rocklin, CA: Prima Publishing, 1990.

Sanchez, A., et al. Role of sugars in human neutrophilic phagocytosis. *Am. J. Clin. Nutr.* 26:1180–1184, 1973.

Retención de liquido

Murray, M.; Pizzorno, J. *Encyclopedia of Natural Medicine.* Rocklin, CA: Prima Publishing, 1990.

Roe, D. Diet, nutrition, and drug reactions; in Shils, M.; Young, V.: *Modern Nutrition in Health and Disease.* Philadelphia: Lea Febiger, 1988.

Strinivasan, S.R., et al. Effects of dietary sodium and sucrose on the induction of hypertension in spider monkeys. *Am. J. Clin. Nutr.,* 561–569, March 1980.

Síndrome de fatiga crónica

Alexander, M., et al. Oral beta-carotene can increase the number of OKT4+ cells in human blood. *Immunology Letters* 9:221–224, 1985.

Balch, J.; Balch, P. *Prescription for Nutritional Healing.* Garden

City Park, NY: Avery Publishing Group, Inc., 1990.

Beisel, W., et al. Single-nutrient effects of immunologic functions. *J.A.M.A.* 245:53–58, 1981.

Murray, M.; Pizzorno, J. *Encyclopedia of Natural Medicine.* Rocklin, CA: Prima Publishing, 1990.

Schwerdt, P., et al. Effect of ascorbic acid on rhinovirus replication in W1–38 cells. *Proc. Soc. Exp. Biol. Med.* 148:1237–1243, 1975.

Straus, S.E., et al. Persisting illness and fatigue in adults with evidence of Epstein-Barr virus infection. *Ann. Int. Med.* 102:7–16, 1985.

Síntomas menopáusicos

British Medical Journal, 905–06, October 20, 1990.

Grist, L.A. *A Woman's Guide to Alternative Medicine.* Ontario, Canada: Beaverbooks, Ltd., 1988.

Kavinoky, N.R. Vitamin E and the control of climacteric symptoms. *Annals Western Med. and Surgery* 4(1):27–32, 1950.

Smith, C.J., et al. Non-hormonal control of vaso-motor flushing in menopausal patients. *Chicago Med.,* March 7, 1964.

Sobrepeso/Obesidad

Connor, S.; Connor, W. *The New American Diet.* New York: Fireside, 1986.

Goldbeck, N.; Goldbeck, D. *American Wholefood Cuisine.* New York: New American Library, 1983.

Goldbeck, N.; Goldbeck, D. *The Goldbeck's Guide to Good Food.*

New York: New American Library, 1987.

Murray, M.; Pizzorno, J. *Encyclopedia of Natural Medicine.* Rocklin, CA: Prima Publishing, 1990.

Schwartz, Bob. *Diets Don't Work.* Houston: Breakthrough Publishing, 1982.

Tinnitus

Yanick, P. Nutritional aspects of tinnitus and hearing disorders; in *Tinnitus and Its Management.* Yanick, P.; Clark, J.G.: Springfield, IL: Charles C. Thomas, 1984.

Yanick, P.; Gosselin, E.J. Audiologic and metabolic findings in 90 patients with fluctuant hearing loss. *Journal American Audiological Society* 2:15–18, 1975.

Trombosis

Bordia, A.K. The effect of vitamin C on blood lipids, fibrinolytic activity and platelet adhesiveness in patients with coronary artery disease. *Atherosclerosis* 35:181–187, 1980.

Carper, J. *The Food Pharmacy.* New York: Bantam Books, 1988.

Challen, A.D., et al. The effect of aspirin and linoleic acid on platelet aggregation, platelet fatty acid composition and haemostatis in man. *Hum. Nutr.: Clinc. Nutr.* 37(3):197–208, 1983.

Heinicke, R.M., et al. Effect of bromelain (Anase) on human platelet aggregation. *Experientia* 28:844, 1972.

Lam, S.C., et al. Investigation of possible mechanisms of pyridoxal-5-phosphate inhibition of platelet reactions. *Thrombosis Res.* 20:633–645, 1980.

Mitschek, G.H.A. *Experimentelle Pathologie,* Vol.10, 1975.

Renaud, S. Dietary fatty acids and platelet function. *Proc. Nutr. Soc. Aust.* 10:1–13, 1985.

Renaud, S., et al. Protective effects of dietary calcium and magnesium on platelet function and atherosclerosis in rabbits fed saturated fat. *Atherosclerosis* 47:187–198, 1983.

Schone, N.W., et al. Effects of selenium deficiency on aggregation and thromboxane formation in rat platelets. *Fed. Proc.* 43:477, 1984.

Steiner, M., et al. Vitamin E: an inhibitor of the platelet release reaction. *J. Clin. Invest.* 57:732–737, 1976.

Wood, D.A., et al. Linoleic and eicosapentaenoic acids in adipose tissue and platelets and risk of coronary heart disease. *Lancet* 1:176–182, 1987.

Yudkin, J., et al. The relationship between sucrose intake, plasma insulin and platelet adhesiveness in men with and without occlusive vascular disease. *Proc. Nutr. Soc.* 29(1): Suppl:2A–3A, 1970.

Úlceras

Al-Yahya, M.A.; Rafatullah, S.; et al. Gastroprotective activity of ginger Zingiber Officinale Rosc., in the albino rats. *Am. J. Chinese Med.* 17(1–2):51–56, 1989.

Carper, J. *The Food Pharmacy.* New York: Bantam Books, 1988.

Cheney, G. Anti-peptic ulcer dietary factor. *J. Am. Diet. Assoc.* 26:668–672, 1950.

Elta, G.H.; Behler, E.M.; et al. Comparison of coffee intake and coffee-induced symptoms in patients with duodenal ulcer, nonulcer dyspepsia, and normal controls. *Am. J. Gastroenterology* 85(10): 1339–1342, 1990.

Hills, B.A.; Kirkwood, C.A. Surfactant approach to the gastric mucosal barrier: protection of rats by banana even when acidified. *Gastroenterology* 97(2):294–303, 1989.

Katschinski, B.D., et al. Duodenal ulcer and refined carbohydrate intake: a case-control study assessing dietary fibre and refined sugar intake. *Gut* 31(9):993–996, 1990.

Russel, R.L., et al. Ascorbic acid levels in leucocytes of patients with gastrointestinal hemorrhage. *Lancet* 2:603–606, 1968.

Várices

Gabor, M. The pharmacologic effects of flavonoids on blood vessels. *Angiologica* 9:355–374, 1972.

Rose, S. What causes varicose veins. *Lancet* i:32, 1986.

Taussig, S. The mechanism of the physiological action of bromelain. *Med. Hypoth.* 6:99–104, 1980.

Índice